NEURO
PSICO
LOGIA
CLÍNICA

NEURO PSICO LOGIA CLÍNICA

EDITORA
Helenice Charchat Fichman

manole
editora

Copyright © Editora Manole Ltda., 2021, por meio de contrato com a editora.

Capa: Plínio Ricca
Projeto gráfico: Departamento Editorial da Editora Manole
Editoração eletrônica e ilustrações: Formato Editoração

CIP-BRASIL. CATALOGAÇÃO NA PUBLICAÇÃO
SINDICATO NACIONAL DOS EDITORES DE LIVROS, RJ

F466n

Fichman, Helenice Charchat
Neuropsicologia clínica / Helenice Charchat Fichman. - 1. ed. - Santana de Parnaíba [SP] :
Manole, 2021.
; 23 cm.

Inclui bibliografia e índice
ISBN 978-65-5576-314-0
1. Neuropsicologia. 2. Neuropsicologia clínica. I. Título.

21-68783

CDD: 616.8914
CDU: 615.89

Meri Gleice Rodrigues de Souza - Bibliotecária - CRB-7/6439

Todos os direitos reservados.
Nenhuma parte deste livro poderá ser reproduzida, por qualquer processo, sem a permissão expressa dos editores. É proibida a reprodução por fotocópia. A Editora Manole é filiada à ABDR – Associação Brasileira de Direitos Reprográficos.

1ª edição – 2021; reimpressão – 2025.

Editora Manole Ltda.
Alameda Rio Negro, 967, conj. 717
Alphaville Industrial – Barueri – SP - Brasil
CEP: 06454-000
Fone: (11) 4196-6000
www.manole.com.br | https://atendimento.manole.com.br/

Impresso no Brasil | *Printed in Brazil*

Editora

Helenice Charchat Fichman

Psicóloga, Neuropsicóloga Clínica. Graduada em Psicologia pela Universidade Federal do Rio Grande do Sul. Mestre e Doutora em Neurociências e Comportamento pelo Instituto de Psicologia da Universidade de São Paulo. Professora Associada do Departamento de Psicologia da Pontifícia Universidade Católica do Rio de Janeiro (PUC-Rio). Bolsista de produtividade em pesquisa pelo CNPq. Coordenadora do Serviço de Psicologia Aplicada da PUC-Rio. Coordenadora e Pesquisadora e Orientadora do Laboratório de Pesquisa em Neuropsicologia Clínica da PUC-Rio. Coordenadora e Professora dos Cursos de Pós-graduação em Avaliação Neuropsicológica e em Terapia Cognitivo-Comportamental da Infância e Adolescência da PUC-Rio. Coordenadora e Supervisora do Serviço de Reabilitação e Avaliação Neuropsicológica da PUC-Rio. Coordenadora e Supervisora (voluntária) do Serviço de Avaliação Neuropsicológica da Infância e Adolescência da Santa Casa de Misericórdia do Rio de Janeiro.

Autores

Daniel C. Mograbi

Psicólogo formado pela Universidade Federal do Rio de Janeiro (UFRJ). PhD em Psicologia e Neurociências pelo Institute of Psychiatry, King's College London. Professor adjunto do Departamento de Psicologia da Pontifícia Universidade Católica do Rio de Janeiro (PUC-Rio). Pesquisador-visitante em King's College London e Professor-colaborador do Programa de Pós-graduação em Psiquiatria e Saúde Mental do IPUB-UFRJ. Tem como principal tema de pesquisa o estudo da autoconsciência em uma abordagem neurocientífica. É Jovem Cientista do Nosso Estado pela FAPERJ desde 2016 e foi Newton Advanced Fellow pela Royal Society e Academy of Medical Sciences, UK, entre 2016 e 2019. Em 2019, tornou-se o primeiro pesquisador latino-americano a receber o Early Career Award da International Neuropsychological Society por suas contribuições para a compreensão da relação entre cérebro e comportamento no início de sua trajetória acadêmica.

Eduarda Peçanha

Psicóloga formada pela Universidade Federal do Rio de Janeiro (UFRJ). Mestre em Psicologia pela UFRJ. Terapeuta Cognitivo-Comportamental pelo Centro Universitário Redentor. Professora da Universidade Estácio de Sá, ministrando disciplinas na área de testes psicológicos, psicologia cognitiva e neuropsicologia. Atuação clínica na área de Neuropsicologia e Terapia Cognitivo-Comportamental.

Helenice Charchat Fichman

Psicóloga, Neuropsicóloga Clínica. Graduada em Psicologia pela Universidade Federal do Rio Grande do Sul. Mestre e Doutora em Neurociências e Comportamento pelo Instituto de Psicologia da Universidade de São Paulo. Professora Associada do Departamento de Psicologia da Pontifícia Universidade Católica do Rio de Janeiro (PUC-Rio). Bolsista de produtividade em pesquisa pelo CNPq. Coordenadora do Serviço de Psicologia Aplicada da PUC-Rio. Coordenadora e Pesquisadora e Orientadora do Laboratório de Pesquisa em Neuropsicologia Clínica da PUC-Rio. Coordenadora e Professora dos Cursos de Pós-graduação em Avaliação Neuropsicológica e em Terapia Cognitivo-Comportamental da Infância e Adolescência da PUC-Rio. Coordenadora e Supervisora do Serviço de Reabilitação e Avaliação Neuropsicológica da PUC-Rio. Coordenadora e Supervisora (voluntária) do Serviço de Avaliação Neuropsicológica da Infância e Adolescência da Santa Casa de Misericórdia do Rio de Janeiro.

J. Landeira-Fernandez

Psicólogo pela Pontifícia Universidade Católica do Rio de Janeiro (PUC-Rio). Mestre em Psicologia experimental pela Universidade de São Paulo e PhD pela UCLA. Professor Titular do Departamento de Psicologia da PUC-Rio, onde é o atual diretor. Pesquisador nível 1A pelo Conselho Nacional de Desenvolvimento Científico e Tecnológico (CNPq) e Fundação de Amparo à Pesquisa do Estado do Rio de Janeiro (FAPERJ). Foi um dos fundadores do Instituto Brasileiro de Neuropsicologia e Comportamento (IBNeC) e do periódico *Psychology & Neuroscience*. Foi presidente da Associação Nacional de Pesquisa e Pós-graduação em Psicologia (ANPEPP) e fez parte da diretoria da Sociedade Brasileira de Psicologia (SBP). Possui ampla experiência em pesquisa básica, em que utiliza modelos animais para investigar circuitarias neurais envolvidas na origem dos transtornos de ansiedade. Desenvolve duas linhagens de animais com baixa e alta ansiedade denominadas de Cariocas com Alto Congelamento (CAC) e Cariocas com Baixo Congelamento (CBC).

Jane Correa

Psicóloga. Doutorado em Psicologia na Universidade de Oxford. Estágio pós-doutoral no Instituto de Educação da Universidade de Londres. Professora Titular do Instituto de Psicologia da Universidade Federal do Rio de Janeiro (UFRJ). Docente do Programa de Pós-graduação em Psicologia da UFRJ e supervisora de Estágio em Transtornos de Aprendizagem na Divisão de Psicologia Aplicada da UFRJ. Principais temas de interesse: aprendizagem da leitura e da escrita e seus correlatos linguístico-cognitivos; transtornos de aprendizagem.

Julia Landeira-Zylberberg
Médica formada pela Escola de Medicina e Cirurgia da Universidade Federal do Estado do Rio de Janeiro (UNIRIO).

Rosinda Martins Oliveira
Psicóloga formada pela Universidade Federal do Rio de Janeiro (UFRJ). Doutora em Neuropsicologia pela University of Oxford, Inglaterra. Professora do Instituto de Psicologia da UFRJ. Supervisora de Estágio em Avaliação e Reabilitação Neuropsicológica de Crianças e Adolescentes, da Divisão de Psicologia Aplicada da UFRJ. Coordenadora do projeto: Avaliação Neuropsicológica e Perfis Cognitivos de Crianças com Dificuldade de Aprendizagem, que leva o atendimento neuropsicológico a escolas e outros parceiros em comunidades no Rio de Janeiro. Pesquisadora com interesse em temas de desenvolvimento cognitivo e aprendizagem na infância e na adolescência.

Thomas E. Krahe
Graduação em Ciências Biológicas pela Universidade do Estado do Rio de Janeiro (UERJ). Mestrado e Doutorado em Biologia (Biociências Nucleares) pela UERJ. Pós-doutorado em Neurociências na Virginia Commonwealth University (VCU) com ênfase em neuroplasticidade. Professor Assistente do Departamento de Psicologia da Pontifícia Universidade Católica do Rio de Janeiro (PUC-Rio). Faz parte do núcleo permanente do Programa de Pós-graduação em Psicologia Clínica da PUC-Rio e é membro do Grupo de Pesquisa Interdisciplinar em Neurociências e Cognição (INCog) também da PUC-Rio. Possuiu experiência em pesquisa pré-clínica, em particular no estudo do comportamento de roedores, técnicas de registro celular *in vivo* e *in vitro*, e cirurgias estereotáxicas. Atualmente desenvolve pesquisas em modelos animais de ansiedade que têm como objetivo investigar os mecanismos neuropsicológicos dos transtornos de ansiedade.

Wayson Maturana de Souza
Psicólogo formado pela Universidade Federal Fluminense (UFF). Mestre em Psicologia Social pela Universidade do Estado do Rio de Janeiro (UERJ). Doutorando em Psicologia Clínica na área de Clínica e Neurociências pela Pontifícia Universidade Católica do Rio de Janeiro (PUC-Rio). Foi bolsista de mestrado pela CAPES e é bolsista de doutorado pelo CNPq. Tem como principais objetos de estudo as funções executivas, o autocontrole e a tomada de decisão.

Dedicatória

Dedico este livro ao meu marido Luis Henrique e às minhas filhas Sofia e Alice pelo apoio carinhoso de todos os dias.

Agradecimentos

Eu gostaria de agradecer em primeiro lugar ao meu marido Luis Henrique e às minhas filhas Sofia e Alice. Eles são a minha maior inspiração. Muito obrigado pelo apoio, carinho e amor incondicional.

Agradeço a meus pais, Rosa e Isakiel, por me ajudarem em todos os momentos da minha vida, sempre incentivando o estudo e a superação dos desafios. Eles sempre estiveram ao meu lado aplaudindo as minhas conquistas.

Agradeço a meus irmãos, Gerson e Sheila, pelo companheirismo ao longo destes anos.

Agradeço à professora Mirna Portuguez, que com seu cuidado ao outro, adotou-me quando cheguei em Porto Alegre e me ensinou os primeiros passos na pesquisa e clínica da neuropsicologia.

Agradeço ao professor Willian B. Gomes, que me ofereceu com muito carinho conselhos ao longo da minha graduação que foram muito relevantes para a escolha acadêmica.

Agradeço aos professores Ricardo Nitrini e Paulo Caramelli por me oferecerem a oportunidade de me tornar pesquisadora, fazendo parte do Grupo de Neurologia Cognitiva e do Comportamento da Faculdade de Medicina da Universidade de São Paulo. Os anos que vivi em São Paulo fazendo o meu mestrado e doutorado foram essenciais para o meu amadurecimento pessoal e profissional. Eu admiro muito o talento de vocês como pesquisadores e pessoas agregadoras.

Agradeço à professora Rosinda Martins Oliveira que desde o primeiro momento que cheguei ao Rio de Janeiro foi minha amiga e parceira de pesquisa. Você é uma pessoa amorosa, dedicada e que sei que posso contar quando precisar sempre.

Agradeço ao professor J. Landeira que acreditou no meu potencial; quando ainda estava terminando o mestrado ofereceu o meu primeiro emprego como professora universitária. Obrigada por estar sempre por perto, acreditando e incentivando.

Agradeço aos meus colegas e amigos do Departamento de Psicologia da PUC-Rio, que com carinho, amizade e dedicação me mostram que sempre é possível realizar os nossos sonhos.

Agradeço aos meus alunos de graduação e pós-graduação que foram realmente a fonte de motivação para eu escrever este livro. Em especial à Conceição dos Santos Fernandes, que hoje é minha colega de consultório, parceira em pesquisas e coordena junto comigo o curso de pós-graduação em avaliação neuropsicológica na PUC-Rio.

Para finalizar, gostaria de agradecer a todos os pacientes e seus familiares que ao longo destes mais de 20 anos atuando como neuropsicóloga me ensinaram na prática clínica e na interação pessoal com eles os fundamentos da neuropsicologia que estão de alguma forma retratados neste livro. Atender cada um de vocês me deixa feliz ao acordar todos os dias pela manhã. Obrigada.

Sumário

Apresentação..XVII

PARTE I INTRODUÇÃO À NEUROPSICOLOGIA CLÍNICA

1. Introdução à prática da neuropsicologia clínica: da avaliação à reabilitação..........2
   Rosinda Martins Oliveira, Eduarda Peçanha

2. Uma breve história da neuropsicologia..31
   Wayson Maturana de Souza, Daniel C. Mobrabi

PARTE II ORGANIZAÇÃO DO SISTEMA NERVOSO

3. Aspectos evolutivos e a classificação do sistema nervoso...54
   J. Landeira-Fernandez, Julia Landeira-Zylberberg, Thomas E. Krahe

4. O córtex cerebral e os circuitos neurais da linguagem..68
   J. Landeira-Fernandez, Julia Landeira-Zylberberg, Thomas E. Krahe

5. O sistema límbico e sua relação com a memória..82
   J. Landeira-Fernandez, Julia Landeira-Zylberberg, Thomas E. Krahe

6. Sistemas sensoriais e motores..102
   J. Landeira-Fernandez, Julia Landeira-Zylberberg, Thomas E. Krahe

XVI Neuropsicologia clínica

PARTE III NEUROPSICOLOGIA DAS FUNÇÕES COGNITIVAS

7. Neuropsicologia da atenção e funções executivas.. 132
   Helenice Charchat Fichman

8. Neuropsicologia da memória 163
   Helenice Charchat Fichman

9. Neuropsicologia da linguagem... 199
   Helenice Charchat Fichman

10. Habilidades visuoespaciais e construtivas 236
    Helenice Charchat Fichman

11. Neuropsicologia do desenvolvimento: o que muda da infância
    ao envelhecimento.. 265
    Rosinda Martins Oliveira, Jane Correa

Gabarito 295
Índice remissivo 297

Apresentação

O livro *Neuropsicologia clínica* tem um formato sintético e didático. Apresenta os principais fundamentos teóricos e práticos da neuropsicologia cognitiva. A proposta da obra foi inspirada na necessidade de literatura introdutória destinada a um público-alvo de alunos de graduação, pós-graduação e profissionais da psicologia e outras áreas com interesse em neuropsicologia.

A escolha dos temas foi fundamentada nos cursos e disciplinas ministradas pelos professores e autores dos capítulos que com a sua vasta experiência acadêmica e prática clínica elaboraram com dedicação cada parte deste livro. Esta obra não existiria sem a contribuição do conhecimento especializado de cada autor. O texto contempla os principais temas da avaliação e reabilitação neuropsicológica de forma clara e atualizada com base nas teorias da neurociência e psicologia cognitiva.

Cada capítulo contém uma introdução seguida de bases conceituais, diagnósticas, metodológicas e estratégias de intervenção ilustradas com exemplos do cotidiano e situações clínicas. A estrutura pedagógica da obra utiliza tabelas, quadros e figuras para sintetizar e comparar elementos do texto. A fim de auxiliar o leitor, um resumo das ideias principais e questões de múltipla escolha são apresentados no final de cada capítulo para consolidação e avaliação breve do entendimento do assunto.

Este livro contém onze capítulos divididos em três partes. A Parte I engloba uma introdução à neuropsicologia com dois capítulos, o primeiro apresenta como um neuropsicólogo realiza a sua prática da avaliação e reabilitação neuropsicológica. As práticas acadêmica e clínica das autoras revelam as estratégias a serem adotadas em um processo de avaliação e reabilitação contrastando estratégias para diferentes faixas etárias, distúrbios cognitivos e a influência de aspectos emocionais e subjetivos. O segundo capítulo versa sobre os principais marcos históricos para o desenvolvimento da neuropsicologia. Os autores apresentam a contribuição desta ciência para desvendar os mistérios da relação mente-cérebro e finalizam com uma discussão sobre os desafios e avanços da neurociência do século XXI com o advento de novas tecnologias e ferramentas de investigação dos processos neuropsicológicos.

A Parte II explora em quatro capítulos a relação da organização do sistema nervoso com as principais funções sensoriais, motoras, cognitivas e emocionais. Inicia (capítulo 3) mostrando como os aspectos evolutivos moldados ao longo da história filogenética influenciaram a classificação funcional do sistema nervoso, revelando uma porção somática, que interage com o meio externo, uma porção visceral, responsável por manter a estabilidade do ambiente interno, e uma porção associativa, cuja principal característica é regular os processos psicológicos ou mentais. Os autores apontam que os circuitos neurais vão se modificando pelas experiências pessoais, sociais e culturais em decorrência dos mecanismos de neuroplasticidade e reorganização. Ao longo dos capítulos 4 e 5, o texto mostra a relação do córtex cerebral com os circuitos da linguagem e o sistema límbico com a memória e processos emocionais. O último capítulo desta parte apresenta os mecanismos do processamento sensorial envolvendo o estudo do sistema reticular ativador e atenção, além de apresentar as estruturas corticais e subcorticais que regulam as funções motoras.

A Parte III do livro se dedica ao estudo da neuropsicologia da atenção, funções executivas, memória, linguagem e habilidades visuoespaciais e construtivas. Essa etapa da obra aborda as principais funções cognitivas ao longo dos quatro primeiros capítulos e finaliza com um capítulo integrativo que apresenta como essas funções se desenvolvem da infância ao processo de envelhecimento. Os capítulos 7, 8, 9 e 10 têm como objetivo apresentar os modelos conceituais baseados nas teorias de processamento de informação, testes neuropsicológicos mais utilizados para avaliação, os distúrbios cognitivos e seus circuitos neurais envolvidos e no final propostas de estratégias de reabilitação com base em um modelo de estimulação e compensação das funções cognitivas comprometidas. O capítulo 11 revisa as abordagens teóricas apresentadas nos capítulos anteriores e propõe um modelo descritivo e integrativo do desenvolvimento cognitivo revisando a literatura nacional e internacional.

Em virtude do número limitado de publicações dedicadas ao ensino da neuropsicologia no Brasil, espero que o leitor utilize este livro como um guia para acessar com facilidade informações e referências úteis na sua prática profissional e acadêmica.

Parte I

INTRODUÇÃO À NEUROPSICOLOGIA CLÍNICA

1
Introdução à prática da neuropsicologia clínica: da avaliação à reabilitação

Rosinda Martins Oliveira
Eduarda Peçanha

INTRODUÇÃO

A neuropsicologia clínica constitui um campo de atuação profissional que inclui avaliação e reabilitação. A avaliação neuropsicológica (AN) examina o funcionamento cognitivo, a personalidade e o humor, com vistas a traçar um perfil de funções preservadas e comprometidas, em situações de lesão ou alteração funcional do cérebro. Esse tipo de avaliação pode contribuir para o diagnóstico de diferentes doenças e transtornos neurológicos e psiquiátricos, assim como para orientar o planejamento de intervenções em uma reabilitação neuropsicológica (RN).

Ao longo do século XX, a neuropsicologia consolidou-se como especialidade de conhecimento e aplicação clínica. O campo foi bastante impulsionado nas duas grandes guerras mundiais, diante da demanda de tratamento de feridos com traumatismos cranioencefálicos. Nesse período, não apenas houve avanço no desenvolvimento de métodos de avaliação, mas também foram elaborados tratamentos de reabilitação para alterações cognitivas decorrentes de lesões cerebrais[1].

Hamdam et al.[2] destacam os marcos da institucionalização desse campo de conhecimento e de atuação profissional, iniciado com a fundação da International Neuropsychology Society em 1967, seguida da National Academy of Neuropsychology, nos Estados Unidos em 1975, já mais voltada para a prática clínica, e a criação da Divisão 40 (Clinical Neuropsychology) na American Psychological Association (APA). O Conselho Federal de Psicologia, no Brasil, estabeleceu essa especialidade em 2004.

A prática da neuropsicologia clínica se apoia em teorias e conhecimentos do campo das neurociências (neuroanatomia, neurofisiologia, neuroquímica e neurofarmacologia), assim como em teorias que fundamentam o trabalho do psicólogo de forma geral (psicometria, psicologia clínica, psicologia experimental, psicologia do desenvolvimento, psicopatologia e psicologia cognitiva)[2].

AVALIAÇÃO NEUROPSICOLÓGICA

A AN é uma modalidade de avaliação psicológica que se aplica a situações em que há alteração cognitiva e/ou do funcionamento socioemocional, na presença de lesão ou alteração do funcionamento cerebral, ou mesmo suspeita dessa alteração. Listadas em detalhe por Malloy-Diniz et al.[3], essas aplicações vão desde o atendimento clínico de pacientes neurológicos e psiquiátricos, passando pela clínica de crianças e adolescentes com dificuldades na aprendizagem escolar, até a fundamentação de decisões em situações legais, como na neuropsicologia forense.

Diferentes abordagens de AN foram desenvolvidas ao longo da história, variando quanto à ênfase no uso de instrumentos padronizados ou na análise qualitativa do desempenho do sujeito. Em meados do século XX, Luria utilizava métodos e técnicas de investigação clínica altamente flexíveis para compreender a organização de funções cognitivas no cérebro. Enquanto isso, nos Estados Unidos, Arthur Benton chamava a atenção para a necessidade do desenvolvimento de instrumentos padronizados, alertando para a importância de fatores demográficos no desempenho em tarefas cognitivas[4]. Muitos dos métodos de Luria foram posteriormente sistematizados e padronizados, dando origem à Bateria Neuropsicológica Luria-Nebraska, combinando as duas perspectivas: avaliação qualitativa e quantitativa do desempenho[5].

As abordagens de AN também variam em termos do quanto o processo de exame é preestabelecido e fixo. Na abordagem de baterias fixas, um mesmo conjunto de testes padronizados, que medem um amplo leque de funções psicológicas, é utilizado para todos os sujeitos, independente da queixa ou sintomas. Os resultados são interpretados de forma quantitativa, com base em algoritmos de como os resultados se configuram em diferentes condições clínicas. Por outro lado, na abordagem de bateria flexível, para cada paciente se utilizam testes específicos voltados para suas queixas e sintomas. Destaca-se que a abordagem de bateria fixa, elaborada pelo grupo de Edith Kaplan, em Boston, desenvolveu a chamada abordagem de processo de Boston. Nesse caso, além da análise quantitativa, foram criados métodos qualitativos, utilizados até hoje[4].

Enquanto a AN, por meio de baterias fixas de testes padronizados, apresenta vantagens no contexto de pesquisa, pode não ser suficiente ou deixar de fornecer informações importantes na clínica. Atualmente, a maioria dos profissionais utiliza, no contexto clínico, uma abordagem flexível da AN. Esta consiste em adotar um conjunto inicial mais ou menos fixo de instrumentos, podendo adicionar ou subtrair alguns, de acordo com o caso[5]. Além disso, muitos neuropsicólogos clínicos reconhecem a necessidade de que além de flexível, o processo de avaliação seja amplo e integrativo. Nesse contexto, a meta é a compreensão do funcionamento neuropsicológico do sujeito, e os métodos devem ser escolhidos para servir a esse fim[4,6].

A natureza dos processos e fenômenos investigados ajuda a compreender a importância e o alcance dessa concepção de avaliação. O desenvolvimento neurológico e psicológico ao longo da vida, assim como os próprios fenômenos psicológicos e neurológicos, são multideterminados e complexos, o que se aplica também às alterações que possam sofrer. Tanto o desenvolvimento psicológico quanto o neurológico (e suas alterações) dependem de variáveis: biológicas (genéticas, moleculares, metabólicas e outras), sociais (socioeconômicas, padrões de relações familiares, relações sociais em geral) e culturais (valores, crenças e costumes), entre outras[7] (veja o Capítulo 11). Diante dessa complexidade e multideterminação de fenômenos neurológicos e psicológicos, a AN precisa buscar compreender, para cada paciente, como essas variáveis ou níveis de análise participam na determinação dos sintomas e queixas. Os exemplos no Quadro 1 podem ajudar na compreensão dessa ideia.

O objetivo da AN no contexto clínico será contribuir para a hipótese diagnóstica, a partir do perfil neuropsicológico traçado ao longo da avaliação, levando em conta a complexidade e a multideterminação do desenvolvimento e funcionamento neurológico e psicológico. Feita a partir de uma abordagem flexível e integrativa, essa avaliação é um processo orientado a partir de hipóteses, testadas reiterativamente ao longo do exame, podendo ser reformuladas. O foco não está nos métodos e instrumentos, mas sim nos aspectos neuropsicológicos que precisam ser avaliados de acordo com as hipóteses em pauta. É, essencialmente, um processo de resolução de problemas baseado na testagem de hipóteses.

O processo da avaliação neuropsicológica

A abordagem flexível e integrativa da AN, muito frequente nos dias atuais, inclui múltiplos métodos: entrevistas (que podem ser mais ou menos estruturadas), observação comportamental, análise de documentação, testes padronizados psicológicos e neuropsicológicos, assim como atividades planejadas especialmente para dado paciente[6].

Quadro 1   Exemplos de hipóteses clínicas frente à queixa

Exemplo 1 – Queixa de memória acompanhada de humor deprimido em idoso

Hipótese 1: A memória pode perder eficiência em razão de alterações das funções executivas, resultantes de mudanças no córtex pré-frontal (nível neurológico), típicas do envelhecimento – que não caracterizam patologia, o que pode afetar o humor (nível psicológico) (veja o Capítulo 11).

Hipótese 2: Mudanças no nível social, como, por exemplo, aposentadoria, ou falecimento do cônjuge, comuns nessa faixa etária, podem ter impacto no nível emocional, causando depressão do humor, com efeito indireto sobre o nível cognitivo. O efeito de alterações do humor sobre a atenção e, consequentemente, sobre a memória são bem conhecidos. A vivência de perdas, comum ao envelhecimento, pode operar de forma semelhante.

Hipótese 3: Quadro demencial. Em demências, como Alzheimer, há degeneração de estruturas cerebrais (nível neurológico) necessárias para o estabelecimento de novas memórias, gerando impacto direto na eficiência dessa função. Nesse caso, a pessoa pode apresentar humor deprimido causado pela experiência de estar com dificuldades de memória, ou mesmo pelo impacto que isso terá sobre sua vida, situação econômica, conjugal e familiar (nível emocional). O mesmo raciocínio se aplica a lesões no cérebro, com diferentes etiologias, como, por exemplo, de natureza vascular, traumatismo craniano ou um tumor.

Exemplo 2 – Queixa de dificuldade atencional que afeta a aprendizagem na entrada do ensino fundamental

Hipótese 1: A dificuldade pode advir de imaturidade executiva, chegando ou não a preencher critérios para a hipótese diagnóstica de transtorno de déficit de atenção. As funções executivas têm longo curso de desenvolvimento (veja o Capítulo 11) e são fundamentais nesse momento da vida escolar. Seu desenvolvimento (nível cognitivo) depende tanto de fatores genéticos (nível biológico) quanto ambientais (nível social), assim como da maturação da capacidade de autorregulação socioemocional (nível emocional).

Hipótese 2: A dificuldade pode ser produto de vivências emocionais (nível emocional) suficientemente intensas (por exemplo, separação dos pais, falecimento de algum parente próximo) para comprometer o autogerenciamento da atenção (nível cognitivo).

Hipótese 3: A dificuldade atencional (nível cognitivo) pode ter sua causa no próprio nível cognitivo, por exemplo, em um quadro de dislexia (nível cognitivo). A sustentação da atenção pode estar difícil, em razão de comportamento de esquiva diante da leitura e escrita.

Entrevistas iniciais e exame de documentos

Geralmente o processo começa com uma entrevista, que pode ser feita em um ou mais encontros com o paciente e familiares. Com crianças e adolescentes, uma entrevista inicial com os pais (juntos ou separados, de acordo com a necessidade) é seguida de outra feita com o paciente. Com idosos, muitas vezes as entrevistas incluem familiares próximos ou cuidadores profissionais, principalmente quando o paciente apresenta dificuldade em relatar com precisão informações relevantes.

A entrevista inicial é fundamental para o estabelecimento de vínculo de confiança com o paciente (e a família, quando é o caso). Compreende, ainda, o levantamento de informações e a observação do comportamento do paciente e cuidadores. Nessa etapa são levantadas as queixas e seu histórico. Assim, se um paciente veio para a avaliação encaminhado por um neurologista a partir de queixas de dificuldade de memória, investiga-se a natureza dessas dificuldades, quando começaram a ser observadas e como evoluíram. Investiga-se, ainda, se existem outras queixas e seu histórico.

Segundo Black e Stefanattos[6], as entrevistas iniciais devem contribuir para um dos princípios da AN: a profundidade. Nela devem ser investigados aspectos da vida atual e passada do sujeito que possam estar relacionados à queixa e aos sintomas presentes. Nesse momento já se começa a trabalhar com o teste de hipótese. Por exemplo, uma queixa de memória em um idoso geraria algumas hipóteses, como apresentado no Quadro 1. A intensidade e a evolução de sintomas, assim como o contexto social, emocional e biológico de seu surgimento, informações relevantes para começar a testar essas hipóteses, devem ser coletados na entrevista.

O histórico de saúde e o uso de medicações, além de auxiliarem diretamente no teste de hipóteses, podem trazer outras contribuições importantes relativas ao histórico de vida da pessoa. Por exemplo, ter estado internado por tempo prolongado, ou em situação de risco de morte, muitas vezes tem impacto considerável sobre as pessoas, principalmente idosos, podendo ajudar a localizar o início de um quadro de humor deprimido, raiz potencial para uma queixa de natureza cognitiva. A observação das reações e atitudes do paciente enquanto relata esse histórico de saúde e medicação, assim como suas impressões, informa sobre os significados por ele atribuídos a esses fatos. Ainda, nesse contexto, é importante conhecer os hábitos de sono, alimentação e atividade física, em função de seus efeitos sobre a saúde física e mental.

Informações sobre características demográficas do paciente, no contexto de seu histórico de vida, são cruciais tanto para a revisão das hipóteses em avaliação quanto para a escolha e interpretação de resultados de testes padronizados. Dentre esses dados, são de grande importância o histórico e o nível tanto educacional quanto ocupacional, onde e com quem mora e convive, hábitos e rotina. Principalmente com crianças e adolescentes, é importante conhecer o desenvolvimento pré, peri e pós-natal, incluindo marcos do desenvolvimento psicomotor em seus diferentes aspectos (linguagem, movimento, socioemocional)[3], além do clima e dinâmica do funcionamento familiar[8].

A análise de documentação como laudos, exames neurológicos, avaliações e relatórios neuropsicológicos, fonoaudiológicos ou de fisioterapia complementa a coleta de informações feitas até então[3]. O laudo de uma ressonância magnética com indicadores de alterações típicas de determinado quadro demencial pode ser compatível com a hipótese já levantada quando do relato da queixa e de sua evolução, alertando para a possibilidade de haver alteração da memória, por exemplo, decorrente de alteração neurológica.

Na avaliação de crianças e adolescentes, a análise de documentos escolares, como boletins e provas, contribui para alertar o neuropsicólogo para potenciais áreas de dificuldade e teste de hipóteses quanto ao perfil neuropsicológico e ao diagnóstico. Em alguns casos, pode ser inclusive importante entrevistar diretamente um professor ou algum representante da escola.

As entrevistas iniciais, incluindo a observação comportamental, aliadas à análise de documentação, levarão à manutenção de algumas hipóteses iniciais e enfraquecimento de outras. No exemplo do paciente idoso com queixa de memória, durante a entrevista pode-se delinear um processo de perda gradativa da capacidade de armazenar novas memórias, aliado a episódios de desorientação e histórico familiar de doença de Alzheimer. Além disso, laudos de exames neurológicos, como ressonância magnética do encéfalo, podem mostrar alterações normalmente associadas à doença de Alzheimer. Esse conjunto de evidências dará força para a hipótese de doença de Alzheimer e tirará a força das outras hipóteses iniciais. Ao contrário, se a mudança na memória ocorreu a partir da aposentadoria e não há histórico familiar da doença nem alterações na ressonância e, por outro lado, há humor deprimido, a hipótese de doença de Alzheimer será mantida ao lado de outras que relacionam a alteração com mudança do humor por vivência de perda, ou mesmo comprometimento cognitivo leve.

É importante ressaltar que, de qualquer modo, o diagnóstico não dependerá somente da AN, esta apenas contribui para o processo. O diagnóstico deverá

Quadro 2 Aspectos a serem investigados na entrevista

Aspectos da vida atual	Intensidade e evolução dos sintomas
	Contexto social, emocional e biológico
	Características demográficas
	Onde e com quem mora/convive?
	Hábitos e rotina
	Dinâmica do funcionamento familiar
Aspectos da vida passada	Histórico de saúde
	Uso de medicações
	Histórico educacional
	Histórico ocupacional
	Desenvolvimento pré, peri e pós-natal (crianças e adolescentes)
	Desenvolvimento psicomotor (crianças e adolescentes)

Estratégias de exame

As hipóteses levantadas durante o percurso inicial da avaliação, assim como as características demográficas do paciente, servirão de base para a escolha dos métodos a serem utilizados, incluindo, sempre que possível, os testes padronizados. Por exemplo, um paciente com alta escolaridade e sucesso profissional em ocupação com alta demanda de desempenho cognitivo e social, que apresente queixas cognitivas leves, pode ser submetido a um Teste de Inteligência longo e com maior alcance, em termos de nível de dificuldade, como a Bateria de Inteligência de Wechsler para adultos (WAIS)[9]. Com outro paciente, com queixas mais acentuadas, já afastado há muito do trabalho e com baixa escolaridade, pode ser mais estratégico o uso de testes com menor nível de dificuldade, pelo menos inicialmente, como a Escala de Avaliação de Demência (DRS)[10]. Outro exemplo seria no caso de uma criança com desenvolvimento de linguagem muito afetado recorrer a uma escala como o Teste Não Verbal de Inteligência SON-R 2½-7[a][11] ao invés do WISC-IV[12], que tem vários testes verbais.

A AN compreende a avaliação do humor e do comportamento socioemocional, além das diferentes funções cognitivas como percepção, atenção, linguagem, memória, funções executivas e praxia. Inclui ainda alguma mensuração ou estimativa do funcionamento cognitivo global, sempre que possível representada por um quociente de inteligência. Essa amplitude do exame neuropsicológico é considerada como um dos princípios da AN[6], fundamental para que se possa investigar a participação dos diferentes níveis de funcionamento do sujeito na configuração da queixa. No entanto, por razões práticas e econômicas, o processo de avaliação não pode se estender por um longo período e, assim, não é possível testar exaustivamente todas as funções. Serão submetidas a exame mais detalhado as funções que denunciarem alguma alteração ao longo do processo de avaliação.

É necessária pelo menos uma avaliação inicial das funções de estado, como nível de consciência, humor, motivação, atenção e funções executivas. Em parte, a observação do comportamento e os relatos e respostas na entrevista inicial possibilitam uma hipótese inicial da integridade e comprometimentos dessas funções. Instrumentos padronizados poderão aprofundar esse exame: métodos de avaliação do humor, como a Escala Beck de Depressão[13] e a Escala de Depressão Geriátrica[14]; medidas de atenção, como a Bateria Psicológica de Atenção[15]; e de funções executivas, como o Teste dos Cinco Dígitos[16], os subtestes que compõem o Índice de Memória Operacional, assim como Cubos e Raciocínio Matricial das Baterias de Inteligência de Wechsler para Crianças e Adultos (WAIS e WISC)[9,12] e a Cópia da Figura Complexa de Rey[17], dentre outros.

Será necessário examinar, logo de partida, funções cognitivas mais diretamente relacionadas à recepção de estímulos e produção de respostas: linguagem e percepção em suas diferentes modalidades. Dificuldades de compreensão ou produção de linguagem, por exemplo, limitarão as possibilidades de examinar, por meio de testes com estímulos e/ou respostas linguísticos, funções como memória, atenção e processos de pensamento. Do mesmo modo, se houver comprometimento de alguma modalidade de percepção, o uso desse canal para examinar outras funções poderá trazer informações imprecisas sobre elas. Alguém com dificuldade de percepção visual pode não conseguir nomear uma figura de um gato, não por dificuldades de linguagem ou de memória, mas sim porque não integra as informações que vê a ponto de chegar a perceber visualmente o gato. Além da observação do comportamento e das informações colhidas nas entrevistas, o exame mais aprofundado da linguagem poderá ser feito por meio de testes padronizados, como aqueles que compõem o Índice de Compreensão Verbal das baterias WISC[12] e WAIS[9], ou o QI verbal do WASI[18], Teste de Nomeação de Boston[19], Teste Infantil de Nomeação[20], Teste Constrastivo de Compreensão Auditiva e de Leitura[21], Discurso Narrativo Oral Infantil[22] e Fluência Verbal Semântica e Fonológica[22].

O conhecimento das funções de estado e da linguagem e percepção, além de encaminhar o processo de teste de hipótese, orientará também as escolhas de métodos para avaliar funções como memória e processos de pensamento. Caso não haja comprometimento de linguagem ou percepção, poderão ser utilizados testes de memória, raciocínio, tomada de decisão e resolução de problemas, tanto com informação verbal quanto visuoespacial. Caso contrário, será necessário discriminar o quanto da dificuldade observada na medida de memória ou de processos de pensamento pode ser atribuído a uma limitação na percepção ou linguagem, e não tanto a um déficit primário daquelas funções. A memória episódica poderá ser examinada em termos de seus diferentes processos (codificação, manutenção e recuperação), por meio de testes como Teste de Aprendizagem Auditivo-verbal de Rey[23] e a evocação tardia da Figura Complexa de Rey[17]. Os processos de pensamento podem ser avaliados com os subtestes que compõem o Índice de Organização Perceptual das baterias WISC e WAIS[9,12], e o QI de Execução do WASI[18], entre outros.

A avaliação socioemocional deve sempre ser parte da AN e precisa ser detalhada em situações particulares, como quando há suspeita de transtornos psiquiátricos ou queixa de alterações de comportamento. Além da observação e dos dados colhidos na entrevista, instrumentos como o Inventário de Habilidades Sociais, problemas de comportamento e competência acadêmica para crianças (SSRS)[24], Bateria Fatorial de Personalidade (BFP)[25], ou mesmo testes projetivos como o Teste de Apercepção Temática[26] podem ser utilizados.

Principalmente na avaliação de crianças e adolescentes e, em especial, quando há queixa de dificuldade de aprendizagem, é importante incluir medidas de desempenho acadêmico, como Teste de Desempenho Escolar II[27], Avaliação de leitura de palavras e pseudopalavras isoladas e Avaliação de Leitura Textual (COMTEXT)[28].

Por fim, escalas e protocolos desenhados especificamente para sistematizar a observação de sinais e sintomas relativos a determinado transtorno neuropsiquiátrico poderão contribuir para o exame quando essas entidades nosológicas estiverem entre as hipóteses cabíveis. Dentre os instrumentos que podem ser utilizados nesse contexto estão o Sistema de Avaliação de Suspeita do Transtorno do Espectro Autista (PROTEA-R)[28] e Escalas de Transtorno de Déficit de Atenção com Hiperatividade (ETDAH)[29].

É importante ressaltar que, no Brasil, alguns instrumentos comumente utilizados para a AN são considerados restritos ao uso do psicólogo e, portanto, devem ter a aprovação adequada do Sistema de Avaliação de Testes Psicológicos (SATEPSI) para serem utilizados. Alguns testes neuropsicológicos classicamente utilizados, no entanto, não constam na lista de aprovação do SATEPSI por não serem considerados testes psicológicos restritos. Assim, atualmente, a resolução 09/2018 do Conselho Federal de Psicologia[30] preconiza que o psicólogo faça uso de fontes fundamentais e complementares de informação para a avaliação. As fontes fundamentais de informação devem ser a base principal de levantamento de dados e incluem testes psicológicos aprovados pelo CFP, dados levantados por meio de entrevistas e observações comportamentais. As fontes complementares de informação devem ser utilizadas juntamente com as fundamentais e podem incluir técnicas e instrumentos não psicológicos, desde que estes tenham embasamento científico e respeitem o Código de Ética do psicólogo[30]. Assim, alguns instrumentos clássicos utilizados na AN podem ser utilizados no processo de forma complementar.

Vantagens e desvantagens do uso de testes padronizados

A maioria dos neuropsicólogos atualmente prefere, sempre que possível, utilizar testes padronizados, tendo em vista a possibilidade de comparar o desempenho do sujeito com aquele de amostras normativas. Além disso, a padronização dos escores nesses instrumentos permite comparar, de formas mais objetiva, o desempenho do próprio sujeito em diferentes medidas, possibilitando traçar o perfil de funções preservadas e comprometidas, ou de pontos fracos e fortes. Esse perfil pode, então, ser comparado com aqueles que têm sido descritos em pesquisas sobre diferentes transtornos e doenças neurológicas e psiquiátricas, muitas delas incluindo os mesmos testes padronizados.

No entanto, cuidados devem ser tomados no uso de instrumentos padronizados e por vezes não será possível utilizá-los, em parte ou totalmente, no processo de AN. Nem sempre existem testes padronizados disponíveis para as funções que precisam ser investigadas e/ou com estudos normativos com amostras semelhantes ao paciente, em termos de variáveis demográficas importantes. Por exemplo, alguns testes de atenção ou de memória disponíveis podem ter normas estratificadas por idade, mas não por nível educacional, o que dificulta a avaliação do resultado de um sujeito idoso com alta escolaridade, sobretudo no caso de a amostra ser heterogênea ou até predominantemente de média ou baixa escolaridade. Do mesmo modo, testes para crianças padronizados predominantemente com crianças de família de baixa renda podem superestimar os resultados de crianças oriundas de famílias de elevado nível socioeconômico.

Além disso, para além de todo o rigor de padronização e do quanto se siga todas as regras de aplicação de um teste padronizado, não é possível padronizar completamente a experiência do sujeito com o teste, e um grande número de variáveis intervenientes relacionadas à situação, ao examinador ou à criança pode afetar o desempenho. Por exemplo, uma criança com dificuldade de linguagem, ao se esquivar de situações que demandem mais dessa função, por vezes mostra desempenho pior do que realmente seria capaz. A observação e o manejo clínico da situação de aplicação do teste são cruciais em casos como esse.

Análise de tarefa e teste de limites

Os resultados quantitativos dos testes padronizados fornecem informações importantes, na medida em que permitem comparar os sujeitos a normas de referência, além de comparar o desempenho do próprio sujeito entre vários testes. No entanto, a AN deve ir além dos dados quantitativos para traçar o perfil neuropsicológico do paciente. Para isso, utiliza-se de procedimentos de análise de tarefas e comportamentos complexos[31]. Essa análise se dá por meio da quebra de atividades humanas em etapas componentes menores, a fim de compreender a estrutura da atividade e os processos cognitivos envolvidos na sua execução.

A grande maioria dos testes psicológicos e neuropsicológicos envolve uma série de processos e funções para além do seu objetivo principal. Por exemplo, um paradigma clássico de avaliação de memória episódica consiste em ler uma história breve que o paciente deve recontar imediatamente e novamente após um intervalo de 20 a 30 minutos. Porém, para memorizar a história devidamente e lembrá-la mais tarde, além da memória episódica, é preciso ser capaz de compreender linguagem, de manter partes da história na memória de trabalho enquanto ouve e tenta compreender a mensagem, de processar ativamente a informação de modo a realizar inferências demandadas pelo texto e de inibir o efeito de estímulos irrelevantes (internos ou externos ao sujeito). Assim, uma baixa pontuação nesse teste pode advir de vários tipos de dificuldade. É necessário analisar os erros cometidos e o modo de execução, e integrar essa análise com as outras fontes de dados da avaliação.

Por exemplo, um sujeito pode já recontar, imediatamente depois de ouvir, muito pouco da história e, depois de 20 minutos, lembrar quase tudo o que disse antes; isto é, obter baixa pontuação no reconto imediato e após intervalo. Suponha que a análise do reconto inclua fragmentos do texto, mas se constitua de frases breves ou mesmo de palavras isoladas, como uma fala telegráfica. Isto, combinado com o desempenho rebaixado do sujeito em testes que requerem linguagem, mas relativamente mais preservado em outros não verbais, pode ser indicativo de que o problema está no processamento de linguagem, e não primariamente na memória episódica.

Por outro lado, a pontuação baixa no reconto imediato que se repete após intervalo pode vir acompanhada de um reconto com frases bem construídas, mas que apresenta elementos intrusos. Elementos que faziam parte de outro teste feito com o sujeito na mesma sessão, por exemplo. Esse resultado, aliado ao baixo desempenho em medidas de controle inibitório e outros eventos de intrusão de informações irrelevantes em outros momentos do exame, sugere que a dificuldade em codificar a história e depois lembrar dela pode advir de déficit executivo, precisamente no controle inibitório. Assim, a análise da tarefa e do comportamento permite compreender como o sujeito chegou ao escore, adicionando informações cruciais para a compreensão do seu desempenho e de que capacidades preservadas e comprometidas ele advém.

Com frequência, o neuropsicólogo também se utiliza de modificações nos procedimentos e testes padronizados, a fim de compreender melhor o funcionamento do sujeito, como no procedimento conhecido como Teste de Limites[31,32]. O teste de limites visa testar hipóteses quanto às funções comprometidas e preservadas que estão por trás de determinado desempenho[31]. Por exemplo, diante da falha de uma criança no subteste de Aritmética do WISC[12],* o neuropsicólogo pode, após atingir o critério de interrupção do teste, implementar um teste de limites. Esse subteste requer que o sujeito resolva, "de cabeça", problemas de aritmética que são lidos para ele. Assim, não apenas a capacidade de raciocínio aritmético e conhecimentos de fatos aritméticos são necessários, mas também memória de trabalho e outras funções executivas além, é claro, da compreensão do enunciado dos problemas. Oferecer por escrito os problemas e lápis e papel para que o

---

*   Neste subteste, o aplicador lê problemas de matemática para a criança. Esta deve fazer os cálculos mentalmente e responder verbalmente. Os itens possuem tempo limite e os problemas só podem ser repetidos uma vez pelo aplicador.

sujeito os resolva (após o término do teste) pode auxiliar a distinguir o quanto da dificuldade encontrada advém do raciocínio aritmético ou da memória de trabalho. E, ainda, é possível, com a finalidade de aprofundar o conhecimento do funcionamento cognitivo do sujeito, analisar os algoritmos construídos pelo sujeito nas suas tentativas de resolver os problemas. Finalmente, também pode ser informativo para o teste de limite simular qual seria o escore padronizado do sujeito se fossem considerados seus acertos com lápis e papel e sem limite de tempo.

Modificações em procedimentos padronizados podem ser necessárias para pacientes com limitações sensoriais, dentre outros casos[6]. Com um paciente surdo, não sinalizador e em processo de oralização, pode ser necessário demonstrar instruções ao invés de dizê-las como indicado no manual. Com uma criança que ainda necessita de elementos lúdicos para manter sua atenção, pode-se deixá-la usar uma varinha de condão para apontar a resposta correta dentre outras, ao invés do dedo. É claro que essas modificações precisam ser feitas com parcimônia e apenas quando se tornam absolutamente necessárias, visto que modificam as qualidades psicométricas do instrumento. Além disso, devem ser reportadas no laudo.

Os testes padronizados em sua maioria são pouco ecológicos e relacionados indiretamente com o desempenho na vida real. Sempre será importante considerar o impacto do perfil neuropsicológico observado nas atividades diárias. A avaliação da funcionalidade tanto em atividades da vida diária quanto em atividades instrumentais possibilitará compreender o impacto do perfil de funções preservadas e comprometidas sobre o funcionamento do paciente no dia a dia. Também poderá ser de auxílio desenhar atividades específicas e observar o paciente em situações reais, como uma criança em sua sala de aula, para compreender esse impacto.

Integração das informações, laudo e entrevista devolutiva

As hipóteses iniciais (delineadas a partir da entrevista inicial e da análise da documentação) são testadas, em confronto com o padrão de funções preservadas e comprometidas evidenciado no exame por meio dos testes padronizados e outras atividades. Delineia-se, então, um perfil neuropsicológico. Esse perfil é comparado ao conhecimento sobre as diferentes entidades nosológicas conhecidas, a fim de gerar alguma hipótese diagnóstica. No entanto, na maioria dos casos, essa hipótese deverá ser ainda novamente avaliada no contexto de uma avaliação médica. Poderá ainda necessitar ser confrontada com uma avaliação fonoaudiológica, como ocorre mediante suspeita de transtornos de linguagem ou de transtornos específicos de aprendizagem, como na dislexia do desenvolvimento.

Os resultados da avaliação, assim como hipóteses diagnósticas, recomendações e encaminhamentos, são reportados em um laudo neuropsicológico. Existem diferentes modelos, mas os laudos neuropsicológicos sempre incluem uma sessão de identificação do paciente e um histórico clínico (queixa e seu histórico, assim como informações sobre marcos de desenvolvimento para crianças e adolescentes, histórico de saúde, educacional e ocupacional, rotina e situação atual de vida). Além disso, são apresentados os resultados quantitativos dos testes (em tabelas e gráficos) e sua interpretação. Finalmente, é feita uma síntese do perfil neuropsicológico, seguida da(s) hipótese(s) diagnóstica(s), recomendações e encaminhamentos. No Brasil, além dos aspectos técnicos específicos, a elaboração desse documento deve seguir as diretrizes estabelecidas pelo Conselho Federal de Psicologia, por meio do Código de Ética do Psicólogo, assim como de resoluções específicas[33].

A devolutiva dos resultados deve ser feita em entrevista específica para esse fim com a entrega do laudo, o que é inclusive obrigatório no Brasil[33]. Quando o paciente é acompanhado por cuidadores, sejam os pais (geralmente para menores de idade), sejam outros parentes, como maridos, esposas e filhos para idosos, por vezes é recomendado fazer mais de uma entrevista devolutiva. Para crianças e adolescentes, muitas vezes também é feita devolutiva com a escola, que pode até ter sido a fonte do encaminhamento. As entrevistas devolutivas devem ser conduzidas com todos os cuidados éticos e técnicos necessários, visando a compreensão dos resultados por parte dos interlocutores, de modo a engajá-los nos encaminhamentos e orientações resultantes do processo de

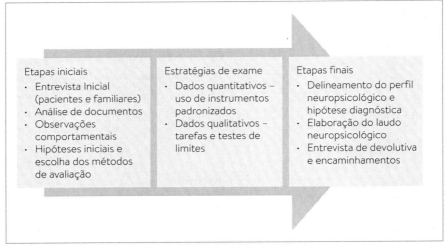

Figura 1 O processo da avaliação neuropsicológica.

avaliação. É importante abordar os resultados da avaliação, relacionando-os com as queixas apresentadas inicialmente e as recomendações decorrentes do exame. Essa entrevista deve incluir ouvir aqueles que recebem a devolutiva e responder aos seus questionamentos.

REABILITAÇÃO NEUROPSICOLÓGICA

A reabilitação neuropsicológica (RN) pode ser entendida como a área de intervenção que busca reduzir os prejuízos funcionais gerados por danos neurológicos, conferindo ao paciente o máximo de bem-estar possível[34,35]. Historicamente, a ideia de intervenções para pessoas com danos neurológicos esteve inicialmente voltada para a melhora e recuperação de funções cognitivas prejudicadas[1], fazendo com que o termo "reabilitação cognitiva" fosse popularizado.

Os princípios da RN são tão antigos quanto a história da própria neuropsicologia. Após a 1ª guerra, Kurt Goldstein e Walter Poppelreuter desenvolvem intervenções que utilizavam as habilidades preservadas dos pacientes para substituir habilidades perdidas por danos neurológicos. Em seguida, o período após a 2ª guerra é marcado pelos trabalhos de Alexander Romanovich Luria que, além de desenvolver uma teoria própria sobre as unidades funcionais do cérebro, também descreveu métodos de remediação de prejuízos psicológicos causados por danos neurológicos[1].

Abordagens de base da reabilitação neuropsicológica

As principais abordagens de intervenção na RN foram inicialmente estruturadas por Zangwill[36], sendo elas: a compensação, a substituição e o treino. A compensação foi definida como uma reorganização cognitiva que minimiza o dano de uma perda funcional. Por outro lado, a substituição envolveria o desenvolvimento de respostas novas no lugar de outras que não podem ser emitidas por causa da lesão. De acordo com o autor, a substituição seria também uma compensação, entretanto, a compensação estaria relacionada à reorganização neurológica natural, enquanto a substituição se relacionaria com a reeducação do paciente por meio de exercícios. Finalmente, o treino, muitas vezes chamado de estratégia de recuperação, teria o objetivo de recuperar uma função perdida. As abordagens estruturadas por Zangwill[36] ainda fazem parte do cenário mais recente da RN.

Um conjunto de estudos na literatura tem se dedicado à investigação dos efeitos do treino cognitivo[37]. Como abordagem de reabilitação, o treino cognitivo se estabeleceu como uma prática repetida e sistemática que objetiva estimular uma função específica (atenção, por exemplo). A partir dessa ideia, jogos e programas foram desenvolvidos para serem comercializados e vêm sendo utilizados no contexto clínico.

O uso do treino cognitivo no contexto da reabilitação desperta opiniões controversas. Por um lado, entende-se que o efeito gerado pelo treino acaba ficando restrito à tarefa, aparecendo como melhora no desempenho da tarefa e em testes neuropsicológicos, mas não se transferindo para atividades no contexto de vida do paciente[38]. Por outro, argumenta-se que o treino promove a recuperação das funções específicas e que a transferência para o contexto dependerá da forma como o treino foi realizado. O ponto central no uso dessa abordagem está em entender em que medida ela ajudará ou facilitará a expressão da habilidade cognitiva nas situações do contexto de vida do paciente.

As estratégias de compensação/substituição visam desenvolver, junto ao paciente, formas de reduzir a incompatibilidade entre a demanda do ambiente/tarefa e o funcionamento cognitivo subjacente[39]. Um exemplo de estratégia compensatória seria o uso de lembretes por um paciente que tivesse prejuízos de memória. Wilson[39] descreve ainda que a compensação pode ocorrer por três mecanismos diferentes: redução da incompatibilidade entre ambiente e capacidade cognitiva, pelo aumento de tempo e esforço, utilização de uma habilidade substitutiva e adaptação do paciente à ausência da função. É importante notar que as estratégias compensatórias são parte integrante da RN, em especial porque permitem o desenvolvimento de habilidades relacionadas ao aumento da adaptabilidade ao meio de forma direta.

Em suma, se por um lado estratégias de treino podem oferecer a possibilidade de estimular uma função deficitária, por outro a estratégia de compensação permitirá que a intervenção tenha o foco direto no contexto de vida do paciente, objetivo maior da RN. A Tabela 1 compara as duas abordagens.

Tabela 1 Comparação das abordagens da reabilitação neuropsicológica

Estratégias compensatórias	Estratégias de recuperação/treino
Pode envolver reestruturação do ambiente, realização de uma tarefa de forma específica ou uso de dispositivos (eletrônicos ou não)	Pode envolver jogos (eletrônicos ou não) ou atividades com uma estruturação predefinida
Focado na compensação de uma ou mais funções em contexto (em uma atividade)	Focado no treino de uma função específica
Demanda cognitiva de uma ou mais funções coordenadas	Demanda cognitiva de uma função específica
Mais diretamente relacionado com a funcionalidade e atividades diárias do paciente	Mais diretamente relacionado com a função em contexto controlado

(continua)

Tabela 1 Comparação das abordagens da reabilitação neuropsicológica (*continuação*)

Estratégias compensatórias	Estratégias de recuperação/treino
Resultados tendem a aparecer mais diretamente na atividade foco da estratégia compensatória	Resultados tendem a aparecer mais diretamente em contexto controlado
Em curto prazo, pode demandar muito esforço de implementação por parte do paciente	Em curto prazo, pode evidenciar evolução no treino utilizado e aumentar a motivação do paciente
É desenvolvido e delineado de forma a atender as necessidades específicas de um paciente	Mesma formatação e estrutura pode ser utilizada para diferentes perfis de pacientes

O ambiente terapêutico – a RN holística e o modelo compreensivo

Na década de 1970, Ben-Yishay, influenciado pelo trabalho de Kurt Goldstein, desenvolve um programa de RN que se propõe a oferecer um ambiente terapêutico modificado para promover uma intervenção que alcançasse diferentes aspectos do paciente com dano neurológico[40]. Esse tipo de intervenção ganhou o nome de RN holística.

A proposta da RN holística, na visão do autor, deveria assumir alguns preceitos: não ser isolada em um aspecto (cognitivo, psicoterápico ou físico); ocorrer de forma gradual (atingindo funções mais básicas e depois as mais complexas); estar integrada a um ambiente terapêutico; e estar associada a intervenções psicoterápicas[40]. É possível propor que o modelo holístico amplia os campos de atuação da RN, incorporando intervenções voltadas para aspectos sociais e emocionais em relação às já anteriormente focadas nos prejuízos cognitivos. Assim, a RN passa a ser construída de forma individual e personalizada com o foco no aumento da funcionalidade do indivíduo em seu meio.

A partir da lógica holística, Wilson[41] propõe um modelo compreensivo que integra, além dos princípios da RN holística, outras teorias necessárias para processo de intervenção. Dessa forma, a autora defende que modelos sobre o funcionamento cerebral, sobre o comportamento e a aprendizagem, modelos de manejo das emoções e princípios da aprendizagem sem erro devem estar todos inclusos na construção do programa de RN.

O modelo compreensivo vem integrando mais abordagens, tanto as tradicionais da neuropsicologia como de outras áreas, como a terapia cognitivo-comportamental (TCC) e as terapias comportamentais. Isto faz com que o campo da RN se constitua como uma área inerentemente interdisciplinar, ao mesmo tempo em que apresenta uma intervenção mais abrangente, estruturada e voltada para o bem-estar integral do paciente. A partir de agora descreveremos as etapas básicas dentro do processo da RN, levando em consideração essas diferentes influências.

O processo da RN

O uso dos dados da avaliação e o estabelecimento de metas

Uma vez que o paciente passou pelo processo da AN, identificando o perfil de processos cognitivos e socioemocionais, o primeiro passo para a reabilitação é a utilização dos dados da avaliação para planejamento da intervenção. Além das informações sobre o perfil cognitivo, o planejamento do processo de RN depende do impacto deste na funcionalidade do paciente, incluindo prejuízos em atividades de vida diária, alterações no humor e nas relações sociais. Deve ser observado o nível de autonomia do paciente, se realiza atividades básicas e instrumentais de vida diária de forma independente, com ajuda ou se é completamente dependente.

Além disso, os impactos na vida cotidiana, na regulação emocional e nas interações podem ser observados por uma análise mais aprofundada da dinâmica de comportamentos do paciente. A análise funcional do comportamento, no modelo "Antecedente" – "Comportamento" – "Resposta" pode ajudar a estruturar essas dinâmicas. A partir desse modelo, é possível entender se alguns comportamentos-alvo podem ser modificados a partir da manipulação dos antecedentes (gatilhos no ambiente) ou das respostas (reação do ambiente ao comportamento do paciente)[42]. Uma criança que apresenta um transtorno do desenvolvimento intelectual e, ao mesmo tempo, dificuldades na regulação comportamental pode, diante da presença da mãe na sessão (Antecedente), apresentar comportamento de protesto e agressividade (chutar) (Comportamento) até que a mãe a pegue no colo, interrompendo a tarefa em curso (Resposta). Nesta dinâmica, a presença da mãe pode ser o gatilho para alterações comportamentais do paciente e a sua resposta pode reforçar o comportamento do paciente. O entendimento dessas relações ambientais também ajudará a nortear o planejamento da RN.

Outra estratégia que pode ser utilizada para avaliar as demandas referentes à funcionalidade é a Classificação Internacional da Funcionalidade, Incapacidade e Saúde (CIF)[43]. A CIF permite que o clínico faça um perfil da funcionalidade do indivíduo, estruturando a relação que a doença tem com fatores ambientais e pessoais. Assim, constitui-se como uma forma estruturada de registro dos impactos da doença nas funções/estruturas do corpo, realização de atividades e participação em situações de vida real.

Nem todo problema identificado na avaliação precisa de intervenção imediata, por isso é importante estabelecer metas, priorizando-as sempre pelo impacto na funcionalidade. Evans e Krasny-Pacini[44] apontam que as metas precisam ser claras e sugerem o acrônimo "SMART" para a sua construção: Específica (S),

Mensurável (M), Alcançável/desafiante (A), Relevante/realista (R) e Temporalmente limitada (T). A importância de se estabelecer metas dessa forma também se relaciona com a possibilidade de avaliação do alcance da intervenção.

Além da funcionalidade, a importância que as atividades têm para o paciente deve influenciar fortemente o estabelecimento das metas, fazendo dele uma parte ativa do processo. As metas desenvolvidas precisam ser discutidas em equipe, com o paciente e a sua família, de forma que sejam priorizadas aquelas nas quais todos estão de acordo. O estabelecimento de metas no processo da RN precisa acontecer para a melhor estruturação da intervenção, garantia de seu alcance e para manter a motivação do paciente.

Escolha e implementação das estratégias de intervenção

Seguindo os princípios da visão compreensiva da RN, a escolha de estratégias de intervenção estará intimamente relacionada às metas já estabelecidas, a fatores associados ao paciente, seu contexto e à plasticidade neural. Além disso, em casos de distúrbios neurológicos, é importante considerar as variáveis associadas à recuperação neurológica, que podem ser demográficas (idade, nível educacional e sexo, por exemplo), relacionadas à lesão e psicológicas (prontidão para o atendimento e aspectos da personalidade)[45]. O treino cognitivo e as estratégias de compensação já mencionadas serão também escolhidos de acordo com esses fatores.

Outra possibilidade, mais evidente recentemente, são as estratégias que se utilizam de tecnologia. Tecnologias assistivas para a cognição são recursos tecnológicos utilizados para a implementação das estratégias de RN (treino cognitivo ou compensação) com o objetivo de promover um melhor ajuste do paciente com prejuízo cognitivo[45]. Essas tecnologias podem possuir maior ou menor grau de complexidade e, por isso, cabe ao profissional responsável pela RN treinar o uso dessa tecnologia com o paciente.

Dentre essas tecnologias estão os aparelhos eletrônicos (como celulares *smartphones* e computadores), *videogames* e tecnologia de realidade virtual (RV)[46,47]. O uso de programas em aparelhos eletrônicos pode, por exemplo, oferecer melhores recursos de lembretes para pacientes com prejuízos significativos de memória. O mesmo acontece com recursos que auxiliam o planejamento e a organização da rotina de pacientes com prejuízos executivos. Charchat-Fichman et al.[47] apontam que tecnologias como a RV podem reduzir a distância entre tarefas que são realizadas em um contexto laboratorial e as situações da vida real, aspecto muito importante em programas de reabilitação. Embora esses exemplos correspondam a abordagens compensatórias, as tecnologias também são muito utilizadas em treinos de habilidades cognitivas específicas (memória de trabalho ou atenção visual, por exemplo).

As tecnologias assistivas oferecem uma série de vantagens para a implementação das estratégias de RN, como a possibilidade de maior motivação do paciente e da portabilidade dos dispositivos, possibilitando que o paciente os utilize em diferentes lugares. Anjos e Regolin[46] alertam, no entanto, que o uso das tecnologias assistivas deve ser realizado após avaliação cuidadosa das características do usuário, já que este pode não se adaptar aos recursos, gerando desmotivação. Por exemplo, um paciente idoso com demência de Alzheimer, humor deprimido e que sempre teve dificuldades no uso de tecnologias pode se ver muito desmotivado para lançar mão desses recursos.

Embora o processo da RN possa incluir diferentes estratégias, Sohlberg e Mateer[45] afirmam que a generalização das habilidades trabalhadas nas estratégias de intervenção para o contexto de vida do paciente não é automática e precisa ser programada pelo neuropsicólogo. Isto é, em nada adianta que o neuropsicólogo treine o uso de lembretes com o paciente que apresenta prejuízos de memória se este não utiliza esse recurso no seu dia a dia. Assim, estratégias para promover e manter a generalização são fundamentais.

Dentro desse contexto, é importante que o neuropsicólogo insista na prática continuada das habilidades em situações naturais, trabalhe no ajuste do ambiente para promover a manutenção das habilidades e solicite o apoio de familiares[45]. No treino cognitivo, especificamente, a transferência do efeito do exercício para as atividades de vida diária ainda é de difícil documentação[38]. Todavia, trabalhar com a consciência que o paciente tem da tarefa, do que é o efeito de generalização, das próprias limitações e das atividades diárias que recrutam a habilidade treinada pode facilitar o processo.

De acordo com os princípios holísticos da RN, estratégias de manejo emocional devem ser incorporadas à prática[1,45]. Frequentemente, questões emocionais dos pacientes estarão relacionadas aos prejuízos cognitivos, muitas vezes dificultando a implementação de estratégias cognitivas. Assim, em muitos momentos, as estratégias de manejo emocional precisarão ser priorizadas em detrimento das de manejo cognitivo. As intervenções associadas à TCC vêm sendo apontadas como úteis nesse contexto, em especial por apresentarem modelos clínicos consistentes de trabalho das alterações de humor[1]. A TCC pode ser útil para psicoeducar o paciente sobre o seu funcionamento emocional, ajudá-lo a monitorar e reestruturar pensamentos, além de apoiar a construção de planos futuros, focando em aspectos positivos da vida e do crescimento pessoal.

Dentre as suposições básicas da RN, Sohlberg e Mateer[45] afirmam que o neuropsicólogo deve trabalhar lado a lado com a família do paciente, por diversas razões. Como já mencionado, o trabalho com a família começa na escolha dos objetivos da intervenção. A participação familiar fará com que as pessoas do entorno do paciente entendam as habilidades que estão sendo trabalhadas e ajudem a modelar a intervenção, de forma que essas habilidades possam ser implementadas nos contextos cotidianos. Além disso, esse trabalho deve incluir o suporte da família, já que as dificuldades gerais do paciente têm impacto importante na dinâmica familiar. O suporte familiar promove a psicoeducação necessária para que as pessoas que fazem parte do contexto do paciente aprendam as melhores estratégias para lidar com ele. Assim, o trabalho em parceria com a família constitui uma das principais estratégias de intervenção na RN, independentemente do contexto do caso. É possível estabelecer o mesmo paralelo para o diálogo e troca com outros profissionais, já que, dentro do contexto da RN, todas as intervenções devem estar integradas para a promoção do bem-estar geral do paciente.

Avaliação dos efeitos da RN

Sohlberg e Mateer[45] apontam que a documentação dos resultados na RN tem alguns objetivos: determinar qual estratégia resultou no melhor ganho funcional, entender se os ganhos persistem com o tempo e modificar as intervenções de forma que elas sejam melhores. Assim, dentro do alcance da avaliação, a avaliação da funcionalidade atingida pelo paciente pode ser mais útil do que a avaliação com instrumentos psicométricos.

Wilson[34] propõe, no entanto, que a avaliação dos resultados depende do foco da intervenção. Se a intervenção esteve voltada para a deficiência (efeito do prejuízo cognitivo), a avaliação do alcance precisa ser voltada para o status atual da deficiência, ou seja, funcional. Entretanto, se a intervenção esteve voltada para o prejuízo cognitivo, a avaliação do alcance deve concentrar-se no status atual do prejuízo cognitivo.

Atualmente, as medidas utilizadas para avaliação dos resultados são, em sua maioria, tarefas e testes neuropsicológicos, embora outras medidas de funcionamento emocional e funcionalidade geral também sejam utilizadas[48]. É importante notar que, apesar do aumento da funcionalidade estar atrelado ao sucesso da RN, ainda não existe um consenso na literatura de quais são as medidas ideais para avaliação da sua eficácia[48].

Particularidades e contextos de aplicação da RN

O planejamento e implementação da RN poderá variar de forma importante, dependendo da patologia (prejuízos neurológicos primários, transtornos neurocognitivos, transtornos do neurodesenvolvimento e transtornos psiquiátricos) e da etapa de vida do paciente (infância, adolescência, idade adulta ou envelhecimento).

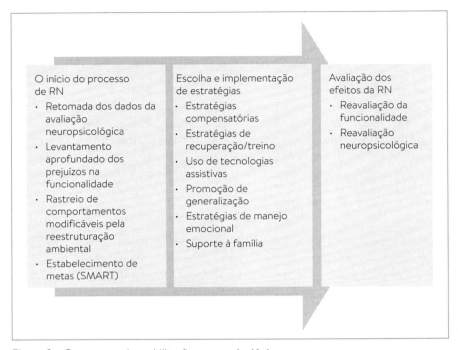

Figura 2   O processo da reabilitação neuropsicológica.

Um contexto que fundamenta a origem da própria RN está nos casos de lesões cerebrais adquiridas (LCA). Como nesses casos ocorre um insulto primariamente neurológico, muitas das condutas da reabilitação estarão associadas às características da lesão e a como esta tende a se recuperar com o tempo (teorias da recuperação)[49]. A tomada de decisão para abordagens de treino ou compensação deverá, então, levar em consideração o processo de recuperação e reorganização neuronal e os problemas atuais (cognitivos e funcionais) apresentados pelo paciente. Nesse sentido, é importante considerar que o paciente poderá apresentar dificuldades emocionais associadas ao prejuízo neurológico (apresentar-se mais irritadiço, por exemplo), mas também associadas às perdas funcionais, como a perda da autonomia.

A RN aplicada ao público infantil pode ser necessária em duas situações: prejuízos neurológicos e transtornos do neurodesenvolvimento. Um ponto-chave na escolha da abordagem da RN com crianças é a compreensão de que as funções cognitivas estão em desenvolvimento. Assim, crianças que apresentam uma lesão devem usufruir de intervenções que priorizem a reabilitação das funções perdidas. Entretanto, intervenções que priorizem a habilitação das funções alteradas serão priorizadas para crianças que apresentam transtornos do neurodesenvolvimento. Com o público infantil, o trabalho precisa ser sobre a habilitação das funções, porque em muitos casos não há perda de habilidades, como acontece em adultos com LCA. Isso pode envolver, em diversos momentos, o uso do treino cognitivo, potencializado com estratégias compensatórias. Como o objetivo da RN continua sendo o aumento da funcionalidade, é comum que a condução da intervenção precise envolver pais e escola, tanto no apoio para a generalização das estratégias treinadas nas sessões como para ajustes do ambiente que ajudem a compensar as dificuldades.

As aplicações da RN no envelhecimento buscam intervir em condições de envelhecimento patológico, como os casos de demências e de comprometimento cognitivo leve (CCL). O processo de RN nesse cenário precisará levar em consideração a amplitude do comprometimento cognitivo (um ou mais domínios cognitivos), como acontece no CCL, e a possibilidade da progressão ou não do quadro para uma demência. Nas duas situações, as abordagens de treino e de compensação da função são possíveis, visto que poderão haver comprometimentos cognitivos. Entretanto, no caso da demência de Alzheimer, por exemplo, a progressão da doença irá gradativamente afetar a funcionalidade para as atividades de vida diária, e isto precisará ser considerado para a escolha de estratégias compensatórias. Enquanto na RN aplicada ao público infantil considera-se o desenvolvimento das funções, na RN aplicada ao envelhecimento é importante pensar no declínio das funções, comuns ao envelhecimento normal, e nas reservas cognitivas que podem promover maior adaptabilidade no processo.

Outra possibilidade de intervenção está no campo dos transtornos psiquiátricos, como, por exemplo, transtornos afetivos, psicóticos e aditivos. Nesse contexto, a interação entre aspectos emocionais, estratégias de enfrentamento e aspectos cognitivos terá um papel importante nas escolhas de condução da RN. Além disso, os prejuízos funcionais serão maiores dependendo da gravidade da doença, o que faz com que o status funcional do paciente esteja sempre necessitando de reavaliação, em especial os que se referem à inserção na sociedade (ocupacional, interações sociais e gerenciamento das próprias atividades). Enquanto no contexto de lesões adquiridas considera-se como a reorganização após lesão acontece, nos transtornos psiquiátricos pondera-se sobre a progressão da doença e como as mudanças neuronais ocorrem em seu curso. As características do indivíduo, contexto e família associadas aos fatores citados vão direcionar a decisão pelas estratégias de treino/recuperação da função ou compensação, sendo as duas abordagens bastante comuns nesse contexto.

Dificuldades na implementação da RN

Sendo a RN um processo complexo, multifatorial e interdisciplinar, existem dificuldades na sua implementação. Dentre elas podemos citar a dificuldade de engajamento do paciente ou da família, a dificuldade de generalização/modificação do ambiente e o trabalho integrado com outros profissionais.

As dificuldades associadas ao engajamento do paciente e da família são extremamente prejudiciais, em especial porque a generalização das estratégias trabalhadas no contexto da sessão dependerá da modificação do ambiente e do ensaio das estratégias no ambiente natural. Sem o engajamento da família ou do paciente, a generalização se torna inviável e os objetivos não são alcançados. Os empecilhos associados à generalização também podem estar associados à condução do profissional. Como Sohlberg e Mateer[45] afirmam, o profissional precisa intencionalmente planejar a generalização e cuidar da sua implementação.

Por fim, o trabalho integrado da equipe também pode se mostrar desafiador, uma vez que, no Brasil, o processo da RN acaba sendo implementado de forma individual em consultórios particulares. Esse cenário é muito diferente do internacional, no qual a RN é desenvolvida em centros especializados que unem a atuação de diferentes profissionais. Assim, no contexto brasileiro, a atuação em conjunto da equipe de atendimento depende muito da conduta individual de cada profissional de realizar o trabalho de forma integrada.

CONSIDERAÇÕES FINAIS

A prática da neuropsicologia clínica da avaliação à reabilitação nasceu e se desenvolveu no século XX e vem se expandindo rapidamente no século XXI. Entende-se que a atuação da neuropsicologia clínica está voltada para o trabalho integrado dos diferentes aspectos do indivíduo (neurológicos, cognitivos, socioemocionais e comportamentais). O neuropsicólogo precisa, assim, fazer uso de diferentes bases teóricas de dentro e fora da neuropsicologia.

A AN se coloca como um processo que investiga os aspectos cognitivos e a sua relação com outros domínios psicológicos e biológicos. Embora faça uso de instrumentos padronizados, sua realização não pode se resumir a isso. A avaliação deve ser um processo dinâmico de teste de hipóteses, culminando em uma hipótese final adequada e embasada, tanto quanto ao perfil de funções preservadas e comprometidas como quanto ao diagnóstico. A RN trabalha de forma integrada os aspectos biológicos, cognitivos e socioemocionais, visando o alcance da funcionalidade. Seu processo precisa envolver diferentes estratégias, tais como as de treino e compensação, além de integrar o trabalho com a família e com outros profissionais. A reabilitação precisa atuar de forma eclética, ajustando a escolha das estratégias ao contexto do paciente e às metas preestabelecidas. A neuropsicologia clínica é um campo com diferentes desafios e em constante crescimento. As perspectivas para o futuro nessa área apontam para uma maior tendência de uso de tecnologias, tanto em testes computadorizados na avaliação quanto em tecnologias assistivas na reabilitação. Além disso, é possível esperar uma integração cada vez maior com outras teorias de fora do campo neuropsicológico, fortalecendo ainda mais a atuação do neuropsicólogo clínico.

 RESUMO

- A neuropsicologia constitui-se como um campo teórico específico de inter-relação entre os conhecimentos das neurociências e da psicologia. Sua aplicabilidade clínica inclui a avaliação neuropsiológica (AN) e a reabilitação neuropsicológica (RN).
- A AN é uma modalidade de avaliação psicológica que se aplica a múltiplos contextos (desenvolvimento, envelhecimento, casos de prejuízos neurológicos, por exemplo). Seu objetivo é contribuir para a hipótese diagnóstica, a partir de um perfil neuropsicológico levantado. A AN é essencialmente baseada na testagem de hipóteses e isto pode ser feito por meio de baterias fixas ou flexíveis de avaliação. As etapas iniciais da AN incluem entrevista inicial, análise de documentação, observações comportamentais e elaboração de uma hipótese inicial para a escolha dos métodos da avaliação. As estratégias de exame podem incluir dados quantitativos, oriundos de instrumentos padronizados, e dados qualitativos, oriundos de tarefas e testes de limites. A partir dos dados levantados, o processo da AN é finalizado com o delineamento do perfil neuropsicológico e da hipótese diagnóstica. Por fim, o laudo neuropsicológico é redigido e são realizadas as entrevistas de devolutiva e encaminhamentos.
- A reabilitação neuropsicológica (RN) é um processo destinado à redução de prejuízos funcionais, causados por algum déficit neuropsicológico. Assim como a AN, é aplicável em diferentes contextos clínicos. A RN possui duas abordagens básicas: a compensação e o treino/recuperação. A compensação objetiva a redução da disparidade entre o ambiente ou a tarefa e o funcionamento cognitivo do sujeito. A abordagem de treino/recuperação busca a estimulação e recuperação da função prejudicada. O início do processo da RN inclui a retomada de dados da AN, a avaliação dos prejuízos funcionais, o rastreio de comportamentos modificáveis e o estabelecimento de metas. Em seguida, são escolhidas e implementadas algumas estratégias: compensatórias, de treino/recuperação, com uso de tecnologias assistivas, manejo emocional e de suporte

à família do paciente. A avaliação dos efeitos da RN se dá por meio da reavaliação funcional ou da reavaliação neuropsicológica. A implementação da RN pode oferecer diferentes desafios como dificuldades associadas à generalização, ao trabalho em equipe ou ao engajamento do paciente e da família.

- A AN e a RN vêm se mostrando valiosas para diferentes tipos de contextos, com uma atuação prática orientada por múltiplos conhecimentos teóricos.

QUESTÕES

1. A neuropsicologia se constitui como um campo teórico e prático. Sobre esse campo, é correto afirmar que:
   a) Utiliza-se de conhecimentos e teorias que são majoritariamente da neurologia.
   b) Parte do princípio de que conhecimentos psicológicos são superiores aos das neurociências.
   c) Utiliza como base conceitos das neurociências e da psicologia.
   d) Utiliza apenas conceitos das neurociências.

2. São contextos de aplicabilidade da avaliação neuropsicológica:
   a) Casos associados a queixas na aprendizagem de crianças.
   b) Casos relacionados a queixas de memória em idosos.
   c) Casos nos quais há um prejuízo neurológico.
   d) Todas as afirmativas anteriores.

3. Sobre as entrevistas iniciais no processo de avaliação neuropsicológica, é correto afirmar que:
   a) São realizadas com o paciente e com a família, quando necessário, e incluem pontos de investigação que se referem aos aspectos passados e atuais de vida do paciente.
   b) São realizadas com o paciente, sem interferência familiar e se concentram nos aspectos atuais de vida do paciente, como intensidade e evolução dos sintomas.
   c) São realizadas com o paciente e sua família juntos e vão se concentrar na investigação de aspectos passados da vida do paciente, como histórico escolar e de desenvolvimento.
   d) São realizadas apenas com a família do paciente e incluem a avaliação de aspectos atuais e passados da vida do paciente.

4. O que são baterias fixas e flexíveis de avaliação?
a) São abordagens de escolha das estratégias de RN e se referem à estrutura da atividade a ser utilizada com o paciente.
b) São abordagens da AN e se referem a quanto o processo de exame é fixo.
c) São formas de escolha do roteiro de entrevista inicial da AN.
d) São formas nas quais um mesmo instrumento padronizado pode ser apresentado ao paciente.

5. A modificação no procedimento de testes padronizados com o objetivo de compreender melhor o funcionamento do paciente pode ser chamada de:
a) Método Ecológico de Avaliação.
b) Bateria Flexível de Avaliação.
c) Bateria Fixa de Avaliação
d) Teste de Limites.

6. Sobre as bases históricas e conceituais da RN, é possível afirmar que:
a) Esse campo se origina a partir de estudos de casos clínicos com pacientes psiquiátricos institucionalizados e atualmente se utiliza de diferentes conceitos das neurociências.
b) O campo da RN se estruturou a partir de conceitos da psicologia, mas, atualmente, se utiliza majoritariamente de conceitos básicos da neurologia.
c) O campo se estruturou a partir de casos clínicos de pacientes com lesão cerebral, mas, atualmente, se utiliza de bases das neurociências e de diferentes campos da psicologia.
d) Esse campo se estruturou a partir de casos clínicos de pacientes com lesão cerebral e, atualmente, se utiliza majoritariamente de conceitos associados às teorias psicológicas de aprendizagem.

7. Sobre as abordagens de intervenção na RN, selecione a alternativa incorreta.
a) A abordagem compensatória refere-se à estruturação do ambiente no qual o paciente realizará os exercícios da intervenção.
b) A abordagem de treino/recuperação objetiva a estimulação para a recuperação de uma função perdida.
c) A abordagem compensatória visa reduzir a incompatibilidade entre a tarefa/demandas do ambiente e o funcionamento cognitivo do paciente.
d) A abordagem de treino/recuperação, muitas vezes, não apresenta um efeito direto no cotidiano do paciente.

8. Uma parte do processo da RN inclui a avaliação aprofundada da funcionalidade do paciente. A partir disto, é correto afirmar que:
   a) A avaliação funcional inclui, majoritariamente, investigação dos processos de autonomia nos cuidados pessoais do paciente (p. ex.: tomar banho, escovar os dentes, vestir-se).
   b) A avaliação funcional é ampla para diferentes aspectos da vida do paciente e orienta o processo de estabelecimento de metas na RN.
   c) A avaliação funcional inclui diferentes aspectos da vida do paciente e é utilizada apenas no final do processo da RN para avaliar os alcances da intervenção.
   d) A avaliação funcional inclui diferentes aspectos da vida do paciente, com ênfase nos aspectos do humor e das relações sociais.

9. Estão incluídas no processo da RN:
   a) Estratégias compensatórias e de recuperação/treino.
   b) Estratégias de suporte familiar e manejo emocional.
   c) Estratégias com uso de tecnologia assistiva e promoção de generalização.
   d) Todas as afirmativas anteriores.

10. Selecione a afirmativa que contém um dos maiores desafios dentro do processo da RN:
    a) Avaliação dos resultados, uma vez que os instrumentos disponíveis para isto são muito escassos.
    b) Generalização das estratégias para o contexto de vida do paciente, visto que isto precisa ser programado pelo profissional e promovido pela família.
    c) Estabelecimento de metas e objetivos principais, já que a forma de priorização destes não possui critérios claros.
    d) Avaliação funcional, tendo em vista que os métodos não estão padronizados, não permitindo uma avaliação objetiva.

REFERÊNCIAS BIBLIOGRÁFICAS

1. Wilson B. The Development of neuropsychological rehabilitation. Neuropsychological Rehabilitation: The International Handbook. 2017.
2. Hamdan AC, Pereira APA, Riechi TIJS. Avaliação e reabilitação neuropsicológica: desenvolvimento histórico e perspectivas atuais. Interação em Psicol. 2011;20;15:47-58.
3. Malloy-Diniz LF, Mattos P, Abreu N, Fuentes D. O exame neuropsicológico: o que é e para que serve? In: Malloy-Diniz LF, Mattos P, Abreu N, Fuentes D (eds.). Neuropsicologia: Aplicações clínicas. Porto Alegre: Artmed; 2016. p. 21-34.

4. Barr WB. Historical trends in neuropsychological assessment. In: Morgan JE, Ricker JH (eds.). Textbook of clinical neuropsychology. 2.ed. Oxfordshire: Routledge Taylor & Francis Group, 2017. p. 3-13.
5. Casaletto KB, Heaton RK. Neuropsychological assessment: Past and future. J Int Neuropsychol Soc. 2017;23(9-10):778-90.
6. Black L, Stefanatos GA. Neuropsychological assessment of developmental and learning disorders. In: Greenspan SI, Weider S (eds.). Interdisciplinary Council on Developmental and Learning Disorders: Clinical Practice Guidelines. Bethesda: ICDL Press; 2000. p. 425-88.
7. Zelazo PD. Developmental psychology: A new synthesis. In: Zelazo PD (ed.). The Oxford Handbook of Developmental Psychology. Vol 1: Body and Mind. New York: Oxford University Press; 2013. p. 3-12.
8. Vanderploeg RD. Interview and testing: The data collection phase of neuropsychological evaluations. In: Vanderploeg RD (ed.). Clinician's guide to neuropsychological assessment. 2.ed. New York: Routledge Taylor & Francis Group, 2000. p. 3-38.
9. Wechsler D. WAIS-III – Escala de Inteligência Wechsler para Adultos. São Paulo: Pearson Clinical; 2017. 271 p.
10. Mattis S. Dementia Rating Scale. Professional Manual. Florida: Psychological Assessment Resources; 1988.
11. Laros JA, Tellegen PJ, Jesus GR, Karino. CA. Teste não-verbal de inteligência SON-R 2½-7[a]. São Paulo: Hogrefe; 2015.
12. Wechsler D. WISC-IV – Escala de Inteligência Wechsler para Crianças. 4.ed. São Paulo: Casa do Psicólogo; 2013. 243 p.
13. Beck AT, Steer RA, Brown GK. BDI-II – Inventário de depressão de Beck. São Paulo: Casa do Psicólogo; 2011.
14. Yesavage JA. Geriatric depression scale. Psychopharmacol Bull. 1988;24(4):709-11.
15. Rueda FJM. Bateria Psicológica para Avaliação da Atenção. São Paulo: Vetor; 2013. 99 p.
16. Sedó M, Paula JJ, Malloy-Diniz LF. FDT – Teste dos Cinco Dígitos. São Paulo: Hogrefe; 2015. 85 p.
17. Rey A. Figuras complexas de Rey. 1ª. São Paulo: Casa do Psicólogo, 2010. 141 p.
18. Wechsler D. Escala Wechsler abreviada de inteligência – WASI. São Paulo: Casa do Psicólogo; 2014. 488 p.
19. Kaplan E, Goodglass H, Weintraub S. The Boston naming test. Philadelphia: Lippincott Williams & Wilkins; 2001.
20. Seabra AG, Dias NM. Avaliação neuropsicológica cognitiva (2): Linguagem oral. São Paulo: Memnon; 2012. 208 p.
21. Seabra AG, Martins ND, Capovilla FC. Avaliação neuropsicológicacognitiva (3): leitura, escrita e aritmética. São Paulo: Memnon; 2013. 140 p.
22. Fonseca RP, Prando ML, Zimmermann N. Tarefas para avaliação neuropsicológica: Avaliação de linguagem e funções executivas. São Paulo: Memnon, 2016.
23. Paula JJ de, Malloy-Diniz LF. Teste de aprendizagem auditivo-verbal de Rey. São Paulo: Vetor; 2018. 65 p.
24. Gresham FM, Elliott SN. SSRS – Inventário de habilidades sociais, problemas de comportamento e competência acadêmica para crianças. São Paulo: Casa do Psicólogo; 2016. 156 p.
25. Nunes CHSS, Hutz CS, Nunes MFO. BFP – Bateria fatorial de personalidade. São Paulo: Casa do Psicólogo; 2013. 240 p.
26. Murray HA. TAT – Teste de apercepção temática. São Paulo: Pearson Clinical; 2019. 64 p.
27. Milnitsky L, Giacomoni CH, Fonseca RP. TDE II – Teste de desempenho escolar. São Paulo: Vetor; 2019. 180 p.
28. Corso HV, Piccolo LR, Miná CS, Salles JF. Anele 2 – Avaliação da compreensão de leitura textual – COMTEXT. São Paulo: Vetor; 2017. 124 p.
29. Benczik EBP. ETDAH-AD Escala de transtorno do déficit de atenção e hiperatividade. São Paulo: Vetor; 2013.
30. CFP. Resolução n. 9, de 25 de abril de 2018. Estabelece diretrizes para a realização de avaliação psicológica no exercício profissional da psicóloga e do psicólogo, regulamenta o Sistema de Avaliação de

Testes Psicológicos – SATEPSI e revoga as Resoluções n. 002/2003, n. 006/2004 e n. 005/2012 e Not [Internet]. 2018. Disponível em: https://atosoficiais.com.br/lei/avaliacao=-psicologica-cfp?origin-instituicao

31. Bruno-Golden BF. The integration of process analysis into the clinical assessment of children: A personal perspective. In: Ashendorf L, Swenson R, Libon DJ (eds.). The Boston Process Approach to Neuropsychological Assessment: a practitioner's guide. New York: Oxford University Press; 2013. p. 314-28.

32. Camacho M. Avaliação neuropsicológica com adultos idosos:especificidades. Rev Psicol da IMED. 2012;4(1):662-70.

33. CFP. Resolução n. 006, de 29 de março de 2019. Institui regras para a elaboração de documentos escritos produzidos pela(o) psicóloga(o) no exercício profissional e revoga a Resolução CFP n. 15/1996, a Resolução CFP n. 07/2003 e a Resolução CFP n. 04/2019 [Internet]. 2019. Disponível em: https://site.cfp.org.br/wp-content/uploads/2019/09/Resolução-CFP-n-06-2019-comentada.pdf

34. Wilson B. Cognitive Rehabilitation: How it is and how it might be. J Int Neuropsychol Soc. 1997;3(5):487-96.

35. Wilson B. The theory and practice of neuropsychological rehabilitation: an overview. In: Wilson BA (ed.). Neuropsychological Rehabilitation: Theory and Practice. Lisse: Swets & Zeitlinger Publishers; 2003. p. 10.

36. Zangwill OL. Psychological aspects of rehabilitation in cases of brain injury. Br J Psychol. 1947;37(1):60-9.

37. Hallock H, Collins D, Lampit A, Deol K, Fleming J, Valenzuela M. Cognitive training for post-acute traumatic brain injury: a systematic review and meta-analysis. Front Hum Neurosci. 2016;10(537).

38. Noack H, Lövdén M, Schmiedek F. On the validity and generality of transfer effects in cognitive training research. Psychol Res. 2014;78(6):773-89.

39. Wilson B. Compensating for cognitive deficits following brain injury. Neuropsychol Rev. 2000;10(4):233-43.

40. Ben-Yishay Y. Reflections on the evolution of the Therapeutic Milieu Concept. Neuropsychol Rehabil. 1996;6(4):327-43.

41. Wilson B. Towards a comprehensive model of cognitive rehabilitation. Neuropsychol Rehabil. 2002;12(2):97-110.

42. Lopes KV, Dalmaso B. Procedimentos de intervenção em neuropsicologia baseados na análise do comportamento. In: Malloy-Diniz LF, Mattos P, Abreu N, Fuentes D (eds.). Neuropsicologia: Aplicações Clínicas. Porto Alegre: Artmed; 2016. p. 242-71.

43. OMS. Classificação Internacional da Funcionalidade Incapacidade e Saúde: Atividades e Participação Factores Ambientais. Organ Mund Saúde. 2008;1-217.

44. Evans JJ, Krasny-Pacini A. Goal setting in Rehabilitation. In: Wilson BA, Winegardner J, Heugten CM van, Ownsworth T (eds.). Neuropsychological Rehabilitation: The International Handbook. New York: Routledge; 2017. p. 49-57.

45. Sohlberg MM, Mateer CA. Reabilitação Cognitiva: Uma abordagem neuropsicológica integrada. São Paulo: Santos; 2011. 494 p.

46. Anjos SM, Regolin K. Tecnologia assistiva para cognição. In: Abrisqueta-Gomez J (ed.). Reabilitação Neuropsicológica: abordagem interdisciplinar e modelos conceituais na prática clínica. Porto Alegre: Artmed; 2012. p. 223-9.

47. Charchat-Fichman H, Uehara E, Santos CF. New technologies in assessment and neuropsychological rehabilitation. Temas em Psicol. 2014;22(3):539-53.

48. van Heugten C, Caldenhove S, Crutsen J, Winkens I. An overview of outcome measures used in neuropsychological rehabilitation research on adults with acquired brain injury. Neuropsychol Rehabil. 2020;30(8):1598-623.

49. Abrisqueta-Gomez J. Fundamentos teóricos e modelos conceituais para a prática da reabilitação neuropsicológica interdisciplinar. In: Abrisqueta-Gomez J (ed.). Reabilitação Neuropsicológica: abordagem interdisciplinar e modelos conceituais na prática clínica. Porto Alegre: Artmed; 2012. p. 35-55.

2
Uma breve história da neuropsicologia

Wayson Maturana de Souza.
Daniel C. Mograbi

INTRODUÇÃO

A Neuropsicologia pode ser definida como a disciplina que investiga as relações entre estruturas cerebrais, funções cognitivas e comportamento humano. O conceito "neuropsicologia", derivado das palavras neurologia e psicologia, é relativamente novo[1]. Esse campo disciplinar emergiu durante o século XX, desenvolvendo-se rapidamente até os dias atuais. Entre as primeiras aparições na literatura, estão os termos neuropsicologia (*neuro-psychology*) e neuropsicológico (*neuro-psychological*) apresentados por William Osler (1849-1919) e Kurt Goldstein (1878-1965), respectivamente[1]. Entretanto, de acordo com Finger[1], não é incomum encontrar o termo neuropsicologia (*neuropsychology*) sendo atribuído ao pesquisador e experimentalista norte-americano Karl Lashley (1890-1958), que o apresentou pela primeira vez em uma conferência da Sociedade de Psiquiatria e Neurologia de Boston (1936), ao falar sobre a relação entre lesão cerebral e comportamento.

Embora a neuropsicologia enquanto disciplina seja relativamente recente, o estudo da estrutura e do funcionamento do encéfalo humano acompanhou o desenvolvimento de diferentes ciências. Ao olharmos atentamente para evidências históricas, é possível identificar que desde a antiguidade nossa espécie tem traçado relações entre o cérebro e a mente. A Tabela 1 apresenta um breve recorte de alguns dos marcos históricos para o desenvolvimento da neuropsicologia. Ao longo do presente capítulo, discorreremos sobre cada um dos pontos com mais detalhes.

32 Neuropsicologia clínica

Tabela 1 Resumo de marcos históricos para o desenvolvimento da neuropsicologia

Período	Autores (ano)	Principais contribuições
Pré-história	Desconhecidos (c. 10.000 a.C.)	• Trepanação como ritual de cura para problemas da cabeça.
Grécia Antiga	Hipócrates (c. 400 a.C.)	• Relato escrito sobre trepanação e déficits em indivíduos com traumas na cabeça.
	Demócrates, Platão, Aristóteles e outros (c. 400 a.C.)	• Debate entre cardiocentristas e encefalocentristas sobre a sede da mente.
Império Romano	Cláudio Galeno (c. 200)	• Propagação da teoria ventricular.
Renascimento	Leonardo da Vinci e Andrea Vesalius (c. 1470–1570)	• Descrição mais detalhada dos ventrículos. • Desenvolvimento do estudo anatômico em humanos.
Pós-Renascença	René Descartes (1641)	• Sugeriu a separação das condutas humanas em condutas do corpo (comportamentos reflexos) e condutas do espírito (racionalidade).
	Thomas Willis (1664)	• Apontou o cérebro como sede do controle da vontade e da memória e o cerebelo e tronco encefálico, como coordenadores das funções vitais.
Século XVIII	Diversos autores	• Queda da teoria ventricular e aumento da importância dada ao tecido encefálico. • Mapeamento detalhado do sistema nervoso central e periférico. • Descoberta da substância cinzenta e substância branca do tecido encefálico. • Descrições anatômicas dos giros e sulcos cerebrais.
	Luigi Galvani (1791)	• Descoberta da condutância elétrica dos nervos.
Século XIX	Franz Gall (c. 1798–1819)	• Criou uma pseudociência chamada Organologia (frenologia), que sugeria áreas cerebrais especializadas para distintos comportamentos.
	Charles Bell (1810) e François Magendie (1821)	• Identificação anatômica e funcional das raízes dorsais (sensoriais) e ventrais (motoras) dos nervos periféricos.

(continua)

Tabela 1 Resumo de marcos históricos para o desenvolvimento da neuropsicologia (*continuação*)

Período	Autores (ano)	Principais contribuições
Século XIX	Paul Broca (1861, 1865)	• Identificou uma área cerebral associada à fluência da fala.
	Carl Wernicke (1874)	• Identificou um conjunto de áreas associadas à compreensão da linguagem.
	Camilo Golgi (1885)	• Estudou o tecido neural (neurônios). • Propôs a formação reticular do tecido neural.
	Santiago Ramon y Cajal (c. 1894)	• Propôs os neurônios como unidades fundamentais do sistema nervoso.
Século XX	Diversos autores	• Desenvolvimento de diversos testes para avaliação da inteligência e de diferentes funções cognitivas. • Surgimento e desenvolvimento da Psicologia cognitiva (década de 1950). • Desenvolvimento de técnicas de neuroimagem (décadas de 1980 e 1990).
	Donald Hebb (1949)	• Esboçou os mecanismos neurais da plasticidade e da aprendizagem.
	Wilder Penfield (1950)	• Apresentou um mapa topográfico cerebral para funções motoras e somatossensoriais.
	Brenda Milner (1957, 1968)	• Forneceu evidências dos múltiplos sistemas cerebrais da memória. • Apontou a importância do hipocampo para a consolidação de novas memórias.
	Alexander Romanovic Luria (1976)	• Destacou o papel da cultura no desenvolvimento cerebral e cognitivo. • Sugeriu a existência de três sistemas funcionais que coordenam a cognição e o comportamento humano.
Século XXI	Diversos autores	• Compreensão do funcionamento cognitivo por meio de redes neurais complexas e integradas. • Desenvolvimento de estudos sobre temas complexos e com desafios particulares (p. ex., emoções). • Expansão dos testes computadorizados e para "novos domínios" da cognição.

DA TREPANAÇÃO À NEUROANATOMIA: O ESTUDO DO ENCÉFALO ENTRE A PRÉ-HISTÓRIA E O FINAL DO SÉCULO XVIII

Evidências da paleoantropologia e da arqueologia sustentam a hipótese de que desde a pré-história os hominídeos compreendem que a estrutura encefálica é indispensável à manutenção da vida[2]. Marcas encontradas em crânios de registros fósseis datados de um milhão de anos atrás sugerem que nossos ancestrais possuíam algum entendimento sobre a fatalidade de golpes direcionados à cabeça[2]. Mais instigante ainda do ponto de vista neuropsicológico é a existência de fósseis com marcas de trepanação, cujos exemplares mais antigos datam de aproximadamente 10.000 a.C.[3]

A trepanação é a forma mais antiga de neurocirurgia e a trepanação *ante-mortem*, ou seja, realizada com indivíduos ainda vivos, pode ser definida como uma intervenção cirúrgica planejada, realizada em área anteriormente intacta do crânio, que possui formato regular e não apresenta indícios de patologia ou fratura[3]. Registros arqueológicos de trepanação podem ser encontrados desde o período Mesolítico e Neolítico, se estendendo pela Idade do Bronze, Idade do Ferro, Grécia Antiga, Roma Antiga e Idade Média[3,4]. Existem algumas especulações sobre o que motivava a realização dessas cirurgias. A principal hipótese é a de que esses procedimentos médicos e ritualísticos eram utilizados tanto como intervenções para tratamento de dores e doenças atribuídas à cabeça (p. ex., transtornos mentais) quanto para problemas referidos a causas sobrenaturais[2,4].

O debate entre cardiocentrismo e encefalocentrismo na Grécia Antiga

O primeiro relato escrito a respeito da trepanação é atribuído ao pai da medicina, Hipócrates (c. 460-355 a.C.), em sua obra "Sobre lesões na cabeça"[4]. Nesse trabalho, ele aponta a trepanação como uma possível abordagem no tratamento dos ferimentos na cabeça. É provável que, com a disseminação dos escritos de Hipócrates, a trepanação tenha começado a ser utilizada principalmente por razões médicas[4]. O médico grego também apontou que o cérebro humano era semelhante ao de outros animais e que podia ser dividido em duas metades de tamanho proporcional[5]. Ele chegou a relatar que déficits contralaterais eram observados em função de lesão no hemisfério oposto[5].* Além de seus relatos

---

* Embora Hipócrates tenha observado a lateralização relacionada a lesões cerebrais em pacientes, não há indícios de que ele ou outros médicos da época tivessem consciência de que os hemisférios direito e esquerdo controlavam lados opostos do corpo[5].

clínicos, Hipócrates foi um grande entusiasta da teoria encefalocêntrica, apontando o encéfalo como a sede do intelecto e o responsável pelos distúrbios de ordem neurológica[5].

Em paralelo à influência de Hipócrates, um longo debate sobre a função do cérebro se estendia pela filosofia. Célebres pensadores como Demócrito (c. 460-370 a. C.) e Platão (c. 429-348 a. C.) atribuíam à cabeça as faculdades mentais de raciocínio e inteligência, enquanto o notável discípulo de Platão, Aristóteles (c. 384-322 a. C.), acreditava que o coração mantinha o controle das sensações, da cognição e das funções de alta ordem, cabendo ao cérebro "resfriar" o sangue, fazendo assim o seu "temperamento"[1].

O confronto entre as teorias encefalocêntricas e cardiocêntricas envolveu um debate acalorado entre pensadores das duas correntes e a disputa dicotômica entre teorias se estendeu além do período Renascentista[5]. Embora a concepção do cérebro como sede da maior parte das funções comportamentais tenha sido influente no Império Romano, as paixões e os desejos ainda eram compreendidos como produtos do fígado e do coração[1].

Galeno e a teoria ventricular

Em meio ao ambiente diversificado em saberes do segundo século do Império Romano, Cláudio Galeno (c. 129-216) contribuiu significativamente tanto ao estudo do encéfalo quanto ao do sistema circulatório. Galeno era encefalocentrista e estava convencido de que o encéfalo não só recebia todas as nossas sensações e produzia imagens e pensamentos como também controlava os movimentos do corpo[1,5]. A partir de observações anatômicas e dissecções de animais, Galeno afirmou que o cérebro e a medula davam origem a todos os nervos do corpo, o que contrastava com o argumento cardiocêntrico, que apontava o coração como a origem dos nervos[5]. Com base em seus estudos, Galeno concluiu que a medula tinha origem no cérebro e que as três estruturas (cérebro, medula e nervos) eram formadas da mesma substância[5].

É importante ressaltar que Galeno demonstrou grande interesse em estudar os ventrículos cerebrais, e que descreveu os quatro ventrículos do cérebro com riqueza de detalhes. De acordo com ele, o coração produziria o *pneuma vital* (ar ou espírito vital) e o distribuiria para os ventrículos. Em sua teoria, as cavidades ventriculares eram responsáveis por converter o *pneuma vital* em *pneuma psíquico* (ar ou espírito psíquico), que, por sua vez, corria dos ventrículos para o corpo através dos nervos, permitindo assim as sensações e os movimentos[5]. Para Galeno, se os nervos fossem rompidos, eles não poderiam conduzir *pneuma psíquico*, impossibilitando o movimento e as sensações[5].

36 Neuropsicologia clínica

Embora não tenha atribuído um local no encéfalo encarregado de produzir as características da alma e considerasse o *pneuma psíquico* como responsável pelo pensamento, a memória, as sensações e os movimentos, ele apontou o cerebelo como responsável pelos movimentos dos músculos, enquanto o cérebro era encarregado de receber as sensações[1, 5].

Renascimento e pós-renascença: entre os estudos de anatomia e a teoria dos fluidos

A influência de Galeno para o estudo do encéfalo e da mente humana foi gigantesca e os postulados da teoria ventricular se transformaram em um paradigma científico no estudo do sistema nervoso, demorando por volta de 1300 anos para serem revistos[5]. Foi somente no período do Renascimento (c. 1350-1600) que os estudos anatômicos de Leonardo da Vinci (1452-1519) e Andreas Vesalius (1514-1564) começaram a propor mudanças significativas a essa teoria.

Em um de seus importantes trabalhos, Leonardo da Vinci injetou cera nos ventrículos do cérebro de bois e construiu moldes dessas estruturas, descobrindo que os ventrículos não correspondiam ao formato dos desenhos anatômicos utilizados na época[6]. Apesar desses achados, da Vinci não negou a teoria ventricular, mas com base neles, postulou que a imaginação, a cognição e a memória estavam atreladas a diferentes ventrículos[6]. Anos mais tarde, Vesalius realizou estudos anatômicos por meio de dissecações de corpos humanos e constatou que a anatomia dos ventrículos não mudava de modo significativo entre as espécies de mamíferos[1,6].

A constatação de Vesalius trouxe à tona uma questão interessante: sendo o ser humano uma espécie singular, dotada de uma alma racional vinculada aos ventrículos encefálicos, como poderia este apresentar tais regiões de forma anatomicamente compatível a de animais que careciam das mesmas habilidades? Embora não tenham sido capazes de refutar a teoria ventricular, os trabalhos neuroanatômicos de Vesalius e da Vinci contribuíram como um conjunto de técnicas candidatas ao estudo mais acurado do encéfalo humano[6].

Em 1664, Thomas Willis (1621-1675) atribuiu ao corpo estriado a função de "ponto de encontro" entre os espíritos sensoriais e motores[1]. Willis também atribuiu ao cérebro funções nobres como o controle da vontade (ideias e movimentos) e da memória, enquanto propôs o cerebelo (incluindo a ponte, os colículos e outras estruturas adjacentes) como o responsável pelas funções vitais (p. ex., respiração e batimentos cardíacos)[1]. Com base em estudos de neuroanatomia comparativa entre espécies, dados clínicos e teorias preexistentes, o trabalho de Willis promoveu transformações importantes no entendimento da divisão funcional do encéfalo[1].

De influência contemporânea a Willis, o filósofo René Descartes (1596-1650) compreendia o funcionamento encefálico por um modelo mecanicista. A "teoria dos fluidos", uma herdeira da teoria ventricular, sugeria que o cérebro bombeava os fluidos dos ventrículos em direção ao corpo através dos nervos. Por meio desse fluxo, de acordo com Descartes, eram produzidos os movimentos dos músculos[2,6]. Contudo, a explicação mecânica de Descartes se limitava aos espíritos animais, ou seja, os comportamentos reflexos (involuntários), que os humanos compartilhavam com outros animais. Para ele, o comportamento voluntário dos seres humanos necessitava de uma alma racional e metafísica, chamada de coisa pensante (*res cogitans*)[6].

O dualismo cartesiano apontava a alma como uma entidade espiritual que exercia a autonomia dos pensamentos e dos movimentos, além de ser receptora das sensações. Descartes estabeleceu que a comunicação entre corpo e alma acontecia na glândula pineal, e que esta atuaria no controle dos fluidos que produziam os comportamentos animais[6].

O século XVIII foi marcado pela diminuição da influência da teoria ventricular e pelo aumento da importância dada ao tecido encefálico[2]. Os constantes estudos anatômicos permitiram o mapeamento detalhado do sistema nervoso central e periférico, a descoberta da substância branca e da substância cinzenta do tecido encefálico e a identificação anatômica da superfície cortical, mapeando seus giros e sulcos[2]. O conhecimento anatômico acumulado durante esse século permitiu a especulação sobre as funções de diferentes estruturas, assim como o estudo dos déficits causados por lesões nessas áreas.

O ESTUDO CIENTÍFICO DO SISTEMA NERVOSO E A ERA DA LOCALIZAÇÃO CORTICAL

O século XIX foi um terreno de grandes avanços para a história das ciências do cérebro. No final do século XVIII e em meados do século XIX os trabalhos de Luigi Galvani (1737-1798) e Emil du Bois-Reymond (1818-1896), respectivamente, permitiram compreender que os nervos eram capazes de conduzir eletricidade e que os músculos produziam movimento quando nervos conectados a eles eram estimulados[2]. Também foi observado que o próprio encéfalo produzia sinais elétricos e se comunicava com o corpo através dos nervos[2]. A descoberta de que a eletricidade é a força motriz do sistema nervoso forneceu o golpe de misericórdia à teoria dos fluidos, contudo trouxe novas questões a serem respondidas[2].

Estudos realizados por Charles Bell (1774-1842), em 1810, e por François Magendie (1783-1855), em 1821, identificaram que em sua junção com a medula, os nervos periféricos do corpo possuíam duas raízes. Bell observou que, ao seccionar as raízes ventrais dos nervos, um animal perdia sua função motora, e Magendie identificou que a secção das raízes dorsais levava à perda da sensibilidade[2,6]. As conclusões retiradas desses estudos foram as de que a raiz dorsal é responsável por transmitir informações do corpo para o encéfalo (comunicação aferente), enquanto a raiz ventral se encarrega da transmissão de informações do encéfalo para o resto do corpo (comunicação eferente)[2,6].

A descoberta do neurônio

Os avanços tecnológicos do século XIX permitiram melhorias significativas nos microscópios, transformando esses instrumentos em importantes aliados no estudo dos tecidos orgânicos[7]. Em 1873, o famoso histologista Camillo Golgi (1843-1926) desenvolveu uma técnica de coloração histológica que possibilitou visualizar a estrutura dos neurônios, que eram dotados de um corpo celular (soma), um longo filamento que se projetava por uma longa distância, chamado de axônio, e filamentos com pontas finas, espinhadas e em formato arvorado, chamados de dendritos[8].

No ano de 1887, o pai da neurociência moderna, Santiago Ramón y Cajal (1852-1934), teve contato com os métodos de coloração propostos por Golgi, e em anos posteriores os aprimorou[8]. Utilizando a coloração aprimorada, Cajal obteve resultados opostos a seu antecessor. Golgi era defensor da teoria reticular e propunha que os neurônios eram interligados, formando um tecido único. Cajal, por outro lado, sugeriu que os neurônios eram desconectados entre si e consistiam na unidade fundamental do sistema nervoso[7,8].

Santiago Ramón y Cajal foi responsável pelo que viria a se chamar de "doutrina neuronal", que estabeleceu o neurônio como uma célula nervosa individual capaz de receber estimulações, conduzir impulsos elétricos e se comunicar com outros neurônios[7,8]. Embora nos anos posteriores ao seu estabelecimento a doutrina neuronal tenha ganhado progressivo respaldo, foi somente na década de 1950, com o advento da microscopia eletrônica, que ela pode ser confirmada[7]. Hoje sabemos que os neurônios são separados uns dos outros por pequenos espaços denominados fendas sinápticas e que a comunicação entre esses neurônios acontece por meio de neurotransmissores[7].

A organologia de Gall

De forma paralela ao avanço no campo celular e eletrofisiológico, os estudos anatômicos de lesões cerebrais e de anatomia comparada produziam seus próprios resultados. No final do século XVIII e início do século XIX, o médico austríaco Franz Joseph Gall (1758-1828) estava convicto de que o cérebro era formado por restritas regiões funcionais responsáveis por diferentes atributos mentais[9]. Em sua teoria chamada de "Organologia", Gall apresentou cerca de 27 áreas cerebrais dedicadas a funções específicas. O principal método utilizado por ele era o exame do crânio, não só de humanos, como também o de animais[9].

Utilizando análise correlacional, Gall buscava encontrar protuberâncias e depressões no crânio dos indivíduos que pudessem "explicar" os traços que aquele sujeito apresentava. Com base nessas comparações, ele propôs que 19 das 27 funções localizadas no cérebro eram compatíveis com as de outros animais (p. ex., instinto, amor pela prole e destrutividade), enquanto as outras oito (p. ex., sabedoria, bondade/benevolência e sentimento religioso) eram exclusivamente humanas. Com base em suas correlações, Gall postulou que as faculdades humanas eram instanciadas na parte frontal do cérebro[9].

Embora as ideias de Gall tivessem atraído a atenção de alguns médicos e cientistas, sua proposta não foi bem aceita nos círculos acadêmicos[1,9]. Opondo-se aos postulados da Organologia, Marie Jean Pierre Flourens (1794-1867) conduziu estudos experimentais em animais para colocá-la à prova. A essa altura, o cientista francês já havia se consagrado por mostrar, por meio de estudos experimentais, que o cerebelo e o córtex cerebral desempenhavam papéis importantes na motricidade e na percepção sensorial, respectivamente, confirmando as especulações de Bell e Galeno[2]. Para testar os postulados da Organologia, Flourens estimulou eletricamente e fez diversas lesões no córtex de diferentes animais, não encontrando evidências das localizações corticais apontadas por Gall[9].

Apesar de não terem conquistado prestígio acadêmico, as ideias de Gall deram origem a uma doutrina pseudocientífica chamada frenologia. Essa doutrina ganhou alguma popularidade nos Estados Unidos do século XIX e, apesar de sua pouca influência no corpo médico e acadêmico norte-americano, ela obteve certo alcance perante o público leigo[9].

Os centros da linguagem no cérebro

Embora a pseudociência de Gall tenha apresentado uma versão equivocada de localização cortical, a ideia de que determinadas áreas do cérebro se relacionavam a funções específicas estava longe de ser descartada. De vital importância para a história das ciências do cérebro, o trabalho de Pierre Paul Broca (1824-1880) acendeu uma nova luz em direção às hipóteses de localização cortical, mas, dessa vez, relacionada à linguagem.

Em 1861, em uma publicação no Boletim da Sociedade Anatômica, Paul Broca relatou o caso de um paciente que apresentava déficits na capacidade de fala espontânea[10]. O paciente Leborgne, de 51 anos, foi encaminhado aos serviços de Broca em abril de 1861, em razão de uma celulite e gangrena na perna direita. O paciente sofria de epilepsia desde a juventude, tendo sido hospitalizado aos 31 anos, após perder sua capacidade de fala espontânea[10]. Leborgne era incapaz de falar voluntariamente e, entre os poucos sons que emitia, a sílaba "*Tan*" era característica, rendendo a ele o respectivo apelido[10].

Exceto os déficits apresentados na produção da linguagem, no momento de sua internação, aos 31 anos, *Tan* se mostrava um homem sadio. Segundo relatos de terceiros coletados por Broca[10]: "Ele era então perfeitamente válido e inteligente, e diferia de um homem saudável apenas pela perda da linguagem articulada" (p. 343). No momento de seu atendimento, aos 51 anos, Leborgne se encontrava acamado, acometido de paralisia e perda de sensibilidade no lado direito do corpo. Poucos dias após ser examinado por Broca, o paciente veio a óbito[10].

Após autópsia do cérebro de Leborgne, Broca identificou uma lesão no giro frontal inferior do hemisfério esquerdo e supôs que a perda da fala estaria ligada àquele tecido[10]. Ao investigar outros pacientes com déficits da fala, Broca se deparou com lesões cerebrais semelhantes às encontradas em Leborgne e confirmou que o giro frontal inferior esquerdo do cérebro exercia o papel de centro da fala espontânea, cuja lesão provocava déficits na fluência da linguagem falada[11]. Com o passar do tempo, a localização apontada por ele e o déficit de linguagem associado ao dano dessa área passaram a ser conhecidos como área e afasia de Broca, respectivamente.

Em 1874, Carl Wernicke (1848-1905) apresentou uma teoria complementar aos estudos de Broca sobre a afasia, sugerindo que uma série de centros interconectados era necessária para sustentar a faculdade da linguagem em sua dimensão semântica, falada e escrita[12]. Diferentemente das afasias de Broca, nas quais os pacientes eram perfeitamente capazes de compreender a linguagem, mas não de emiti-la de forma fluente, dois pacientes afásicos descritos por Wernicke[12] não apresentavam prejuízo na fluência e tonalidade da fala. Apesar disso, Wernicke observou que a compreensão semântica da fala de outros e suas próprias capacidades de falar de forma semanticamente organizada estavam comprometidas.

Com base no trabalho de Wernicke e em avanços posteriores, o termo afasia de Wernicke passou a ser utilizado para nomear as afasias de compreensão/emissão semântica da linguagem, enquanto o termo área de Wernicke passou a ser usado para nomear a área do lobo temporal e parietal esquerdo responsável pela compreensão da linguagem[13].

O mapa somatossensorial de Penfield

O conhecimento sobre a localização cerebral das funções cognitivas continuou avançando ao longo do século XX. Durante a década de 1950, Wilder Penfield (1891-1976) apresentou um mapa topográfico e funcional das faculdades motoras e somatossensoriais. Penfield exibiu imagens ilustrativas da anatomia humana em relação à ordem e extensão de sua representação cortical e funcional[14]. O neurocirurgião canadense expôs em alguns de seus trabalhos seus famosos "homúnculos", que consistiam em desenhos um tanto quanto cartunescos, cujo objetivo era ilustrar o corpo humano em função da extensão das áreas corticais dedicadas a cada segmento anatômico. Penfield criou um homúnculo sensorial, que tinha representação anatômica no córtex sensorial, localizado principalmente no giro pós-central; e um homúnculo motor, cuja representação anatômica situava-se majoritariamente no córtex motor, localizado no giro pré-central. As criaturas apresentadas pelo pesquisador foram idealizadas para fazer alusão à área cortical supostamente dedicada à cada parte do corpo e apresentavam segmentos anatômicos propositalmente maiores ou menores em proporção à anatomia real humana[14,15].

O mapeamento feito por Wilder Penfield foi de grande influência nas ciências do cérebro e seu trabalho inspirou gerações de pesquisadores. Embora diversas críticas tenham sido feitas em relação à precisão das localizações apontadas por ele, tanto seu mapa da topografia motora e somatossensorial quanto seus homúnculos ainda são apresentados em aulas de medicina, psicologia e neurociências no mundo todo como uma heurística para a compreensão da organização motora e sensorial do córtex[14].

NASCIMENTO E DESENVOLVIMENTO DA NEUROPSICOLOGIA

Enquanto o conhecimento neurocientífico se desenvolvia por meio do estudo clínico e experimental do sistema nervoso, a psicologia se desenvolveu pela observação clínica, por formulações teóricas e estudos experimentais sobre a mente. Apesar dos desafios impostos pela complexidade de seu objeto de estudo, a psicologia produziu diferentes vertentes teóricas, com olhares distintos sobre os fenômenos mentais. Em relação às contribuições dadas ao desenvolvimento da neuropsicologia, a vertente cognitiva da psicologia foi uma das mais relevantes.

A psicologia cognitiva nasceu na década 1950, em meio à chamada "revolução cognitiva", que ocorreu como uma resposta ao desinteresse dos comportamentalistas pelos processos mentais[16]. Esse movimento cognitivista contou com um apoio interdisciplinar de diversas áreas do conhecimento como: a neurociência, a filosofia, a linguística e a ciência computacional. Em seus primórdios, a psicologia cognitiva foi influenciada pelo surgimento do computador, que possibilitou uma analogia viável ao entendimento dos processos mentais[16]. Ao longo do desenvolvimento da disciplina, os psicólogos cognitivistas estudaram de modo exaustivo diferentes processos, como a percepção, a linguagem, a atenção e a memória. Esses trabalhos fomentaram tanto o desenvolvimento de métodos de avaliação quanto a construção de diferentes modelos teóricos para o entendimento das funções cognitivas.

Como exemplo de estudos clássicos da psicologia cognitiva, podem ser citados: (1) o trabalho de Colin Cherry[17], em 1953, sobre a audição seletiva para informações projetadas em uma orelha, em detrimento de informações diferentes projetadas de forma simultânea em outra orelha, que evidenciou a capacidade da atenção em "filtrar" estímulos; e (2) o estudo de Tulving e Thomson[18], que propôs que informações presentes no momento da codificação das memórias episódicas facilitavam a recordação destas, caso também estivessem presentes no momento da evocação (pistas de memória).

Estes e outros trabalhos da psicologia cognitiva forneceram os alicerces para o desenvolvimento de modelos complexos da atenção e da memória. Assim como o trabalho desses autores foi importante para o advento de tarefas de investigação da atenção seletiva e da evocação de memórias, outros trabalhos da literatura cognitiva influenciaram a criação de testes e modelos teóricos para a compreensão de outros domínios cognitivos.

Alguns dos modelos concebidos por psicólogos cognitivos foram bem aceitos pela neuropsicologia, sendo então incorporados em seu próprio referencial teórico. Um exemplo de modelo amplamente utilizado pela neuropsicologia é o modelo de Baddeley e Hitch da memória operacional, que se ajustou relativamente bem à descoberta de circuitos frontoparietais relacionados ao processamento da memória de curto prazo[19], tornando-se bastante útil para a compreensão de déficits funcionais.

A mensuração das habilidades cognitivas

A mensuração das habilidades cognitivas floresceu entre os séculos XIX e XX, sendo o desenvolvimento das medidas neuropsicológicas influenciado por três diferentes aspectos. A primeira grande influência foram os estudos observacionais de casos clínicos, que relacionavam danos em determinadas regiões cerebrais a prejuízos cognitivos específicos. Um segundo aspecto relevante foi o desenvolvimento de "testes de cabeceira" (*bed-side tests*) para identificar o prejuízo que esses pacientes apresentavam. Por fim, o desenvolvimento do referencial psicométrico e os testes de inteligência contribuíram com a possibilidade de realizar uma quantificação dos resultados, comparando-os estatisticamente[20].

No final do século XIX e início do século XX, baterias de avaliação neuropsicológica como os testes de inteligência de Conrad Rieger, em 1889, e a bateria de investigação da inteligência proposta Theodor Ziehen foram criadas[20]. Apesar de compostas por tarefas cognitivas (p. ex., memorização, leitura e capacidade associativa) úteis para a identificação de prejuízos, essas baterias não forneciam a possibilidade de comparar o desempenho dos participantes com uma amostra de referência, o que fazia a interpretação dos resultados dos testes ser demasiadamente dependente da avaliação subjetiva do investigador clínico[20].

Em contrapartida a esses testes, medidas de inteligência contemporâneas a eles, como as desenvolvidas por Francis Galton[†] e seu discípulo Charles Spearman, e a escala de inteligência para crianças criada por Alfred Binet e Theodore Simon, presumiam escores interpretáveis segundo comparação estatística com amostra composta por outros indivíduos[20]. Em anos seguintes, James McKeen Cattell desenvolveu diversos testes e introduziu a avaliação psicológica em outros campos profissionais, como, por exemplo, na indústria e na educação[20].

Com o passar do tempo, instrumentos normatizados se tornaram cada vez mais populares. Em 1939, David Wechsler apresentou a *Wechsler–Bellevue Intelligence Scale* (precursora da *Wechsler Adult Intelligence Scale* – WAIS), que trazia a possibilidade de produzir tanto uma medida geral de inteligência (QI) quanto medidas compartimentadas de inteligência verbal e inteligência de performance[20]. Instrumentos utilizados pela neuropsicologia clínica moderna, como o teste de cor-palavra de Stroop (1935), para avaliação da atenção seletiva, as Figuras Complexas de Rey (1941), para avaliação do planejamento e da memória visuoespacial e o Teste de Aprendizagem Auditivo-Verbal de Rey (RAVLT; 1941), para avaliação da memória verbal, surgiram ainda na primeira metade do século XX[20].

As contribuições de Hebb e Milner para o estudo da aprendizagem e da memória

Em paralelo ao nascimento da psicologia cognitiva nos Estados Unidos, em meados do século XX, o psicólogo canadense Donald Hebb (1904–1985) publicou um livro de enorme impacto acadêmico. Em sua obra *"The Organization of Behavior: A Neuropsychological Theory"*, publicada em 1949, Hebb sugeriu que os neurônios podiam formar conexões entre si, estabelecendo um processamento

---

† Assim como a pseudociência de Franz Gall (ligada à frenologia), a obra de Francis Galton e discípulos deve ser lida criticamente, em decorrência de sua relação com o movimento pseudocientífico da eugenia.

único com diferentes possibilidades de combinações[21]. Ele postulou que neurônios que se ativavam ao mesmo tempo durante um estímulo tendiam a se tornar associados, e que esses padrões de conexão sináptica podiam ser formados em resposta a estímulos que são constantemente repetidos[21].

As ideias postuladas por Hebb esboçaram os mecanismos neurais da plasticidade cerebral. Em anos posteriores, mediante a novos achados experimentais, a plasticidade neural sugerida pelo cientista canadense se mostrou essencial para compreender os processos biológicos da aprendizagem e da formação de novas memórias[21].

Ancorada em investigações realizadas em pacientes neurocirúrgicos, a aluna de Hebb, Brenda Milner, foi uma das primeiras pesquisadoras a fornecer evidências anatômicas dos múltiplos sistemas cerebrais ligados aos diferentes tipos de memórias[22]. O estudo do caso de Henry Molaison (H.M.), realizado por Milner, é um dos mais célebres da história da neuropsicologia.

Como forma de tratamento para seus ataques epiléticos, em 1953, o paciente H.M. foi submetido a uma cirurgia bilateral do lobo temporal medial, tendo passado por avaliação neuropsicológica antes e depois de sua operação. Conforme descrito por Scoville e Milner[23], após a cirurgia, H.M. apresentou quociente de inteligência compatível ao resultado pré-operatório, porém o seu desempenho em testes de memória havia sido severamente alterado. Os pesquisadores identificaram que H.M. tinha perdido a capacidade de memorizar informações subsequentes à cirurgia, além de apresentar esquecimento dos eventos ocorridos há aproximadamente três anos antes dela.

O caso de H.M. foi acompanhado por Milner durante anos e essas observações deixaram claro que a amnésia anterógrada do paciente era persistente e que ele não apresentava déficits de memória operacional, em comparação à avaliação pré-operatória[23,24]. Em conjunto a outras evidências clínicas e experimentais, o caso de H.M. possibilitou descobrir a importância do hipocampo na consolidação da memória.

Os sistemas funcionais de Luria

Enquanto a neuropsicologia florescia na América do Norte, Alexander Romanovich Luria (1902-1977) conduziu extensos estudos neuropsicológicos na extinta União Soviética. Influenciado por sua formação heterogênea em psicologia, educação e medicina, Luria entendia que a biologia e a cultura desempenhavam uma intrincada relação no desenvolvimento cognitivo.

Em sua obra, Luria deu destaque ao papel da história individual e coletiva para a formação dos processos mentais superiores. De acordo com ele, recursos externos construídos historicamente e aprendidos pelo indivíduo durante a interação social, como por exemplo a linguagem e a aritmética, não deveriam ser excluídos da equação cognitiva, pois seriam estes os responsáveis pela associação entre as distintas localizações corticais especializadas, formando assim sistemas funcionais complexos[25].

Em oposição à ideia de localização restrita das funções mentais, Luria sugeriu a existência de três sistemas funcionais encarregados pelo funcionamento cognitivo e comportamental humano[25]. O primeiro seria responsável pela regulação fisiológica vital e pela sustentação da vigília, sendo composto pelo tronco encefálico e diencéfalo. O segundo teria a função de obter, processar e armazenar informações provenientes do meio externo, e apresentaria como principal correlato anatômico a parte posterior do cérebro (i.e., lobo occipital, temporal e parietal). Já o terceiro e último sistema ficaria responsável por programar, monitorar, regular e verificar a atividade mental, sendo associado principalmente ao lobo frontal.

Para Luria, os três sistemas funcionais eram organizados hierarquicamente e interagiam entre si. A primeira estrutura receberia informações fisiológicas e sensoriais, projetando impulsos para a segunda estrutura, que processaria essa informação e a transmitiria à terceira estrutura, responsável pelas formas complexas de atividade mental[25]. A ideia de Luria sobre um sistema de protagonismo do lobo frontal, que coordena funções complexas, foi importante para o estudo das habilidades que hoje são chamadas de funções executivas.

A NEUROPSICOLOGIA DO SÉCULO XXI: AVANÇOS E DESAFIOS NA COMPREENSÃO DA RELAÇÃO ENTRE MENTE E CÉREBRO

A extensa literatura de estudos anatômicos, fisiológicos e funcionais, conduzidos nos séculos anteriores, tornou disponível aos neuropsicólogos do século XXI um arsenal de informações sobre a mente e o cérebro. O final do século XX foi um período de grandes progressos tecnológicos que tornaram possível o surgimento de técnicas de imageamento cerebral, como a tomografia por emissão de pósitrons (PET) e o imageamento por ressonância magnética (IRM)[16]. Essas tecnologias forneceram a oportunidade de estudar o cérebro vivo e em funcionamento. O fato de esses procedimentos serem menos invasivos fez com que essas técnicas pudessem ser utilizadas de modo ético e seguro em ambientes de laboratório.

Procedimentos como o imageamento por ressonância magnética funcional (IRMf) permitiram estudar o encéfalo durante atividades específicas, o que se tornou um método muito utilizado para identificar estruturas relacionadas às atividades cognitivas. Esse passo foi importante para a integração da psicologia cognitiva e das neurociências, fazendo emergir, na década de 1980, um campo de estudo chamado de "neurociência cognitiva"[16]. A partir dessas novas técnicas, muitos trabalhos tentaram estabelecer relações entre funções cognitivas e localizações corticais específicas, porém os achados desses estudos começaram a evidenciar circuitarias complexas de processamento cognitivo[26]. Em linhas gerais, o que a literatura tem indicado é que embora possam existir áreas de protagonismo para determinadas funções cognitivas, essas regiões faziam parte de sistemas maiores.

Alguns temas de pesquisa, como por exemplo o estudo das emoções humanas a partir de uma perspectiva biológica, têm trazido grandes desafios para a neuropsicologia. O fato de as emoções serem experimentadas em primeira pessoa faz com que a compreensão dos estados afetivos de outros indivíduos se torne demasiadamente dependente de seus relatos subjetivos[27]. A utilização dos procedimentos de neuroimagem, de medidas fisiológicas (p. ex., resposta galvânica da pele e frequência cardíaca) e comportamentais (p. ex., expressões faciais) permite investigar de forma mais precisa e objetiva os diferentes tipos de emoções humanas, mapeando distintos padrões de ativação cortical e marcadores somáticos atrelados a elas[27]. Embora esse campo de estudo tenha progredido nos últimos anos, ainda restam muitas perguntas a serem respondidas.

Os desafios da neuropsicologia clínica

Do ponto de vista da prática clínica, a testagem é "a caixa de ferramentas" do neuropsicólogo e é por meio dos testes que o profissional investiga suas hipóteses em relação ao funcionamento neurocognitivo do paciente. O século passado proporcionou a criação e o desenvolvimento dos mais diversos testes voltados à avaliação neuropsicológica e, neste século, surgiram muitas tarefas computadorizadas capazes de, entre outras funções, coletar de forma precisa o tempo de reação dos sujeitos frente a uma determinada atividade[28].

Para além dos domínios cognitivos tradicionalmente avaliados na clínica neuropsicológica (p. ex., memória episódica, atenção, linguagem, habilidades visuoespaciais), a literatura das neurociências e da psicologia cognitiva tem sinalizado a importância de se considerar a influência de "novos" domínios no comportamento humano[28]. Domínios menos difundidos, como, por exemplo, a memória prospectiva, a cognição social e as atividades de vida diária têm ganhado cada vez mais espaço na prática clínica[28]. A avaliação dessas habilidades pode ser útil, a depender do objetivo traçado pelo investigador.

Para se ter uma boa acurácia clínica, é muito importante que os instrumentos sejam avaliados por técnicas psicométricas que garantam sua validade e precisão. Além disso, é fundamental que os testes sejam normatizados, a fim de que os resultados obtidos por eles possam ser interpretados de forma correta[28]. Embora muitos testes tenham surgido nos últimos anos, a criação e a adaptação de medidas neuropsicológicas para o território brasileiro ainda são um desafio para a neuropsicologia nacional[29].

A adaptação transcultural de testes requer um ajuste fino entre traduzir os instrumentos, adaptar sua linguagem ao público-alvo, corrigir as incompatibilidades culturais e ainda assim garantir sua equivalência com o instrumento de origem[28]. O Brasil, em razão do tamanho do seu território e suas particularidades sociodemográficas, possui um povo culturalmente heterogêneo, com distintos graus de instrução e pertencente a diferentes classes sociais. Desse modo, é muito importante que os esforços de adaptação, criação e normatização de testes levem em conta essa realidade.

CONSIDERAÇÕES FINAIS

Dotada de uma história que remonta os mais longínquos períodos da humanidade, a neuropsicologia desvendou alguns mistérios da relação entre mente e cérebro. O conhecimento produzido ao longo dos séculos permitiu estabelecer que o encéfalo não somente é a sede do intelecto, como possui áreas, ou melhor, sistemas complexos e relacionados entre si, capazes de proporcionar aos indivíduos a riqueza de seu funcionamento cognitivo. Junto a cada novo conhecimento, surgiu um número ainda maior de perguntas. As evidências do passado recente nos mostram que a neuropsicologia do século XXI possui grandes desafios, mas, parafraseando as palavras tornadas célebres por Isaac Newton, em correspondência a Robert Hooke em 1675, se de fato ela vier a enxergar mais longe, será por ter sido construída sobre os ombros de gigantes.

 RESUMO

- Embora a neuropsicologia tenha nascido no século XX, as primeiras evidências da relação entre mente e cérebro se baseiam nos registros pré-históricos de crânios com marcas de trepanação.
- O debate em relação à sede da mente se estendeu desde a Grécia antiga até o período Pós-Renascentista. Nesse intervalo, as discussões entre cardiocentristas e encefalocentristas, a teoria ventricular, os primeiros estudos de neuroanatomia humana e a teoria dos fluidos tiveram grande influência.
- O século XVIII foi marcado pelo protagonismo encefalocentrista e o início de um mapeamento detalhado da anatomia do sistema nervoso.

- Os estudos eletrofisiológicos do sistema nervoso no século XIX permitiram identificar que o sistema nervoso funciona eletricamente e que o cérebro se comunica com o corpo através de vias eferentes e aferentes. No final do século, estudos do tecido neural permitiram a descoberta do neurônio.
- Os estudos localizacionistas realizados em pacientes neurológicos entre os séculos XIX e XX possibilitaram identificar estruturas corticais relacionadas a diferentes habilidades como: a linguagem (fala e compreensão), a memória, os movimentos e as sensações corporais.
- Os testes cognitivos e de avaliação da inteligência surgidos no século XX possibilitaram testar o desempenho dos pacientes em tarefas específicas e compará-lo ao de seus pares.
- A psicologia cognitiva nascida em meados do século XX permitiu, por seus modelos teóricos, compreender melhor como os diferentes processos cognitivos funcionam. Os estudos de Hebb, Milner e Luria referentes à plasticidade, à memória e aos sistemas funcionais, respectivamente, foram importantes para a consolidação da neuropsicologia moderna.
- O século XXI trouxe novos desafios para a neuropsicologia. As técnicas de neuroimagem têm apontado para a existência de sistemas complexos relacionados às diferentes funções cognitivas e temas específicos como o estudo das emoções têm apresentado desafios particulares.
- Do ponto de vista clínico, testes informatizados e de avaliação de "novos domínios" têm sido introduzidos na literatura neuropsicológica. Referente ao contexto brasileiro, a criação, a adaptação e a avaliação psicométrica de instrumentos neuropsicológicos ainda são uma necessidade do campo.

QUESTÕES

1. Durante a Grécia antiga, o estudo do cérebro e das funções mentais foi marcado por:
   a) Estudos anatômicos do corpo humano.
   b) Debates sobre qual era a funcionalidade do cerebelo e do cérebro.
   c) Estudos de localização cerebral investigando a relação entre lesões encefálicas e déficits cognitivos.
   d) Debates entre encefalocentristas e cardiocentristas a respeito da natureza das funções mentais.

2. Qual paradigma de entendimento da natureza da mente se manteve influente desde o Império Romano até o período Pós-Renascentista?
   a) O modelo localizacionista
   b) A teoria ventricular

c) O modelo de redes neurais

d) O cardiocentrismo

3. Em relação ao estudo do sistema nervoso e das funções mentais durante o século XIX, selecione a resposta incorreta:

a) Camilo Golgi e Santiago Ramón y Cajal foram fundamentais para o estudo dos neurônios. Enquanto o primeiro defendia a hipótese reticular de formação do tecido neural, o segundo apontou o neurônio como unidade fundamental do sistema nervoso.

b) Os estudos de Luigi Galvani, Charles Bell e François Magendie foram importantes para a compreensão de que o cérebro e o corpo se comunicavam por meio de impulsos elétricos conduzidos pela medula espinhal e nervos.

c) A Organologia, uma teoria científica criada por Franz Gall, permitiu descobrir áreas cerebrais que hoje são consideradas responsáveis pelos comportamentos de amor à prole e bondade/benevolência.

d) Paul Broca e Carl Wernicke foram fundamentais para o estudo da linguagem, sendo o primeiro responsável por identificar uma área cerebral relacionada à fala espontânea, e o segundo, por identificar áreas relacionadas à compreensão da linguagem.

4. Em relação ao período de nascimento e florescimento da neuropsicologia, selecione a resposta correta:

a) Os estudos de Donald Hebb com o paciente H.M. esboçaram os diferentes sistemas cerebrais associados à memória, assim como a importância do hipocampo na consolidação da memória.

b) Alexander Romanovic Luria ficou conhecido pela apresentação de um mapa topográfico e funcional das faculdades motoras e somatossensoriais.

c) Os trabalhos de Brenda Milner, na década de 1970, foram responsáveis pela criação e popularização do conceito de memória operacional na psicologia cognitiva e neuropsicologia.

d) Em meados do século XX, Donald Hebb esboçou mecanismos neurais da plasticidade cerebral que hoje são importantes para compreender os processos biológicos da aprendizagem e memória.

5. Sobre os antecedentes da neuropsicologia e seus desafios para o século XXI, leia as afirmativas a seguir:

I. Os modelos da psicologia cognitiva para entendimento das diferentes funções mentais são considerados simplistas e apenas teóricos, e por isso não são julgados úteis pela neuropsicologia.

II. Métodos de imageamento cerebral, como, por exemplo, a ressonância magnética funcional, permitem estudar relações entre estrutura cerebral e funcionamento cognitivo de modo não invasivo.

III. Os testes neuropsicológicos são fundamentais para a neuropsicologia clínica. Esse tipo de instrumento não é influenciado por variáveis sociodemográficas e culturais e, por isso, não necessita de cuidados específicos em sua tradução para outras culturas.

IV. O tema das emoções é um tópico de difícil investigação neuropsicológica em razão da impossibilidade de gerar medidas objetivas. Assim, esse campo de estudo acaba sendo muito dependente do relato subjetivo dos indivíduos.

Marque a opção que se refere à(s) alternativa(s) correta(s):
a) As afirmações I, II e IV estão corretas.
b) As afirmações II e III estão corretas.
c) Apenas a afirmação III está correta.
d) Apenas a afirmação II está correta.

REFERÊNCIAS BIBLIOGRÁFICAS

1. Finger S. History of neuropsychology. In: Zaidel DW (ed.). Handbook of perception and cognition. 2.ed. Neuropsychology. Academic Press; 1994. p. 1-28. Disponível em: https://doi.org/10.1016/B978-0-08-092668-1.50007-7.

2. Bear MF, Connors BW, Paradiso MA. Neurociências: Passado, presente e futuro. In: Bear MF, Connors BW, Paradiso MA. Neurociências: desvendando o sistema nervoso. 4.ed. Porto Alegre: Artmed; 2017. p. 3-21.

3. Nicklisch N, Dresely V, Orschiedt J, Ramsthaler F, Schlenker B, Ganslmeier R, et al. A possible case of symbolic trepanation in Neolithic Central Germany. Int J Osteoarchaeology. 2018;28(3):216-26. Disponível em: <https://doi.org/10.1002/oa.2648>.

4. Tsermoulas G, Aidonis A, Flint G. The skull of Chios: Trepanation in Hippocratic medicine - Historical vignette. J Neurosurgery. 2014;121(2):328-32. Disponível em: <https://doi.org/10.3171/2014.4.JNS131886>.

5. Crivellato E, Ribatti D. Soul, mind, brain: Greek philosophy and the birth of neuroscience. Brain Research Bulletin. 2007;71(4):327-36. Disponível em: <https://doi.org/10.1016/j.brainresbull.2006.09.020>.

6. Finger S. Origins of Neuroscience: a history of explorations into brain function. New York: Oxford University Press; 1994.

7. Yuste R. From the neuron doctrine to neural networks. Nature Reviews Neuroscience. 2015;16(8):487-97. Disponível em: <https://doi.org/10.1038/nrn3962>.

8. Jones EG. Golgi, Cajal and the neuron doctrine. J History of the Neurosciences. 1999;8(2):170-8. Disponível em: <https://doi.org/10.1076/jhin.8.2.170.1838>.

9. Finger S. Chapter 10: The birth of localization theory. In: Handbook of clinical neurology. 3.ed. Vol. 95; 2009. Disponível em: <https://doi.org/10.1016/S0072-9752(08)02110-6>.

10. Broca P. Remarques sur le siège de la faculté du langage articulé, suivies d'une observation d'aphémie (perte de la parole). Bulletin de La Société Anatomique.1861; 6:330-57. Disponível em: <https://doi.org/10.1111/j.1536-7150.2007.00528.x>.

11. Broca P. Sur le siège et la nature de la faculté du langage. Bulletins de La Société d'anthropologie de Paris. 1865;1(1):377-93. Disponível em: <https://doi.org/10.3406/bmsap.1866.4235>.

12. Wernicke C. Der aphasische Symptomencomplex : eine psychologische Studie auf anatomischer Basis. Breslau: Cohn & Weigert; 1874.

13. Binder JR. The Wernicke area. Neurology. 2015;85(24):2170-5. Disponível em: <https://doi.org/10.1212/WNL.0000000000002219>.

14. Snyder PJ, Whitaker HA. Neurologic heuristics and artistic whimsy: The cerebral cartography of Wilder Penfield. J History of the Neurosciences. 2013;22(3):277-91. Disponível em: <https://doi.org/10.1080/0964704X.2012.757965>.

15. Penfield W, Rasmussen T. The cerebral cortex of man: Clinical study of localization of function. New York: The Macmillan Company; 1950.

16. Boone W, Piccinini G. The cognitive neuroscience revolution. Synthese. 2016;193(5):1509-34. Disponível em: <https://doi.org/10.1007/s11229-015-0783-4>.

17. Cherry EC. Some experiments on the recognition of speech with one and with two ears. J Acoust Soc Am. 1953;25:975-9. Disponível em: <http://scitation.aip.org/content/asa/journal/jasa/25/5/10.1121/1.1907229>.

18. Tulving E, Thomson DM. Encoding specificity and retrieval processes in episodic memory. Psychol Rev. 1973;80(5):352-73. Disponível em: <https://doi.org/10.1037/h0020071>.

19. Chai WJ, Abd Hamid AI, Abdullah JM. Working memory from the psychological and neurosciences perspectives: a review. Frontiers in Psychology. 2018;9:401. Disponível em: <https://doi.org/10.3389/fpsyg.2018.00401>.

20. Eling P. History of Neuropsychological Assessment. Front Neurol Neurosci. 2019;44:164–78. Disponível em: <https://doi.org/10.1159/000494963>.

21. Brown RE, Donald O. Hebb and the organization of behavior: 17 years in the writing. Molecular Brain. 2020;13(1):1-28. Disponível em: <https://doi.org/10.1186/s13041-020-00567-8>.

22. Watkins KE, Klein D. Brenda Milner on her 100th birthday: a lifetime of "good ideas." Brain. 2018;141(8):2527-32. Disponível em: <https://doi.org/10.1093/brain/awy186>.

23. Scoville WB, Milner B. Loss of recent memory after bilateral hippocampal lesions. Journal of Neurology, Neurosurgery, and Psychiatry. 1957;20(1):11-21. Disponível em: <https://doi.org/10.1136/jnnp.20.1.11>.

24. Milner B, Corkin S, Teuber HL. Further analysis of the hippocampal amnesic syndrome: 14-year follow-up study of H.M. Neuropsychologia. 1968;6(3):215-34. Disponível em: <https://doi.org/10.1016/0028-3932(68)90021-3>.

25. Luria AR. The working brain: an introduction to neuropsychology. New York: Basic Books; 1976.

26. Sutterer MJ, Tranel D. Neuropsychology and cognitive neuroscience in the fMRI era. Neuropsychology. 2018;31(8):972-80. Disponível em: <https://doi.org/10.1037/neu0000408.Neuropsychology>.

27. Panksepp J, Lane RD, Solms M, Smith R. Reconciling cognitive and affective neuroscience perspectives on the brain basis of emotional experience. Neuroscience and Biobehavioral Reviews. 2017;76:187-215. Disponível em: <https://doi.org/10.1016/j.neubiorev.2016.09.010>.

28. Casaletto KB, Heaton RK. Neuropsychological assessment: Past and future. J Int Neuropsychol Soc. 2017;23:778-90. Disponível em: <https://doi.org/10.1017/S1355617717001060>.

29. Ramos AA, Hamdan AC. O crescimento da avaliação neuropsicológica no Brasil: uma revisão sistemática. Psicologia: Ciência e Profissão. 2016;36(2):471-85. Disponível em: <https://doi.org/10.1590/1982-3703001792013>.

Parte II

ORGANIZAÇÃO DO SISTEMA NERVOSO

3
Aspectos evolutivos e a classificação do sistema nervoso

J. Landeira-Fernandez
Julia Landeira-Zylberberg
Thomas E. Krahe

INTRODUÇÃO

Toda atividade mental humana é produto de um complexo sistema de comunicação entre diversas estruturas neurais. Provavelmente a evidência mais clara desse fundamento seja o fato de que intervenções de natureza psicológica produzem seus efeitos terapêuticos sobre os transtornos mentais por meio de alterações no padrão de comunicação neural, efeitos esses semelhantes aos obtidos por intervenções psicofarmacológicas[1-3]. A partir desse fundamento, surge a questão de como o cérebro* dá origem à atividade mental humana.

Teorias localizacionistas partem do princípio de que estruturas neurais muito bem definidas seriam responsáveis por funções mentais específicas. Por outro lado, teorias holistas ou antilocalizacionistas negam essa possibilidade ao propor que as diversas funções mentais derivam de um funcionamento integrado e totalizado do cérebro (ver Zola-Morgan[4] para uma discussão sobre esse debate). Atualmente, acredita-se que as funções mentais não estão associadas a estruturas neurais isoladas, mas à forma como diferentes estruturas se relacionam por meio de projeções, formando circuitos neurais[5].

---

* A palavra cérebro é erroneamente confundida com o termo encéfalo, que descreve todo o sistema nervoso central localizado dentro da caixa craniana. Em termos técnicos, o cérebro corresponde apenas a uma parte do encéfalo, excluindo o tronco encefálico e o cerebelo (ver Figura 1). Essa confusão se deve a uma tradução equivocada da palavra em inglês *brain* como cérebro. Como esse equívoco permanece, também empregamos cérebro ao longo do texto para designar encéfalo, exceto quando há uma clara dissociação no significado das duas palavras.

Com base no conceito de circuito neural, é possível definir o sistema nervoso como um conjunto de células especializadas na condução de informações a partir de receptores sensoriais que processam, codificam e transmitem informações acerca de um estímulo. Essas informações são transmitidas ao longo de circuitos neurais, que levam à ocorrência de respostas que têm por objetivo tornar o indivíduo mais adaptado ao meio onde vive. A característica adaptativa do circuito neural permite compreender como o sistema nervoso se tornou cada vez mais diferenciado ao longo da evolução, partindo de um sistema difuso encontrado em invertebrados e chegando ao sistema centralizado dos vertebrados, capaz de orquestrar um conjunto de funções complexas, incluindo a própria atividade mental. Desse modo, o presente capítulo inicia com algumas considerações acerca da evolução do sistema nervoso antes de apresentarmos as duas formas tradicionais de classificação do sistema nervoso central.

ASPECTOS EVOLUTIVOS DO SISTEMA NERVOSO

Desde sua origem, provavelmente há cerca de 4 bilhões de anos, todos os seres vivos necessitaram desenvolver um mecanismo para se relacionar com o meio externo, caso contrário não teriam a menor possibilidade de existência, uma vez que não conseguiriam obter alimento e se defender de todas as ameaças. Ao longo da evolução os seres vivos começaram a apresentar, também, uma série de respostas fisiológicas que permitiram que seu meio interno se mantivesse relativamente constante em relação às variações do meio externo. Esse conceito de meio interno (do francês, *Milieu Intérieur*), proposto por Claude Bernard[6†], serviu de base para que Walter Cannon[7‡] formulasse o princípio da homeostase, mecanismo responsável por regular o meio interno ante as demandas do meio externo. Finalmente, evidências arqueológicas indicam que seres vivos filogeneticamente mais recentes desenvolveram ainda uma série de funções superiores, denominadas psicológicas ou mentais, responsáveis pela resolução de problemas, relacionamentos sociais e afetivos e, no caso dos seres humanos, funções relacionadas com a linguagem, a autoconsciência e o sentimento de existência.

Todas essas funções, representadas na Figura 1[§], dependem de células que foram se especializando ao longo do tempo. Os primeiros neurônios capazes de estabelecer um sistema de comunicação simples surgiram em seres marinhos cerca de 700 milhões de anos atrás. Tratava-se de um sistema nervoso difuso

---

†   Ver Janczur et al.[8] para uma tradução desse trabalho.

‡   Ver Cooper[9] para uma discussão sobre o tema.

§   A versão colorida das figuras deste capítulo pode ser encontrada em http://www.soupro.com.br/nnce/index.php/snc.

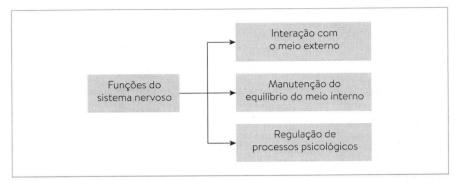

Figura 1 Representação dos três conjuntos de funções do sistema nervoso viabilizando a adaptação do organismo ao meio em que vive. A interação com o meio externo representa a função mais básica. As outras duas emergiram ao longo do processo evolutivo.

composto por neurônios sem qualquer especialização. Com a evolução, o sistema nervoso tornou-se cada vez mais diferenciado. A origem dos primeiros vertebrados, há cerca de 500 milhões de anos, marcou o início do processo de encefalização, possibilitando o aparecimento de funções mais especializadas. O sistema nervoso consolidou sua organização morfológica em uma região central, protegida por uma caixa esquelética, e uma região periférica, responsável por processar e responder a alterações dos meios externo e interno.

A Teoria Trina do Cérebro

A evolução é ao mesmo tempo econômica e conservadora. De fato, um dos princípios da Teoria da Evolução proposta por Darwin[10]¶, com grande relevância para a compreensão da organização cerebral, é o de que estruturas neurais associadas a funções com valor adaptativo tendem a permanecer ao longo da evolução das diferentes espécies animais. O conceito da conservação levou Paul MacLean[11] a propor a Teoria Trina do Cérebro, segundo a qual o sistema nervoso central (SNC) humano seria constituído pela sobreposição de três grandes módulos cerebrais adquiridos ao longo da história filogenética de diferentes espécies animais.

O primeiro módulo, denominado complexo reptiliano, teria surgido com os primeiros vertebrados e seria composto por medula espinhal, tronco encefálico, lobo olfatório e gânglios da base. Com a origem dos primeiros mamíferos, novas estruturas neurais teriam se originado em torno do complexo reptiliano, como

---

¶ Ver van Wyhe[12] para acessar *on-line* todas as obras de Darwin.

as estruturas neurais que formam o sistema límbico, assim como as primeiras áreas corticais. A esse novo módulo, MacLean deu o nome de cérebro paleomamífero (*Paleomammalian*), ou sistema límbico. O terceiro e último módulo teria surgido com os mamíferos mais recentes, razão pela qual foi chamado de cérebro neomamífero (*Neomammalian*), ou neocórtex, indicando assim a ideia de um amplo desenvolvimento dessa região, cuja expressão máxima seria representada pelos seres humanos. A Tabela 1 apresenta as datas aproximadas de origem de diversos vertebrados e suas respectivas estruturas neurais, bem como os três módulos da Teoria Trina do Cérebro.

Tabela 1 Desenvolvimento filogenético de estruturas neurais associadas às diferentes espécies de vertebrados, bem como os três módulos cerebrais da Teoria Trina do Cérebro proposta por MacLean

Milhões de anos (aproximadamente)	Espécies	Estruturas neurais	Módulos da Teoria Trina do Cérebro
500	Peixes	Medula espinhal e tronco encefálico	Complexo reptiliano
400	Anfíbios	Lobo olfatório	
350	Répteis	Diencéfalo e gânglios da base	
250	Mamíferos	Telencéfalo e primórdios do neocórtex	Cérebro dos primeiros mamíferos (paleomamífero) ou sistema límbico
200	Aves		
50	Primatas	Neocórtex	Cérebros dos mamíferos recentes (neomamífero) ou neocórtex
25	Antropoides	Amplo desenvolvimento do neocórtex	
5	Hominídeos		
0,01	Humanos		

Fonte: daptada de Ribas, 2006[10].

Embora tenha grande valor heurístico, essa teoria tem sido criticada pela simplicidade com que aborda a complexidade do SNC humano[13]. Mais ainda, ela pode induzir a ideia errônea de que o desenvolvimento filogenético do cérebro humano se deu de maneira contínua e linear. Pelo contrário, a evolução se dá por meio de saltos filogenéticos, formando diversas ramificações laterais, como os diferentes galhos de uma árvore. Apesar dessas ressalvas, deve-se reconhecer que a Teoria Trina do Cérebro ainda hoje representa a melhor tentativa de compreensão do desenvolvimento e organização filogenética do SNC humano.

CLASSIFICAÇÃO FUNCIONAL DO SISTEMA NERVOSO

O ato de classificar é inerente à cognição humana e consiste no agrupamento de elementos particulares em categorias de acordo com determinados critérios, tornando possível organizar e compreender uma grande quantidade de informações acerca de um objeto de estudo. De acordo com os critérios funcionais apresentados na Figura 2, o sistema nervoso pode ser classificado em uma porção somática, que interage com o meio externo, uma porção visceral, responsável por manter a estabilidade do ambiente interno, e uma porção associativa, cuja principal característica é regular os processos psicológicos ou mentais.

Sistema nervoso somático e o visceral

Como é possível observar na Figura 2, tanto o sistema nervoso somático como o visceral possuem um componente aferente ou sensorial e um eferente ou motor. O componente aferente inicia em receptores sensoriais que detectam estímulos no meio externo (sistema nervoso somático) ou interno (sistema nervoso visceral), transmitindo essas informações para o SNC, onde elas podem ou não se tornar conscientes. Por exemplo, o ser humano tem consciência do que chega até sua pele, do que escuta ou vê, graças à ação do sistema nervoso

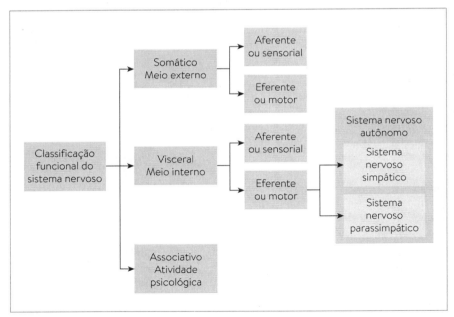

Figura 2 Classificação funcional do sistema nervoso.

somático aferente. Pode também ter consciência de uma dor no estômago ou no coração graças à ação do sistema nervoso visceral aferente. Entretanto, grande parte dessa atividade nervosa visceral não chega até a consciência. Por exemplo, o ser humano não tem consciência de sua pressão arterial, do nível de oxigenação do sangue ou dos movimentos peristálticos do estômago e dos intestinos.

O componente eferente ou motor, por sua vez, conduz respostas elaboradas pelo SNC para atender demandas do meio externo (sistema nervoso somático) ou interno (sistema nervoso visceral). O componente eferente do sistema nervoso somático termina em músculos esqueléticos que, com o auxílio dos ossos e das articulações, produzem o movimento do corpo. Por essa razão, o sistema nervoso somático eferente é responsável pela execução do comportamento.

O componente eferente do sistema nervoso visceral produz um conjunto de reações fisiológicas dos órgãos e glândulas. Essa atividade ocorre independentemente da própria vontade e, por esse motivo, o sistema nervoso visceral eferente também é chamado de sistema nervoso autônomo (SNA), que, por sua vez, se subdivide em simpático e parassimpático.

As duas porções do SNA promovem ações opostas, relacionadas com excitação ou inibição, de acordo com a atividade que o meio interno deve apresentar em relação às demandas do meio externo. O sistema nervoso simpático prepara o meio interno para responder às ameaças do meio externo, enquanto o parassimpático está envolvido na restauração do equilíbrio homeostático após o desaparecimento do evento que põe em risco a integridade física do indivíduo. Por exemplo, quando o indivíduo se vê diante de uma situação de perigo, o sistema nervoso simpático acelera os batimentos cardíacos, aumentando assim o fluxo sanguíneo nos músculos esqueléticos e preparando-o para uma eventual luta ou fuga. Ao mesmo tempo, o sistema nervoso simpático reduz os movimentos peristálticos, diminuindo assim a digestão dos alimentos. Após ter passado o perigo, o sistema nervoso parassimpático restaura o equilíbrio homeostático interno, reduzindo os batimentos cardíacos e aumentando o movimento peristáltico do tubo digestivo.

Sistema nervoso associativo

O sistema nervoso associativo está relacionado com as funções psicológicas ou mentais que podem ser analisadas de maneira subjetiva em seres humanos por meio da linguagem. Pode ser avaliado ainda de modo indireto pelo comportamento (sistema nervoso somático eferente) ou a partir das respostas fisiológicas (sistema nervoso visceral eferente). Define-se o sistema nervoso associativo por exclusão, ou seja, como toda região do SNC que não exerça uma função motora (eferente) ou sensorial (aferente) em relação aos sistemas nervosos somático e visceral. Representa, portanto, grande parte do SNC situada entre os circuitos que processam informações e aqueles que executam ações no meio externo ou interno. Quanto mais complexo for o sistema nervoso associativo, mais refinadas e complexas serão as funções mentais associadas aos diferentes circuitos neurais.

ORGANIZAÇÃO MACROSCÓPICA DO SISTEMA NERVOSO CENTRAL

O SNC representa todo o tecido neural localizado no interior da caixa craniana e da coluna vertebral. Além dessas estruturas ósseas, o SNC está envolvido por três meninges: dura-máter, aracnoide e pia-máter. Entre as meninges aracnoide e pia-máter (espaço subaracnóideo) circula o líquido cefalorraquidiano, de modo que todo o SNC se encontre flutuando. Esse líquido promove proteção mecânica contra eventuais impactos físicos com o meio externo. Fornece ainda defesa contra agentes infecciosos, uma vez que o líquido cefalorraquidiano está sendo renovado continuamente.

No nível macroscópico, é possível identificar diversas estruturas ao longo do SNC, conforme ilustrado na Figura 3. A medula espinhal, no interior da coluna vertebral, representa a região mais caudal no eixo longitudinal do SNC. No interior da caixa craniana encontra-se o encéfalo, que compreende o cérebro, o tronco encefálico e o cerebelo. O cérebro se subdivide em telencéfalo e diencéfalo, e o tronco encefálico em mesencéfalo, ponte e bulbo.

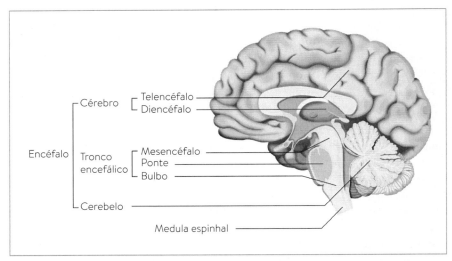

Figura 3 Classificação da estrutura macroscópica do sistema nervoso central (vista medial).

A Figura 4 apresenta uma ilustração simplificada da organização morfofuncional do sistema nervoso. No nível periférico são encontrados receptores

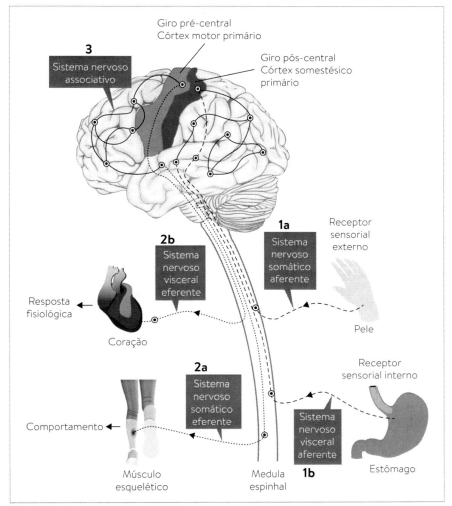

Figura 4 Representação simplificada da organização morfofuncional do sistema nervoso. Do lado direito da figura encontram-se os receptores sensoriais que detectam alterações do meio externo (1a) ou do meio interno (1b), onde se iniciam os componentes aferentes dos respectivos sistemas nervosos somático e visceral. Essas informações são integradas ao nível do sistema nervoso central pelo sistema nervoso associativo (3). Na porção esquerda da figura encontram-se os componentes eferentes do sistema nervoso somático e visceral, que terminam, respectivamente, em músculos esqueléticos (2a) ou em órgãos e glândulas do corpo (2b).

sensoriais que detectam alterações do meio externo, como por exemplo os exteroceptores distribuídos pela pele. A partir daí, tem início o componente aferente ou sensorial do sistema nervoso somático. Na periferia do SNC encontram-se também os receptores sensoriais capazes de detectar alterações que ocorrem no meio interno, tais como interoceptores, que podem detectar a atividade do estômago. Aí tem início o componente aferente ou sensorial do sistema nervoso visceral. Ao entrarem no SNC, essas informações do meio externo e interno são enviadas a diferentes regiões do encéfalo por meio de vias ascendentes. No encéfalo, essas informações são integradas em diferentes graus de complexidade pelo sistema nervoso associativo, ativando os respectivos componentes eferentes por meio de vias motoras descendentes. A via somática eferente, ao deixar o SNC, ativa os músculos estriados, produzindo, por exemplo, o comportamento de correr. A via visceral eferente termina em órgãos ou glândulas do corpo, produzindo as mais diversas respostas fisiológicas, como, por exemplo, o aumento dos batimentos cardíacos pelo sistema nervoso simpático, para atender a demanda de fluxo sanguíneo nos músculos estriados que estão sendo ativados pelo comportamento de correr.

CONSIDERAÇÕES FINAIS

A organização do SNC é consequência de diversos processos de seleção natural, cujas estruturas foram sendo modeladas no curso de uma longa história filogenética. Além disso, é consequência também da história de vida, uma vez que circuitos neurais vão se modificando graças às experiências pessoais, sociais e culturais. O SNC apresenta uma extrema plasticidade e capacidade de reorganização.

Estima-se que o SNC humano contenha aproximadamente 100 bilhões de neurônios. Cada um deles faz conexão com cerca de 10 mil outros neurônios, perfazendo assim um número fantástico de 100 trilhões de sinapses que levam e trazem informações desde a medula espinhal até o córtex cerebral. Os sistemas sensoriais processam estímulos externos e internos. Os sistemas motores produzem comportamento e reações fisiológicas. Entre esses dois sistemas encontra-se toda a riqueza da atividade mental humana, o que possibilita que todas essas informações sejam integradas e produzam comportamentos que ajudem o indivíduo a se adaptar ao seu meio. Problemas no funcionamento desses circuitos neurais acarretam quadros de sofrimento subjetivo e problemas comportamentais que culminam em prejuízo social, ocupacional ou em qualquer outra área importante da vida do indivíduo, caracterizando assim a presença de um transtorno mental.

Uma das principais características do SNC é sua capacidade linguística, tornando possível representar o meio externo de modo abstrato por meio de símbolos que são produzidos de maneira voluntária com o objetivo de comunicar ideias ou sentimentos. A escrita, cuja origem data de cerca de 5 mil anos, permitiu que o conhecimento adquirido ao longo de uma geração pudesse ser transmitido às gerações seguintes. De fato, a escrita separa os cerca de 200 mil anos da pré-história da breve história da espécie humana. Nos últimos 5 mil anos nenhuma outra espécie produziu e acumulou tanto conhecimento que tenha se revertido em tamanha qualidade de vida. Certamente, pesquisas futuras trarão novos conhecimentos acerca da organização do SNC e, consequentemente, novas formas de diagnóstico, tratamento e prevenção da saúde mental.

RESUMO

- O SNC humano é constituído pela sobreposição de três grandes módulos cerebrais adquiridos ao longo da história filogenética de diferentes espécies animais. O primeiro módulo, denominado complexo reptiliano, teve origem com os primeiros vertebrados. O segundo módulo, denominado sistema límbico, surgiu com os primeiros mamíferos. O terceiro, chamado de neocórtex, teve início com os mamíferos mais recentes e encontra sua expressão máxima nos seres humanos.
- Existem dois critérios para classificar o sistema nervoso: funcional e estrutural. De acordo com o critério funcional, o sistema nervoso pode ser classificado em somático, visceral e associativo. A função do sistema nervoso somático é a de viabilizar a interação do indivíduo com o meio externo. O sistema nervoso visceral é responsável pela manutenção do equilíbrio interno. O sistema nervoso associativo tem como objetivo a regulação de processos psicológicos. Tanto o sistema nervoso somático como o visceral possuem um componente aferente ou sensorial e um eferente ou motor. O componente aferente detecta estímulos no meio externo (sistema nervoso somático) ou interno (sistema nervoso visceral), transmitindo essas informações para o SNC. O componente eferente ou motor conduz respostas elaboradas pelo SNC para atender demandas do meio externo (sistema nervoso somático) ou interno (sistema nervoso visceral). O sistema nervoso visceral eferente também é chamado de sistema nervoso autônomo, que se subdivide em simpático e parassimpático. O sistema nervoso associativo, responsável pelas funções mentais do indivíduo, constitui toda a região do SNC que não exerça uma função motora (eferente) ou sensorial (aferente) em relação aos sistemas nervosos somático e visceral.

- De acordo com o critério estrutural ou neuroanatômico, o SNC representa todo o tecido neural localizado no interior da caixa craniana e da coluna vertebral. No nível macroscópico, a medula espinhal encontra-se no interior da coluna vertebral, e representa a região mais caudal no eixo longitudinal do SNC. No interior da caixa craniana se encontra o encéfalo, que compreende o cérebro, o tronco encefálico e o cerebelo. O cérebro se subdivide em telencéfalo e diencéfalo, e o tronco encefálico em mesencéfalo, ponte e bulbo.
- Estima-se que o SNC humano contenha aproximadamente 100 bilhões de neurônios. Cada um deles faz conexão com cerca de 10 mil outros neurônios, perfazendo assim um número fantástico de 100 trilhões de sinapses que levam e trazem informações desde a medula espinhal até o córtex cerebral, formando assim diversos circuitos neurais cuja função é tornar o indivíduo mais adaptado ao meio onde vive.

QUESTÕES

1. Com relação ao modo com que o cérebro dá origem às diferentes funções mentais, é possível afirmar que:
a) Estruturas neurais muito bem definidas são responsáveis por funções mentais específicas.
b) As diversas funções mentais derivam de um funcionamento integrado e totalizado do cérebro.
c) As funções mentais estão associadas ao modo como diferentes estruturas se relacionam por meio de projeções, formando circuitos neurais.
d) Funções mentais e estruturas neurais são sistemas independentes que podem interagir.
e) As funções mentais não estão associadas a qualquer estrutura neural.

2. Analise as afirmativas a seguir:
I. O sistema nervoso consiste em um conjunto de células especializadas na condução de informações.
II. Uma das principais características do sistema nervoso é processar, codificar e transmitir informações acerca de estímulos que se encontram no meio externo e no meio interno.
III. As respostas produzidas pelo sistema nervoso têm por objetivo tornar o indivíduo mais adaptado ao meio em que vive.
IV. Ao longo da evolução, o sistema nervoso partiu de um sistema difuso, com os invertebrados, e chegou ao sistema centralizado, com os vertebrados.
Selecione a opção correta:

a) Todas as afirmativas estão corretas.
b) As afirmativas I, II e III estão corretas.
c) As afirmativas I, II e IV estão corretas.
d) As afirmativas I e III estão corretas.
e) As afirmativas I e II estão corretas.

3. Com relação à função do sistema nervoso, aponte a afirmativa falsa:
a) Interação com o meio externo presente desde os invertebrados.
b) Manutenção do equilíbrio interno presente desde os invertebrados.
c) Manutenção do equilíbrio interno presente desde os vertebrados.
d) Viabiliza a adaptação do organismo ao meio em que vive.
e) Regulação de processos psicológicos, uma das principais características do cérebro humano.

4. Com relação à Teoria Trina do Cérebro, aponte a afirmativa falsa:
a) Estruturas neurais associadas a funções com valor adaptativo tendem a permanecer ao longo da evolução das diferentes espécies animais.
b) O sistema nervoso central humano é constituído pela sobreposição de três grandes módulos cerebrais adquiridos ao longo da história filogenética de diferentes espécies animais.
c) O primeiro módulo, denominado complexo reptiliano, surgiu com os primeiros invertebrados.
d) O segundo módulo, denominado sistema límbico, surgiu com os primeiros mamíferos.
e) O terceiro módulo, denominado neocórtex, encontra sua expressão máxima nos seres humanos.

5. No que diz respeito ao sistema nervoso somático, aponte a opção incorreta:
a) Consiste em uma classificação funcional do sistema nervoso.
b) Subdivide-se em uma porção aferente e outra eferente.
c) É responsável pela interação do indivíduo com o meio externo.
d) É responsável pela interação do indivíduo com o meio interno.
e) Envolve estruturas dos sistemas nervosos central e periférico.

6. Quanto ao sistema nervoso visceral, selecione a opção incorreta:
a) Consiste em uma classificação funcional do sistema nervoso.
b) Subdivide-se em uma porção aferente e outra eferente.
c) É responsável pela interação do indivíduo com o meio externo.
d) É responsável pela interação do indivíduo com o meio interno.
e) Envolve estruturas dos sistemas nervosos central e periférico.

7. Com relação ao sistema nervoso autônomo, é correto afirmar que:
   a) Constitui a porção aferente do sistema nervoso visceral.
   b) A porção simpática constitui a via aferente e a parassimpática, a porção eferente do sistema nervoso visceral.
   c) A porção simpática promove a ativação dos órgãos e glândulas do indivíduo.
   d) A porção parassimpática inibe a atividade dos órgãos e glândulas do indivíduo.
   e) As porções simpática e parassimpática do sistema nervoso autônomo promovem ações opostas em relação aos órgãos e glândulas do indivíduo.

8. O sistema nervoso associativo:
   a) Está relacionado com as funções mentais do indivíduo.
   b) Subdivide-se em uma porção aferente e outra eferente.
   c) É responsável pela interação do indivíduo com o meio externo.
   d) É responsável pela interação do indivíduo com o meio interno.
   e) Envolve estruturas dos sistemas nervosos central e periférico.

9. Com relação ao sistema nervoso central, é possível afirmar que:
   a) O encéfalo se subdivide em telencéfalo e diencéfalo.
   b) O encéfalo se subdivide em cérebro, tronco encefálico e cerebelo.
   c) O cérebro se subdivide em encéfalo e tronco encefálico.
   d) O tronco encefálico se subdivide em mesencéfalo, ponte, bulbo e medula.
   e) A medula espinhal está situada no interior da caixa craniana.

10. Estima-se que o sistema nervoso central humano contenha aproximadamente:
   a) 100 bilhões de neurônios, realizando cerca de 100 trilhões de sinapses.
   b) 100 bilhões de neurônios, realizando cerca de 10 trilhões de sinapses.
   c) 10 bilhões de neurônios, realizando cerca de 100 trilhões de sinapses.
   d) 10 bilhões de neurônios, realizando cerca de 10 trilhões de sinapses.
   e) 10 bilhões de neurônios, realizando cerca de 1 trilhão de sinapses.

REFERÊNCIAS BIBLIOGRÁFICAS

1. Callegaro MM, Landeira-Fernandez J. Pesquisas em neurociência e suas implicações na prática psicoterápica. In: Cordioli AV (org.). Psicoterapias abordagens atuais. 3.ed.. Porto Alegre: Artmed; 2007. p.851-72.
2. Darwin C. On the origin of species by means of natural selection, or the preservation of favoured races in the struggle for life. In: John van Wyhe (org.). The Complete Work of Charles Darwin Online. London: John Murray, 1859. darwin-online.org.uk.
3. Ribas GC. Considerações sobre a evolução filogenética do sistema nervoso, o comportamento e a emergência da consciência. Rev Bras Psiquiatr. 2006;28;4:326-38.
4. MacLean PD. Psychosomatic disease and the visceral brain. Recent developments bearing on the Papez theory of emotion. Psychosomatic Med. 1949;11:338-53.
5. van Wyhe J (org.). The complete work of Charles Darwin Online, 2002. Disponível em: <http://darwin-online.org.uk>.
6. Smith CU. The triune brain in antiquity: Plato, Aristotle, Erasistratus. J History of the Neurosciences. 2010;19(1):1-14.
7. Charchat-Fichman H, Fernandez CS, Landeira-Fernandez J. Psicoterapia neurocognitivo-comportamental: uma interface entre psicologia e neurociência. Rev Bras Ter Cognitivas. 2012;80:40-6.
8. Landeira-Fernandez J, Cruz APMC. A interpretação psicobiológica da clínica psicológica: Por que a psicoterapia funciona? Por que psicoterapeutas devem ter o direito de prescrever drogas psicotrópicas? Cadernos de Psicologia. 1998;9:121-55.
9. Zola-Morgan S. Localization of brain function: The legacy of Franz Joseph Gall (1758-1828). Ann Rev Neuroscience. 1965;18:359-83.
10. Lynn CW, Bassett DS. The physics of brain network structure, function and control. Nat Rev Phys. 2019;1:318-32.
11. Bernard C. Lec,ons sur les phenomenes de la vie communs aux animaux et aux vegetaux. Paris: Bailliere; 1878.
12. Cannon WB. The wisdom of the body. New York: W.W. Norton & Co.; 1932.
13. Janczur C, Zavaglia A, Haddad H, Prestes MEB. Claude Bernard e a constância do meio interno. Filosofia e História da Biologia. 2013;8(3):381-93.
14. Cooper SJ. From Claude Bernard to Walter Cannon. Emergence of the concept of homeostasis. Appetite. 2008;51(3):419-27.

4
O córtex cerebral e os circuitos neurais da linguagem

J. Landeira-Fernandez
Julia Landeira-Zylberberg
Thomas E. Krahe

INTRODUÇÃO

O córtex cerebral é a região mais externa do encéfalo e reveste os dois hemisférios cerebrais. Essa região de cor acinzentada é formada por uma camada de 1 a 4 mm de espessura, caracterizando um intenso processo de troca de informações por meio de comunicação sináptica. Em termos evolutivos, o córtex cerebral pode ser classificado em arquicórtex, paleocórtex e neocórtex. O arquicórtex é a parte do córtex cerebral filogeneticamente mais antiga. O paleocórtex ocupa uma posição intermediária, e o neocórtex é considerado a região cortical filogeneticamente mais recente, responsável pelas funções cerebrais mais complexas, encontrando sua expressão máxima no cérebro humano.

A classificação filogenética do córtex cerebral encontra paralelo em sua organização citoarquitetônica. O isocórtex apresenta uma estrutura homogênea, formada por seis camadas muito bem definidas, e representa todo o neocórtex. O alocórtex é altamente heterógeno e filogeneticamente mais antigo. Pode apresentar duas, três (arquicórtex) ou quatro (paleocórtex) camadas que não costumam ser muito bem definidas.

O córtex cerebral pode ainda ser classificado por meio de critérios funcionais em uma classificação formulada por Luria[1]. Como se pode observar na Figura 1[*], o córtex cerebral apresenta áreas de projeção, também chamadas primárias, que podem ser sensoriais ou motoras. O córtex sensorial primário representa o final

---

[*] A versão colorida das figuras deste capítulo pode ser encontrada em http://www.soupro.com.br/nnce/index.php/snc.

do sistema nervoso somático aferente (ver Capítulo 3 – "Aspectos evolutivos e a classificação do sistema nervoso"). Essa região recebe projeções neurais que tiveram início nos receptores sensoriais externos e dão origem à consciência das diversas modalidades sensoriais do meio externo, como somestesia[†], audição, visão, gustação e olfação. O córtex motor primário dá início a um dos componentes do sistema nervoso somático eferente, sendo responsável pela atividade motora voluntária (ver Capítulo 6 – "Sistemas sensoriais e motores").

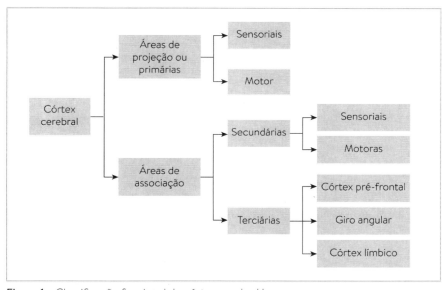

Figura 1 Classificação funcional do córtex cerebral humano.

Além das áreas de projeção, o córtex cerebral apresenta ainda áreas associativas que constituem o sistema nervoso associativo e que estão relacionadas com diversas funções complexas, ocupando assim a maior parte do neocórtex humano. As áreas corticais associativas podem ser classificadas como secundárias ou terciárias. As secundárias podem ser classificadas ainda como sensoriais ou motoras. As áreas sensoriais secundárias também são unimodais e exclusivas para somestesia, audição e visão, uma vez que somente essas três modalidades sensoriais apresentam uma área cortical sensorial secundária conectada diretamente com suas respectivas áreas sensoriais primárias. As áreas corticais motoras

---

† Somestesia se refere à modalidade sensorial que é capaz de detectar os estímulos que atingem a pele, como dor, tato, temperatura e pressão.

secundárias são importantes no que tange a aspectos que antecedem processos relacionados com a execução de atos motores.

As áreas corticais associativas terciárias representam regiões formadas por neocórtex relacionadas com a integração de diversas informações sensoriais que já foram elaboradas pelas áreas sensoriais secundárias. Constituem ainda áreas corticais associativas terciárias regiões corticais filogeneticamente mais antigas que formam o sistema límbico e que são responsáveis por aspectos motivacionais e emocionais.

EXTENSÃO DO CÓRTEX CEREBRAL

Um lençol de solteiro mede 2,03 × 0,98 m, totalizando uma área em torno de 2 m². Se todo o córtex cerebral de um cérebro humano fosse retirado, ele ocuparia uma área tão extensa quanto essa. A questão que se coloca é como seria possível colocar um tecido neural com uma área de 2 m² na parte externa dos dois hemisférios cerebrais. A resposta reside no fato de o telencéfalo conter uma série de reentrâncias, denominadas sulcos, o que possibilita um grande aumento da superfície telencefálica. De fato, cerca de dois terços do córtex cerebral estão inseridos no interior dos sulcos cerebrais, os quais formam giros, ou seja, uma área de córtex cerebral localizada entre dois ou mais sulcos. Portanto, quanto maior o número de sulcos e giros na superfície dos hemisférios cerebrais, maior a extensão do neocórtex e mais filogeneticamente recente a espécie animal[2].

De fato, o neocórtex de seres humanos representa mais de 80% de todo o seu córtex cerebral. A Figura 2 mostra como o neocórtex pode ser subdividido nos lobos frontal, parietal, temporal e occipital. Três sulcos são importantes para a divisão desses quatro lobos: o sulco central e o sulco lateral na face lateral dos hemisférios cerebrais e o sulco calcarino em sua face medial.

CÓRTEX SENSORIAL PRIMÁRIO E SECUNDÁRIO

Pense em quais modalidades sensoriais do mundo externo é maior sua capacidade de discriminação. Certamente você pensou na somestesia, audição e visão. Isso se deve à existência de grandes extensões de neocórtex dedicadas a cada uma dessas três modalidades sensoriais. O giro pós-central, localizado no lobo parietal imediatamente após o sulco central, representa o córtex somestésico primário. O córtex auditivo primário está localizado no lobo temporal, às margens do sulco lateral, e o córtex visual primário, às margens do sulco calcarino, bem como no polo posterior do lobo occipital.

Para cada uma dessas três áreas existe uma organização ponto a ponto entre o receptor sensorial e sua representação na área sensorial primária, formando

4 · O córtex cerebral e os circuitos neurais da linguagem 71

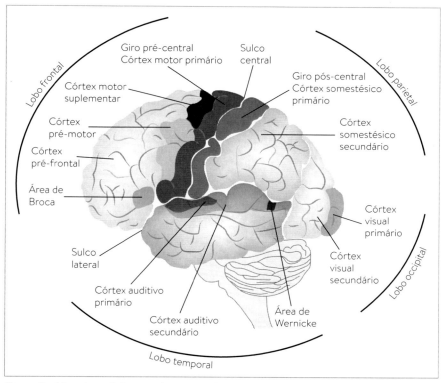

Figura 2 Vista lateral do neocórtex, envolvendo o hemisfério esquerdo de um cérebro humano. No lobo frontal, encontram-se os córtices motores primários e secundários (córtex motor suplementar e córtex pré-motor). Nos outros três lobos estão os córtices sensoriais primários e secundários, relacionados com a somestesia (lobo parietal), audição (lobo temporal) e visão (lobo occipital). Pode-se observar, também, a região motora (área de Broca) e a sensorial (Wernicke) da linguagem.

mapas corticais somatotópico (somestesia), tonotópico (audição) e retinotópico (visão) da distribuição desses receptores sensoriais em suas respectivas regiões corticais. A perda desses receptores pode alterar a topografia desses mapas corticais, produzindo o fenômeno da sensação fantasma. Por exemplo, após a amputação de um braço, o paciente pode relatar dor no membro que foi amputado, como uma espécie de dor fantasma, graças à manutenção da representação dos receptores do membro amputado no mapa somatotópico no giro pós-central[3].

A consciência da gustação e da olfação está relacionada com áreas corticais primárias que não pertencem ao neocórtex. A ínsula, considerada o quinto lobo cerebral, está localizada no interior do sulco lateral. Essa região é formada por

72 Neuropsicologia clínica

um córtex filogeneticamente de transição entre o paleocórtex e o neocórtex e constitui a área primária da gustação. Acredita-se que o úncus, região formada por paleocórtex localizada na porção mais medial do cérebro, esteja relacionado com a área primária da olfação. Informações gustativas e olfativas convergem no córtex orbitofrontal, permitindo que essas duas modalidades sensoriais sejam processadas de maneira integrada. De fato, é praticamente impossível ter a experiência de um prato saboroso na ausência do olfato ou se a refeição for consumida em uma área com odor desagradável.

Adjacentes aos córtices sensoriais da somestesia (lobo parietal), audição (lobo temporal) e visão (lobo occipital) estão os respectivos córtices sensoriais secundários (ver Figura 1). Lesões nessas áreas produzem sintomas relacionados com agnosias, ou seja, a perda da capacidade de reconhecer formas, sons, objetos ou pessoas familiares sem a perda das funções sensoriais primárias. Por exemplo, a lesão no córtex visual secundário pode levar a uma agnosia visual, ou seja, a incapacidade de reconhecer objetos familiares pela visão sem que a visão propriamente dita esteja comprometida. A prosopagnosia, a agnosia visual mais comum, consiste na incapacidade de reconhecer rostos familiares pela visão, embora o paciente seja capaz de reconhecer a pessoa pela voz ou pela descrição física[4].

A área de Wernicke, localizada na região posterior do sulco lateral do hemisfério esquerdo[‡], também é considerada uma região sensorial secundária e está relacionada com a compreensão da linguagem. Lesões nessa área dificultam a compreensão da fala ou da escrita, a denominada afasia sensorial ou de Wernicke. Os pacientes com esse quadro têm dificuldade em compreender o discurso de outras pessoas e apresentam um discurso confuso e desorganizado. A área análoga à de Wernicke no hemisfério oposto está relacionada com aspectos sensoriais da prosódia (entonação da voz). Lesões nessa área podem causar sintomas de aprosódia, em que o paciente exibe prejuízo na compreensão da prosódia emocional. A Figura 3 apresenta as áreas sensoriais primárias (de projeção) e associativas secundárias do córtex cerebral humano.

CÓRTEX MOTOR PRIMÁRIO E SECUNDÁRIO

Na Figura 1 é possível observar a área motora primária localizada no giro pré-central, no lobo frontal, imediatamente antes do sulco central. A partir dessa área o comportamento voluntário tem origem (ver Capítulo 6 – "Sistemas

---

‡ A função linguística encontra-se lateralizada no hemisfério esquerdo em 95 a 99% das pessoas destras e em cerca de 70% das canhotas[5, 6].

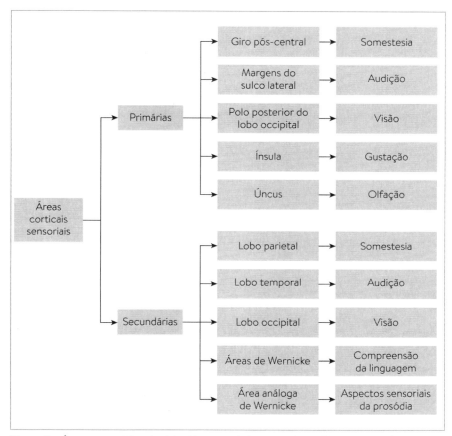

Figura 3 Áreas sensoriais primárias (de projeção) e secundárias (de associação) do córtex cerebral humano.

sensoriais e motores"). A lesão dessa área em um dos hemisférios ocasiona a perda parcial ou total do movimento de uma ou mais partes do corpo do lado oposto à lesão. Adjacentes à área motora primária estão as áreas motoras secundárias. Conforme se pode observar na Figura 4, existem três áreas motoras secundárias, todas localizadas no lobo frontal. O córtex motor suplementar está localizado na porção superior adiante do córtex motor primário. O córtex pré-motor, por sua vez, encontra-se na porção medial e inferior adjacente ao córtex motor primário. Essas duas regiões motoras secundárias estão relacionadas com movimentos responsáveis pelo planejamento da atividade motora, e lesões podem acarretar sintomas com apraxia, ou seja, a incapacidade de realizar comportamentos que envolvam habilidades motoras voluntárias sem que exista um comprometimento motor.

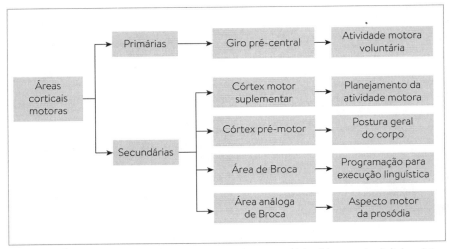

Figura 4 Áreas motoras primária (de projeção) e secundárias (de associação) do córtex cerebral. Todas as áreas estão localizadas no lobo frontal.

A área de Broca representa outra região motora secundária localizada no giro frontal médio e inferior do lobo frontal, tipicamente do hemisfério esquerdo. Essa área está envolvida na programação da atividade motora relacionada com a expressão da linguagem e, por isso, lesões nessa área resultam em um quadro de afasia motora, ou a chamada afasia de Broca. A área análoga à área de Broca no hemisfério oposto está relacionada com aspectos motores da prosódia, além da gesticulação que acompanha a fala. Lesões nessa área podem produzir sintomas de aprosódia motora, em que o paciente apresenta uma fala monótona sem inflexões emocionais.

CÓRTEX ASSOCIATIVO TERCIÁRIO

O córtex associativo terciário está envolvido em processos psicológicos de extrema complexidade. O córtex pré-frontal se estende por toda a região anterior não motora do lobo frontal, onde ocupa cerca de um quarto da superfície total do neocórtex humano. Participa de diferentes funções mentais, como controle da atenção, interação com processos emocionais e características da personalidade. Por essa razão, lesões nessa área promovem diferentes alterações na atividade mental do paciente, dentre as quais se destacam as profundas mudanças de personalidade do operário norte-americano Phineas Gage que, no século XIX, teve a região pré-frontal de ambos os hemisférios comprometida após uma barra de ferro atravessar seu cérebro[7].

Outra área associativa terciária extremamente importante é o giro angular, localizado na porção posterior do sulco lateral, onde os lobos parietal, temporal e occipital se encontram, razão pela qual também é chamada de parieto-têmporo-occipital. Essa área integra informações das áreas secundárias somestésica, auditiva e visual e participa de diversas funções mentais, como a atenção, bem como a percepção espacial e corporal. Lesões nessa área podem produzir um quadro de negligência do lado oposto ao hemisfério comprometido. Os pacientes que apresentam quadro de heminegligência deixam de responder a estímulos que ocorrem no lado oposto ao hemisfério lesionado. Em casos mais graves, podem deixar de reconhecer partes do corpo contralaterais ao local da lesão. Em geral, o quadro de heminegligência é acompanhado de anosognosia, ou seja, a falta de consciência sobre a doença.

O córtex límbico constitui, também, um conjunto de áreas associativas terciárias que formam o lobo límbico, que, em conjunto com outras áreas nucleares imersas no telencéfalo, diencéfalo e tronco encefálico, formam diversos circuitos neurais relacionados com processos emocionais. Esses circuitos neurais e possíveis relações com vários tipos de memória serão discutidos no capítulo seguinte.

CIRCUITOS NEURAIS DA LINGUAGEM

Algumas funções mentais oriundas de circuitos neurais envolvendo áreas secundárias e terciárias são lateralizadas, ou seja, observa-se o predomínio de um dos hemisférios sobre o outro, como é o caso da linguagem. A Figura 5 apresenta o circuito cortical no hemisfério esquerdo responsável pela emissão de uma palavra após ser lida, ouvida ou reconhecida pelo tato, como no caso leitura em Braille. O giro angular, além de participar de processos ligados à atenção, tem importante papel nos processos linguísticos. Essa região recebe projeções das regiões corticais primárias responsáveis pelo processamento de estímulos visuais (margens do sulco calcarino no lobo occipital), auditivos (margens do sulco lateral no lobo temporal) ou somestésicos (giro pós-central). Essa área cortical terciária é capaz de filtrar as informações específicas de cada uma dessas modalidades sensoriais que ainda carecem de qualquer compreensão linguística. Somente quando atingem a área de Wernicke essas informações específicas a uma determinada modalidade sensorial (visual, auditiva ou somestésica) são interpretadas adequadamente como uma palavra. Para que o indivíduo seja capaz de repetir essa palavra que acaba de ser interpretada, é necessário que essas informações sejam transmitidas para a área de Broca por um feixe de fibras denominado fascículo arqueado. É exatamente na área de Broca que ocorre todo o processo de programação motora necessário para que a fala possa ocorrer.

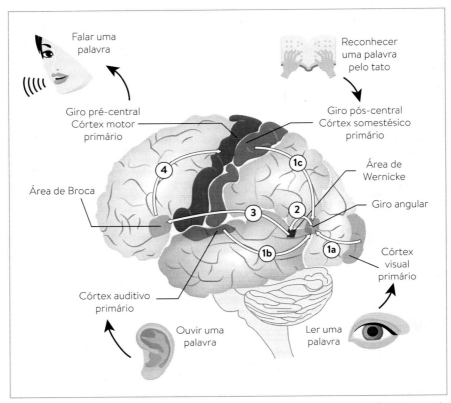

Figura 5 Circuito cortical responsável pela emissão de uma palavra que foi lida, ouvida ou reconhecida pelo tato. O giro angular recebe projeções do córtex visual primário (1a), do córtex auditivo primário (1b) ou do córtex somestésico primário (1c) e se projeta para a área de Wernicke (2), onde a palavra é interpretada. Após a compreensão da palavra, a informação é transmitida para a área de Broca pelo fascículo arqueado (3). Na área de Broca ocorre a programação motora do padrão sonoro da fala. Em seguida, essa programação é enviada ao córtex motor primário (4), onde a via motora irá ativar os músculos da face e da língua necessários à emissão da palavra. Figura adaptada de Sherwood, 2012[8].

Finalmente, a fala só pode ocorrer se essas informações forem enviadas para o córtex motor primário localizado no giro pré-central no lobo frontal, de onde partem fibras descendentes chamadas de sistema piramidal, que serão capazes de ativar os músculos da face e da língua necessários à emissão da palavra.

RESUMO

- O córtex cerebral representa a parte mais externa do encéfalo, onde estão localizados os corpos celulares dos mais diferentes neurônios, formando uma camada de 1 a 4 mm. Graças à presença de vários giros, o córtex cerebral pode atingir a extensão de 2 m^2. Muitos critérios podem ser empregados para a classificação do córtex cerebral. Evolutivamente, ele pode ser classificado em arquicórtex (filogeneticamente mais antigo), paleocórtex (filogeneticamente intermediário) e neocórtex (filogeneticamente mais recente). Em termos citoarquitetônicos, pode ser classificado em isocórtex e alocórtex. O isocórtex se constitui no neocórtex e é caracterizado por uma estrutura homogênea formada por seis camadas de corpos neurais muito bem definidas, podendo ser subdividido em quatro lobos: occipital, parietal, temporal e frontal. O alocórtex constitui o paleocórtex e o arquicórtex e tem uma estrutura heterogênea formada por duas, três ou quatro camadas de corpos celulares. Subdivide-se em dois lobos: ínsula e límbico.
- Em termos funcionais, o córtex cerebral pode ainda ser classificado como primário, secundário e terciário. Os córtices primário e secundário se subdividem em sensorial e motor. A porção sensorial primária formada por isocórtex recebe informações muito bem definidas dos exteroceptores relacionados com a somestesia (lobo parietal), a audição (lobo temporal) e a visão (lobo occipital). A porção sensorial primária formada por alocórtex recebe informações relacionadas com a gustação (ínsula) e a olfação (úncus). A porção sensorial secundária é responsável por interpretar informações oriundas das respectivas regiões sensoriais primárias exclusivas do isocórtex, e lesões em qualquer uma dessas áreas sensoriais secundárias podem produzir sintomas relacionados com um quadro de agnosia.
- A área motora primária e as secundárias estão localizadas no lobo frontal. O córtex motor primário envia projeções para os músculos estriados responsáveis pelo movimento voluntário, e lesões nessa área produzem paralisia. As áreas motoras secundárias são responsáveis pelo planejamento motor que envia projeções para o córtex motor primário. Lesões nessas áreas podem produzir sistemas relacionados com paresia e apraxia. As regiões corticais terciárias estão envolvidas em funções mentais complexas, como características da personalidade, bem como com processos atencionais, motivacionais e emocionais.
- O córtex cerebral humano pode desenvolver funções lateralizadas. Como se sabe, a linguagem está associada ao hemisfério esquerdo. A área de Wernicke é responsável pela compreensão da linguagem, enquanto a área de Broca se responsabiliza pela produção da fala. O comprometimento dessas duas regiões pode causar sintomas relacionados, respectivamente, com a afasia

> sensorial e a motora. A região análoga de Wernicke no hemisfério direito está envolvida na compreensão da prosódia, ao passo que a região análoga de Broca no hemisfério direito está associada à produção da prosódia, e o comprometimento dessas duas regiões pode levar, respectivamente, a sintomas relacionados com aprosódia sensorial e motora.

QUESTÕES

1. A região do córtex cerebral filogeneticamente mais recente, responsável pelas funções mentais mais complexas, encontrando sua expressão máxima no cérebro humano, é denominada:
   a) Arquicórtex
   b) Paleocórtex
   c) Neocórtex
   d) Alocórtex
   e) Isocórtex

2. Uma organização citoarquitetônica homogênea do córtex cerebral, formada por seis camadas muito bem definidas, é denominada:
   a) Arquicórtex
   b) Paleocórtex
   c) Neocórtex
   d) Alocórtex
   e) Isocórtex

3. Uma área de córtex cerebral localizada entre dois ou mais sulcos é chamada de:
   a) Giro
   b) Gânglio
   c) Lobo
   d) Lóbulo
   e) Núcleo

4. No que consiste o córtex cerebral primário?
   a) Qualquer região do córtex cerebral que receba informações dos receptores sensoriais.
   b) Qualquer região do córtex cerebral que envie informações para os músculos estriados.
   c) Qualquer região do córtex cerebral que receba informações dos receptores sensoriais e envie informações para os músculos estriados.

d) Regiões específicas do córtex cerebral responsáveis pela interpretação de estímulos do meio externo.

e) Regiões específicas do córtex cerebral responsáveis pelo início dos comportamentos voluntários.

5. Com quais funções estão relacionados, respectivamente, os córtices sensoriais primários localizados nos lobos parietal, temporal e occipital?
   a) Somestesia, audição e visão
   b) Audição, somestesia e visão
   c) Somestesia, visão e audição
   d) Olfação, visão e audição
   e) Audição, olfação e visão

6. Lesões em qualquer uma das áreas corticais sensoriais secundárias localizadas nos lobos parietal, temporal ou occipital podem produzir sintomas relacionados com um quadro de:
   a) Afasia motora
   b) Afasia sensorial
   c) Agnosia
   d) Aprosódia motora
   e) Aprosódia sensorial

7. A área motora primária e as secundárias estão localizadas no:
   a) Lobo occipital
   b) Lobo parietal
   c) Lobo temporal
   d) Lobo frontal
   e) Lobos frontal e parietal

8. Dentre as estruturas a seguir, qual não constitui uma área cortical motora secundária?
   a) Córtex motor suplementar
   b) Córtex pré-motor
   c) Córtex pré-frontal
   d) Área de Broca
   e) Área análoga de Broca no hemisfério oposto

9. Lesões em qualquer uma das áreas corticais motoras secundárias pode produzir sintomas relacionados com um quadro de:
   a) Paralisia

b) Apraxia
c) Hipocinesia
d) Bradicinesia
e) Acinesia

10. Analise as afirmativas a seguir:
I. O córtex pré-frontal, o giro angular e o córtex límbico constituem córtices associativos terciários.
II. A região parieto-têmporo-occipital também é chamada de giro angular.
III. As funções relacionadas com os córtices associativos terciários são sempre lateralizadas.
IV. Dentre as diversas funções relacionadas com o córtex associativo terciário estão as características da personalidade de um indivíduo.

Selecione a opção correta:
a) Todas as afirmativas estão corretas.
b) As afirmativas I, II e III estão corretas.
c) As afirmativas I, II e IV estão corretas.
d) As afirmativas I e III estão corretas.
e) As afirmativas I e II estão corretas.

11. Uma lesão na área de Wernicke pode produzir sintomas relacionados com um quadro de:
a) Afasia motora
b) Afasia sensorial
c) Agnosia
d) Aprosódia motora
e) Aprosódia sensorial

12. Uma lesão na área análoga à de Wernicke no hemisfério oposto pode causar sintomas relacionados com um quadro de:
a) Afasia motora
b) Afasia sensorial
c) Agnosia
d) Aprosódia motora
e) Aprosódia sensorial

13. O feixe de fibras que transmite as informações da área de Wernicke para a de Broca é denominado:
a) Lemnisco lateral

b) Lemnisco medial
c) Fascículo arqueado
d) Fascículo grácil
e) Fascículo cuneiforme

14. Uma lesão na área de Broca pode acarretar sintomas relacionados com um quadro de:
a) Afasia motora
b) Afasia sensorial
c) Agnosia
d) Aprosódia motora
e) Aprosódia sensorial

15. Uma lesão na área análoga à de Broca no hemisfério oposto pode causar sintomas relacionados com um quadro de:
a) Afasia motora
b) Afasia sensorial
c) Agnosia
d) Aprosódia motora
e) Aprosódia sensorial

REFERÊNCIAS BIBLIOGRÁFICAS

1. Luria AR. Fundamentos de neuropsicologia. São Paulo: Universidade de São Paulo; 1981.
2. Rakic P. Evolution of the neocortex: a perspective from developmental biology. Review Nat Rev Neurosci. 2009;10:724-35.
3. Ramachandran VS, Blackslee S. Fantasmas no cérebro: uma investigação dos mistérios da mente humana. Rio de Janeiro: Record; 2004.
4. Sacks O. O homem que confundiu sua mulher com o chapéu. São Paulo: Companhia das Letras; 1997.
5. Chance SA, Crow TJ. Distinctively human: cerebral lateralisation and language in Homo sapiens. J Anthropol Sci. 2007;85:83-100.
6. Corballis MC. Left brain, right brain: Facts and fantasies. PLoS Biol. 2014;12:e1001767.
7. Damásio A. O erro de Descartes: emoção, razão e cérebro humano. São Paulo: Companhia das Letras; 1996.
8. Sherwood L. Fundamentals of human physiology. 4.ed. Philadelphia: Cengage; 2012.

5
O sistema límbico e sua relação com a memória

J. Landeira-Fernandez
Julia Landeira-Zylberberg
Thomas E. Krahe

INTRODUÇÃO

O conceito de sistema límbico tem uma história que remonta ao século XIX, quando Paul Broca reconheceu um conjunto de estruturas corticais comuns a todos os mamíferos e dispostas em torno da face medial do hemisfério cerebral. Por essa razão, Broca[1] chamou esse grupo de estruturas corticais de o grande lobo límbico (*limbus* em latim significa anel, em torno de), atribuindo-lhe funções olfativas. Em 1937, James Papez[2] propôs que o lobo límbico descrito por Broca, com outras estruturas neurais localizadas no diencéfalo, formaria um circuito neural hoje conhecido como circuito de Papez, responsável pela origem das emoções.

Em 1949, Paul MacLean[3] observou que outras estruturas localizadas no telencéfalo também se inter-relacionavam e mantinham projeções recíprocas com o circuito de Papez. Em sua Teoria Trina do Cérebro, MacLean cunhou a expressão sistema límbico para designar esse novo conjunto de estruturas interconectadas e relacionadas com a origem de diferentes emoções (ver Capítulo 3 – "Aspectos evolutivos e a classificação do sistema nervoso").

Algum tempo depois, Wallace Nauta[4] destacou que, no nível do tronco encefálico, um grupo de outras estruturas não só mostrava relações entre si, mas também mantinha conexões com o referido sistema límbico. Nauta chamou esse outro conjunto de estruturas de área límbica mesencefálica. Assim, o conceito de sistema límbico foi ampliado para abranger estruturas mais caudais do SNC associadas a reações emocionais mais primitivas, bem como estruturas mais rostrais relacionadas com funções cognitivas.

Atualmente, acredita-se que o sistema límbico seja formado por diversas estruturas neurais localizadas em diferentes regiões do SNC, formando diversos circuitos neurais responsáveis por variadas funções mentais, como emoção, motivação, aspectos cognitivos complexos e comportamento social. Parte dessas estruturas consiste em regiões corticais filogeneticamente mais antigas (alocórtex) e outra parte é formada por estruturas nucleares localizadas abaixo do córtex cerebral. A Figura 1* apresenta as estruturas corticais e nucleares que participam do sistema límbico.

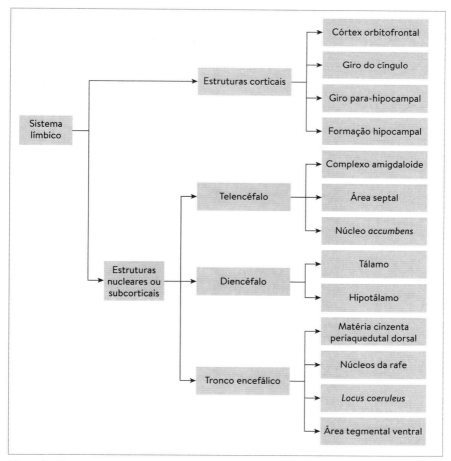

Figura 1 Estruturas corticais e nucleares ou subcorticais que participam do sistema límbico.

---

* A versão colorida das figuras deste capítulo pode ser encontrada em http://www.soupro.com.br/nnce/index.php/snc.

ESTRUTURAS LÍMBICAS CORTICAIS

A Figura 2 ilustra as quatro regiões que formam o córtex límbico. O córtex orbitofrontal compreende a superfície ventral do lobo frontal. Embora parte dessa região seja formada por uma estrutura cortical em seis camadas (isocórtex), sua porção posterior não apresenta uma estrutura em camadas bem diferenciada (alocórtex), caracterizando o córtex orbitofrontal como uma região de transição entre o paleocórtex e o neocórtex. Essa região participa de circuitos neurais envolvidos com a cognição social, processos de tomada de decisão e expectativas no sentido de comparar a ocorrência futura de eventos reforçadores e de punição. A lesão dessa área pode causar diversos sintomas, como comprometimento da atenção e do pensamento abstrato, diminuição da atividade espontânea e reações afetivas.

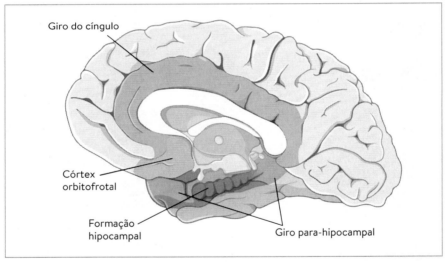

Figura 2 Vista medial do sistema nervoso central com as quatro regiões que formam o córtex límbico.

Região cortical mais significativa do sistema límbico, o giro do cíngulo contorna toda a área superior do corpo caloso, formando uma estrutura em forma de "C". Trata-se, também, de uma região de transição entre o paleocórtex e o neocórtex. Graças à sua longa extensão, pode ser subdividido em uma porção anterior e outra posterior, onde se conecta com o giro para-hipocampal pelo istmo do giro do cíngulo. A porção anterior do giro do cíngulo está associada à experiência consciente de diferentes estados emocionais com valências positiva e negativa, sendo responsável pelo aspecto afetivo do processamento de estímulos dolorosos, bem como pelos sentimentos de mal-estar causados por situações de separação ou exclusão social. A porção posterior participa de processos relacionados com a cognição social, como a capacidade de compreender e atribuir estados mentais e motivações de si mesmo a outras pessoas. Essa habilidade, denominada "teoria da mente", permite que o indivíduo interprete e preveja o comportamento de outras pessoas. O comprometimento da atividade do giro do cíngulo posterior pode promover diversas alterações psicológicas, como a dificuldade em lidar com situações de conflito, deflagrando comportamentos impulsivos e violentos. Transtornos emocionais relacionados com ansiedade e depressão também podem estar associados a disfunções tanto da porção anterior como da posterior do giro do cíngulo.

O giro para-hipocampal também é composto por várias estruturas corticais de transição entre o paleocórtex e o neocórtex, incluindo os córtices perirrinal e entorrinal. Representa uma continuação do giro do cíngulo na face medial de cada hemisfério cerebral e termina em sua extremidade anterior com o úncus, estrutura relacionada com o processamento de estímulos olfativos. O giro para-hipocampal é responsável pelo processamento de diferentes modalidades sensoriais, bem como por processos mnemônicos capazes de integrar estímulos polimodais complexos, tendo papel importante no reconhecimento de paisagens e locais familiares. Por essa razão, o comprometimento dessa área pode acarretar dificuldade de reconhecer locais habituais dentro ou fora de casa, sintomas que podem estar associados à doença de Alzheimer.

A formação hipocampal, uma das regiões corticais mais antigas filogeneticamente (arquicórtex), pode ser dividida em giro denteado, hipocampo propriamente dito[†], formado pelas regiões CA1, CA2 e CA3[‡], e subículo. Apresenta um circuito neural que inicia e termina no córtex entorrinal, um dos componentes do córtex para-hipocampal. A Figura 3 ilustra esse circuito neural. O giro denteado recebe projeções do córtex entorrinal por meio de um conjunto de axônios denominado via perfurante, e se projeta para diferentes regiões do hipocampo, sendo mais intensa a projeção para a região CA3 por meio de um sistema de axônios denominados fibras musgosas. A região CA3 se projeta para a região CA1 por meio de outro sistema de fibras, conhecido como colaterais de Schaffer. Finalmente, a região CA1 se projeta para o subículo, que envia projeções para o córtex entorrinal, finalizando assim a alça da formação hipocampal.

[†] Estrutura cerebral com o formato de um cavalo-marinho.
[‡] CA é a abreviação de corno de Ammon ou chifre de carneiro – Ammon era um deus egípcio representado por uma cabeça de carneiro.

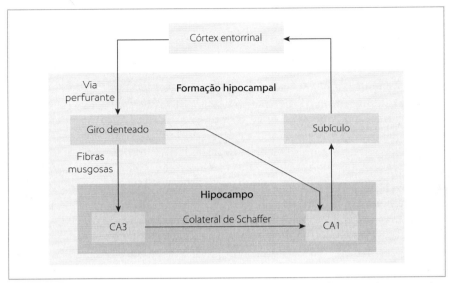

Figura 3 Circuito neural entre as estruturas que fazem parte da formação hipocampal.

Esse circuito está envolvido em processos de plasticidade neuronal mediados por mecanismos de potenciação de longo prazo. Dentre as funções dessa região límbica cortical se destaca a formação de memórias e de mapas cognitivos necessários à navegação espacial. De fato, a formação hipocampal é uma das primeiras estruturas a apresentar comprometimento na doença de Alzheimer.

O hipocampo não funciona como uma estrutura única, podendo ser dividido em uma região dorsal e outra ventral. Empregando-se a figura do cavalo-marinho, a porção dorsal (ou posterior em seres humanos) do hipocampo representa a cabeça e o corpo do cavalo, enquanto a porção ventral (ou anterior em seres humanos) constitui sua longa cauda enrolada. A porção dorsal desempenha funções principalmente cognitivas. A porção ventral está relacionada com aspectos emocionais graças às projeções que mantêm com o complexo amigdaloide.

ESTRUTURAS LÍMBICAS NUCLEARES OU SUBCORTICAIS

Além das regiões corticais, o sistema límbico é composto por estruturas neurais que também apresentam uma coloração cinzenta, mas que estão localizadas abaixo do córtex cerebral. Essas estruturas, denominadas núcleos, não têm uma organização citoarquitetônica como no caso do córtex cerebral. Entretanto, constituem local de comunicação sináptica, processo extremamente importante na formação de circuitos neurais. A substância branca, por sua vez, constitui a bainha de mielina que envolve o axônio dos neurônios, indicando a presença de feixes de fibras que levam ou trazem informações de regiões corticais ou subcorticais ao longo do SNC. As estruturas nucleares que formam a substância cinzenta subcortical estão mergulhadas em substância branca e distribuídas ao longo do telencéfalo, diencéfalo e tronco encefálico, formando circuitos neurais com outras estruturas nucleares ou corticais, caracterizando assim os diferentes níveis de organização cerebral do sistema límbico.

Estruturas límbicas do telencéfalo

Em 1937, Heinrich Kluver e Paul Bucy[5] observaram que, após a lesão bilateral do lobo temporal, macacos perdiam completamente as reações de medo diante de estímulos de perigo. Por exemplo, cobras ou escorpiões não produziam mais qualquer reação de medo, embora os macacos lesionados não apresentassem qualquer prejuízo sensorial. Era como se eles apresentassem uma espécie de "cegueira psíquica". Esse quadro, hoje conhecido como Síndrome de Kluver e Bucy, envolve principalmente o comprometimento do complexo amigdaloide, uma estrutura em forma de amêndoa situada no interior dos lobos temporais que processa a presença de perigos reais ou potenciais. O complexo amigdaloide é responsável, também, por coordenar um conjunto de respostas comportamentais, autonômicas e endócrinas a esses estímulos de perigo. A ativação do complexo amigdaloide na ausência de qualquer situação de perigo está relacionada com diferentes transtornos de ansiedade.

O núcleo *accumbens* é outra estrutura localizada no interior do telencéfalo e sua função está relacionada com a sensação de prazer, sendo, consequentemente, responsável pela modulação de processos motivacionais associados à aquisição de comportamentos mediados por reforço positivo. A área septal também está relacionada com sensações de prazer. A destruição dessa área em animais acarreta um fenômeno conhecido como "raiva septal", caracterizado por hiperatividade emocional, ferocidade e ira diante de situações que não costumam alterar o comportamento animal.

Estruturas límbicas do diencéfalo

Região mais caudal do cérebro, o diencéfalo é constituído por tálamo, hipotálamo, epitálamo, metatálamo e subtálamo. Trata-se de uma área relativamente pequena, porém de extrema importância para o processamento de informações sensoriais dos meios externo e interno, bem como para o controle de respostas autonômicas e hormonais. O tálamo é formado por diferentes núcleos relacionados com o processamento de estímulos do meio externo, representando uma espécie de relé do componente aferente do sistema nervoso somático, antes de essas informações atingirem o córtex sensorial primário (ver Capítulo 6 – "Sistemas sensoriais e motores"). Os núcleos anteriores do tálamo representam a região talâmica responsável pelo controle emocional e participam do circuito de Papez.

Apesar de ter o tamanho de uma pérola, o hipotálamo exerce funções extremamente importantes, relacionadas com a manutenção da homeostase, por meio do controle de respostas autonômicas e hormonais. Essa estrutura diencefálica pode ser dividida em três regiões distintas. A região periventricular tem relação direta com a glândula pituitária ou hipófise e, por isso, participa da regulação do sistema endócrino (ver "Eixo hipotalâmico-hipofisário-adrenal"). A região medial está relacionada com o controle do sistema nervoso parassimpático, bem como com processos associados à saciedade e ao término do comportamento alimentar. Finalmente, a região lateral está envolvida com o controle do sistema nervoso simpático e o início do comportamento alimentar.

Estruturas límbicas do tronco encefálico

O tronco cerebral está situado entre o diencéfalo e a medula espinhal. Em sua porção mais rostral está o mesencéfalo; na porção intermediária, a ponte, e em sua porção mais caudal, o bulbo. Um conjunto de núcleos bem definidos que fazem parte da formação reticular também participa de diferentes circuitos neurais do sistema límbico, dentre os quais se destaca a matéria cinzenta periaquedutal dorsal (MCPD), bem como os núcleos da rafe, o lócus coeruleus e a área tegmental ventral, estruturas responsáveis pela produção de importantes neurotransmissores, como serotonina, noradrenalina e dopamina, respectivamente.

A MCPD corresponde à substância cinzenta que circunda a porção dorsal do aqueduto cerebral, que conecta o terceiro e o quarto ventrículos. Essa região está estreitamente relacionada com respostas primitivas de defesa contra estímulos de perigo do meio externo, especialmente os associados à dor (estímulos nociceptivos). Evidências indicam que a origem do ataque de pânico pode estar relacionada com a ativação patológica da MCPD, produzindo uma espécie de "alarme falso" no sentido de que não existe um estímulo externo responsável pela origem da reação de defesa. Em consonância com essa possibilidade, a estimulação elétrica da MCPD produz, em humanos, efeitos muito parecidos com os sintomas presentes em um ataque de pânico, como medo intenso ou terror e o sentimento de morte iminente, acompanhado por taquicardia, hiperventilação, asfixia, hipertensão arterial, dores no peito, tontura e náusea.

Os núcleos da rafe consistem em um grupamento de nove núcleos distribuídos por todo o tronco encefálico. Nessa região a serotonina é produzida e distribuída para todo o cérebro por meio de projeções ascendentes. Dentre as várias funções desses núcleos estão a regulação do sono e as reações de ansiedade e depressão. O lócus coeruleus constitui a principal fonte de noradrenalina de todo o SNC e tem como principais funções processos relacionados com alerta e respostas fisiológicas a situações de perigo.

A área tegmental ventral representa um conjunto de neurônios localizados no mesencéfalo. Esses neurônios são os principais produtores de dopamina, projetando-se para diferentes regiões do cérebro. Esses diferentes sistemas dopaminérgicos que têm origem na área tegmental ventral estão intimamente associados aos circuitos neurais relacionados com o sentimento de prazer, como será discutido a seguir.

O SISTEMA LÍMBICO E SEUS CIRCUITOS NEURAIS

A melhor maneira de compreender o sistema límbico é, provavelmente, considerando o fato de que diferentes circuitos neurais são responsáveis por formas distintas de produção de reações emocionais e motivacionais que interagem com processos cognitivos e sociais com o objetivo de atender às demandas do meio externo e produzir respostas adequadas a essas demandas, levando em consideração uma série de reações fisiológicas ante as constantes mudanças do meio interno. O conceito de sistema límbico busca integrar a atividade de vários circuitos neurais que busca adaptar o indivíduo ao seu meio. A título de ilustração, a seguir serão discutidos dois circuitos neurais, um relacionado com o sentimento de prazer e responsável pela motivação do comportamento alimentar e sexual e o outro responsável por proteger o indivíduo de perigos externos.

Circuitos neurais do prazer

Os circuitos neurais relacionados com o sentimento de prazer foram descobertos por acaso por James Olds e Peter Milner em meados do século XX[§]. Peter Milner realizava experimentos com animais para estudar os efeitos da estimulação elétrica da formação reticular sobre reações de alerta. Em virtude de um erro no processo de inserção do eletrodo no cérebro em um dos ratos, o eletrodo realmente estimulou uma estrutura em direção à parte frontal do

---

§ Peter Milner era inglês. Casou-se com Brenda Langford que, após o casamento, adotou o sobrenome do marido (Brenda Milner). Ao final da Segunda Guerra Mundial, ambos foram cursar o doutorado na Universidade de McGill, em Montreal, Canadá. Peter Miller foi aluno de James Olds e descobriu os circuitos neurais do prazer. Brenda Milner foi aluna de Donald Hebb e, graças às suas descobertas sobre o funcionamento da memória, é considerada uma das pioneiras da neuropsicologia.

cérebro chamada área septal lateral. Olds e Milner[6] observaram que o rato retornava repetidamente à área da gaiola de teste onde havia recebido a estimulação elétrica. Após essa descoberta, os pesquisadores alteraram um pouco o procedimento, deixando que os próprios animais pressionassem uma barra para receber a estimulação elétrica no cérebro. Por meio desse procedimento, mapearam as áreas do cérebro que se mostravam mais prazerosas, uma vez que os animais não paravam de pressionar a barra para se autoestimularem.

Dentre os vários circuitos relacionados com a experiência subjetiva de prazer se destaca a presença do sistema mesolímbico, composto por neurônios dopaminérgicos que têm origem na área tegmental ventral e atingem o núcleo *accumbens*. Esse sistema participa de processos motivacionais com grande valor reforçador e está relacionado com mecanismos que levam à dependência de drogas que produzem sensações de prazer e bem-estar. Uma atividade excessivamente alta do sistema mesolímbico também parece estar envolvida com sintomas positivos da esquizofrenia, como alucinações e delírios.

Neurônios dopaminérgicos que formam a área ventral tegmental também dão origem ao sistema mesocortical, que atinge o córtex pré-frontal com participação importante em funções relacionadas com o controle cognitivo de processos motivacionais e emocionais.

Alterações no sistema mesocortical em decorrência do consumo de drogas de abuso podem estar relacionadas com o comportamento compulsivo, que se caracteriza por uma intensa resistência inicial ao consumo, porém sem sucesso e, muitas vezes, quando realizado, não leva à sensação de prazer, produzindo principalmente uma sensação de alívio. Problemas na atividade desse sistema estão associados, ainda, aos sintomas negativos da esquizofrenia, que incluem o empobrecimento da expressão afetiva, da vontade e do conteúdo do pensamento, além de isolamento social e apatia.

Circuitos neurais do medo

Diversos circuitos neurais responsáveis pela defesa do indivíduo contra perigos do meio externo foram selecionados ao longo da evolução. De fato, o cérebro humano apresenta vários circuitos neurais relacionados com a detecção de estímulos de perigo, bem como com a expressão de reações de defesa diante desses estímulos. Circuitos neurais filogeneticamente mais antigos produzem reações de defesa mais intensas em comparação com circuitos que envolvem estruturas filogeneticamente mais recentes. No primeiro caso, estão estruturas límbicas localizadas no tronco encefálico, como a MCPD, os núcleos da rafe e o lócus coeruleus. Dentre essas estruturas se destaca a MCPD, relacionada com respostas primitivas a estímulos de perigo real. Projeções descendentes da MCPD atingem a medula espinhal e acionam um conjunto de reações de defesa, como correr e pular.

Da MCPD também partem projeções ascendentes que atingem o complexo amigdaloide, epicentro do circuito neural responsável pelo gerenciamento de um conjunto de reações mais elaboradas de defesa. Projeções neurais para a matéria cinzenta periaquedutal ventral dão origem a reações comportamentais relacionadas com a redução da atividade motora. Projeções para o núcleo motor facial controlam determinadas expressões faciais. O complexo amigdaloide envia ainda projeções descendentes para diferentes regiões hipotalâmicas, produzindo uma série de respostas fisiológicas. Projeções que chegam ao núcleo paraventricular do hipotálamo dão origem a um conjunto de reações hormonais controladas pelo eixo hipotalâmico-hipofisário-adrenal e que serão apresentadas na próxima seção.

O hipocampo participa do controle dessas respostas hormonais, bem como de sistemas neurais que contribuem para a formação das memórias de longo prazo. O hipocampo, ao processar as reações hormonais, pode ativar memórias relacionadas com situações de perigo por meio de projeções até as áreas corticais superiores, como o córtex pré-frontal. Esses processos mnemônicos de longa duração podem acarretar preocupações crônicas, persistentes e excessivas, sintomas que caracterizam vários transtornos de ansiedade, como transtorno de ansiedade generalizada.

O complexo amigdaloide controla também a atividade do sistema nervoso simpático por meio de projeções que atingem o hipotálamo lateral, que, por sua vez, se projeta para a medula espinhal, de onde partem neurônios que atingem diferentes órgãos e glândulas do corpo, produzindo uma série de respostas fisiológicas que preparam o indivíduo para lidar com o perigo externo. No tronco encefálico se encontra o núcleo do trato solitário, que, além de monitorar a atividade do sistema nervoso simpático, se projeta para o córtex da ínsula, que, por sua vez, envia projeções para o giro do cíngulo anterior, onde ocorrem a consciência dessas reações e a experiência subjetiva de perigo. O processamento consciente dessas respostas fisiológicas de grande intensidade na ausência de um estímulo externo provavelmente está associado à etiologia do transtorno de pânico. É interessante observar que, de acordo com esse circuito neural, o aspecto subjetivo associado à consciência do medo é a consequência, e não a causa de alterações fisiológicas do corpo humano.

Essa concepção acerca da consciência de uma emoção está em consonância com uma antiga teoria proposta de forma independente por William James[7] e Carl Lange[8]. Atualmente, essa teoria vem sendo revitalizada por António Damásio[9] sob o nome de Teoria do Marcador Somático. De acordo com Damásio, a consciência de uma emoção (denominada "sentimento") seria função do processamento dessas reações corporais associadas a processos de memória que são mediados pela formação hipocampal e suas projeções corticais.

A relação entre os processos conscientes de uma emoção durante o processamento e a expressão de comportamentos e reações fisiológicas de defesa a uma situação de perigo também tem sido investigada por Joseph LeDoux[10]. Informações sensoriais do mundo externo chegam até o tálamo, que, por sua vez, envia projeções para o complexo amigdaloide. Essa é uma via rápida, na qual ocorre uma leitura tosca, mas conservadora, em relação à possível presença de perigo, desencadeando um conjunto de reações comportamentais e fisiológicas, como discutido anteriormente. Do tálamo partem também projeções para os córtices sensoriais primários, uma via bem mais lenta, que permite uma análise consciente e mais refinada dos estímulos do meio externo. Em seguida, essas regiões corticais repassam essas informações para o complexo amigdaloide e, se a análise mais detalhada indicar que não existe perigo, as reações comportamentais e fisiológicas orquestradas pelo complexo amigdaloide serão interrompidas.

EIXO HIPOTALÂMICO-HIPOFISÁRIO-ADRENAL

Ao longo da evolução, o sistema endócrino, responsável pela regulação do ambiente interno, e o sistema nervoso, responsável pela interação do indivíduo com o meio externo, se desenvolveram de um modo relativamente independente. Em determinado ponto da história evolutiva, o sistema nervoso também passou a controlar o comportamento do sistema endócrino e, consequentemente, a regulação do ambiente interno, conjugando, assim, um conjunto de respostas fisiológicas e comportamentais a situações de perigo do meio externo.

Estudos pioneiros realizados por Hans Selye[11] serviram de base para a compreensão de como o sistema nervoso exerce controle sobre reações hormonais. A Figura 4 ilustra como o SNC controla a atividade endócrina do corpo humano. Ao receberem a informação do complexo amigdaloide sobre a presença de um perigo real ou potencial no meio externo, os neurônios do núcleo paraventricular do hipotálamo deflagram uma série de reações hormonais em cascata. De início, liberam o fator de liberação de corticotropina (CRF, do inglês *corticotropin releasing factor*), que segue em direção à hipófise, glândula situada na base do cérebro. Essa glândula libera no sangue o hormônio adrenocorticotrófico (ACTH, do inglês *adrenocorticotropic hormone*), que atinge o córtex da glândula suprarrenal. Ali, o ACTH promove a liberação de glicocorticoides, tais como o cortisol e a corticosterona no sangue. Essas substâncias induzem várias reações fisiológicas, como o aumento dos níveis de glicose no sangue (fonte extra de energia para uma eventual luta ou fuga), ou mesmo efeitos sobre os sistemas imunológico e cicatricial para restaurar eventuais danos físicos.

Essas respostas fisiológicas preparam o indivíduo para enfrentar possíveis estímulos de perigo. Quando esses estímulos desaparecem, os níveis dos hormônios tendem a regressar aos níveis basais. Essa regulação é realizada por um sistema de retroalimentação negativa mediada pelo hipocampo. Quando os glicocorticoides se ligam a receptores apropriados do hipocampo, este dispara um comando para que o núcleo paraventricular do hipotálamo não ative mais o CRF. Com isso, a hipófise para de liberar o ACTH. Assim, enquanto o complexo amigdaloide reage aos sinais de perigo e desencadeia o processo de liberação de ACTH, o hipocampo atua no sentido oposto, inibindo a liberação desse hormônio.

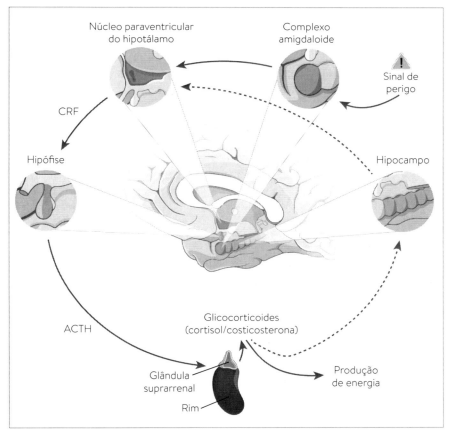

Figura 4 Eixo hipotalâmico-hipofisário-adrenal. Setas cheias representam conexões excitatórias; setas tracejadas, conexões inibitórias; PVN: núcleo paraventricular; CRF; fator de liberação de corticotropina; ACTH: hormônio adrenocorticotrófico.

O contato contínuo e incontrolável com estímulos de perigo interfere drasticamente nesse sistema, acarretando falhas nesse mecanismo de retroalimentação negativa. Como o complexo amigdaloide continua a detectar perigo, as respostas hormonais em cascata não cessam, como se o indivíduo estivesse constantemente se preparando para o perigo. Estudos neuroanatômicos revelam que essa situação de estresse crônico promove a degeneração de muitos neurônios do hipocampo, o que pode explicar a falha desse mecanismo de retroalimentação negativa. Como o hipocampo também é uma estrutura muito importante para o processamento de memórias, a destruição de parte desses neurônios talvez esteja envolvida na falha de memória frequente em pessoas submetidas a estresse crônico.

O mau funcionamento desse sistema pode ainda induzir ou agravar doenças psicossomáticas, como úlceras gástricas, psoríases, hipertensão arterial e distúrbios cardíacos. A regulação, pelo hipotálamo, da liberação de hormônios pela hipófise também pode estar relacionada ao funcionamento do sistema imunológico. Embora os mecanismos ainda não estejam totalmente esclarecidos, parece haver uma relação entre o SNC, responsável pela percepção, reação e consciência do medo, e o sistema imunológico, que defende o corpo de uma série de doenças oportunistas.

O SISTEMA LÍMBICO E A MEMÓRIA

Diversos sistemas de memória permitem que informações previamente adquiridas sejam armazenadas e evocadas a cada momento. A memória de longo prazo tem a capacidade de armazenar informações por longo período, na ordem de dias, meses ou anos. Pelo menos dois sistemas independentes fazem parte da memória de longo prazo: a memória explícita ou declarativa, que depende de processos conscientes, e a memória implícita ou não declarativa, que não depende da consciência e pode se expressar pelo comportamento. A memória explícita pode ser subdividida em semântica (conhecimento geral ou fatos do mundo em que o sujeito vive) e episódica (memórias de eventos específicos que foram vivenciados pelo indivíduo). Há vários sistemas de memória implícita, incluindo a memória de procedimento, relacionada com as diferentes habilidades motoras e experiências emocionais.

Emoção e memória estão estreitamente relacionadas. Por essa razão, estruturas que compõem o sistema límbico participam de diferentes circuitos neurais relacionados com a memória. As raízes da relação entre emoção e memória remontam a um estudo realizado pelo psicólogo suíço Edouard Claparède, que, em 1911, demonstrou que uma experiência emocional poderia ser adquirida, armazenada e evocada na ausência de qualquer processo consciente. Nesse estudo, Claparéde[12] examinou uma senhora portadora da síndrome de Korsakoff com quadro grave de amnésia anterógrada. Ao lhe ser apresentada, a paciente o cumprimentou e os dois tiveram uma conversa normal. No entanto, quando Claparéde saiu da sala e voltou alguns minutos depois, ela não o reconheceu e nem sequer se lembrava do diálogo que haviam mantido pouco tempo antes. Em vários momentos, o psicólogo repetiu a situação, e o comportamento da paciente foi sempre o mesmo. Certa vez, Claparéde usou uma agulha escondida na manga de sua camisa para espetar a mão da paciente ao cumprimentá-la. Como era de esperar, mais tarde ela não foi capaz de recordar conscientemente o acidente doloroso. Entretanto, passou a se recusar a apertar a mão de Claparéde nas outras ocasiões em que ele retornou à sala, indicando que seu sistema de memória implícita, que se encontrava preservado, foi capaz de armazenar e evocar a experiência aversiva pela qual passara.

Esses resultados são semelhantes aos observados no caso HM, estudado de maneira sistemática desde a década de 1950 por Brenda Milner[¶] na Universidade de McGill, em Montreal, Canadá. O déficit de memória de HM surgiu após uma cirurgia realizada em 1953, em que grande parte de seu lobo temporal foi removida bilateralmente, incluindo a formação hipocampal, para o tratamento de uma epilepsia refratária a tratamento farmacológico. Após a cirurgia, HM apresentou profunda dificuldade para consolidar novas informações na memória de longo prazo. A despeito dessa grave amnésia anterógrada, HM era capaz de aprender novas tarefas motoras, bem como experiências emocionais, embora não tivesse nenhuma lembrança consciente de que as tivesse aprendido. Esses estudos culminaram na forma como são compreendidos os diferentes sistemas que integram a memória de longo prazo.

Sabe-se que o hipocampo e o complexo amigdaloide estão envolvidos nos aspectos explícitos e implícitos de uma experiência emocional. Uma dupla dissociação desses dois processos mnemônicos foi demonstrada por um estudo conduzido por Bechara et al.[14], no qual foram empregadas duas medidas para avaliar a aquisição de uma experiência emocional produzida por meio de um condicionamento clássico de medo. A evocação consciente da associação entre um estímulo condicionado (um estímulo visual) e um estímulo incondicionado (um ruído forte) foi usada como uma medida da memória explícita. A mudança na resistência da pele na presença do estímulo condicionado foi adotada como medida da memória implícita, uma vez que essa resposta é controlada pelo sistema nervoso simpático.

Os resultados indicaram que os sujeitos-controle adquiriram ambas as respostas. Os pacientes que sofriam de amnésia em decorrência de lesões bilaterais do

---

[¶] Ver Milner[13] para uma autobiografia de Brenda Milner.

hipocampo apresentaram alteração na resposta de condutância da pele ao estímulo condicionado, mas não recordavam do episódio da aprendizagem associativa do evento emocional com valência aversiva. Em contraste, os pacientes que sofriam de uma doença rara, conhecida como Urbach-Wiethe e que envolve uma lesão bilateral no complexo amigdaloide, foram capazes de lembrar conscientemente a relação entre o estímulo condicionado e o incondicionado, mas não apresentaram nenhuma alteração na condutância da pele ao estímulo condicionado. Já os pacientes com lesões tanto no hipocampo como no complexo amigdaloide exibiram prejuízos em ambas as medidas de memória, explícita e implícita. Esses resultados ilustram como o hipocampo está associado a memórias episódicas, ao passo que o complexo amigdaloide está envolvido com memórias implícitas de eventos emocionais.

Eventos traumáticos podem alterar drasticamente a maneira como as memórias episódicas são codificadas, armazenadas e evocadas. Um evento traumático pode potencializar uma memória aversiva, como no distúrbio do estresse pós-traumático, ou suprimir completamente esse evento da evocação consciente, como nos distúrbios dissociativos. Infelizmente, ainda não está claro o que determina a acessibilidade ou não de um evento traumático à consciência. A despeito dessa controvérsia, sabe-se que eventos emocionais sem características traumáticas geralmente são mais bem evocados do que eventos neutros. Muitos se lembram do que estavam fazendo em determinadas circunstâncias emocionais, como na tragédia do 11 de setembro ou durante a morte de Ayrton Senna. Projeções recíprocas entre o complexo amigdaloide e o hipocampo podem explicar por que experiências emocionais são tão bem lembradas.

RESUMO

- A expressão "sistema límbico" foi inicialmente proposta por Paul MacLean, atribuindo-lhe funções emocionais. Atualmente, acredita-se que o sistema límbico seja formado por diversas estruturas neurais localizadas em diferentes regiões do SNC, formando diversos circuitos neurais responsáveis por variadas funções mentais, como emoção, motivação, aspectos cognitivos complexos e comportamento social. Parte dessas estruturas consiste em regiões corticais filogeneticamente mais antigas e outra parte é formada por estruturas nucleares localizadas abaixo do córtex cerebral.
- Quatro regiões formam o córtex límbico: o córtex orbitofrontal, o giro do cíngulo, o giro para-hipocampal e a formação hipocampal. Dentre as estruturas nucleares, encontram-se o complexo amigdaloide, a área septal e

o núcleo *accumbens*, localizadas no telencéfalo. No diencéfalo encontram-se o tálamo e o hipotálamo. Finalmente, no tronco encefálico fazem parte do sistema límbico a matéria cinzenta periaquedutal dorsal, os núcleos da rafe, o locus coeruleus e a área tegmental ventral.

- Essas estruturas que fazem parte de diferentes circuitos neurais são responsáveis por formas distintas de produção de reações emocionais e motivacionais que interagem com processos cognitivos e sociais com o objetivo de atender às demandas do meio externo e produzir respostas adequadas a essas demandas, levando em consideração uma série de reações fisiológicas ante as constantes mudanças do meio interno.

- Dentre os vários circuitos relacionados com a experiência subjetiva de prazer se destaca a presença do sistema mesolímbico, composto por neurônios dopaminérgicos que têm origem na área tegmental ventral e atingem o núcleo *accumbens*. Neurônios dopaminérgicos que formam a área ventral tegmental também dão origem ao sistema mesocortical, que atinge o córtex pré-frontal com participação importante em funções relacionadas com o controle cognitivo de processos motivacionais e emocionais.

- O sistema límbico também é formado por diversos circuitos associados à consciência do medo e responsáveis pela defesa do indivíduo contra perigos do meio externo. O complexo amigdaloide representa o epicentro desses circuitos neurais. Envia projeções para a matéria cinzenta periaquedutal ventral, onde se originam reações comportamentais relacionadas com a redução da atividade motora. Projeções para o núcleo motor facial controlam determinadas expressões faciais. O complexo amigdaloide envia ainda projeções descendentes para diferentes regiões hipotalâmicas, produzindo uma série de respostas fisiológicas. Projeções que chegam ao núcleo paraventricular do hipotálamo dão origem a um conjunto de reações hormonais controladas pelo eixo hipotalâmico-hipofisário-adrenal pela liberação de CRF, que atinge a hipófise, glândula situada na base do cérebro. Essa glândula libera no sangue o ACTH, que estimula o córtex da glândula suprarrenal, liberando glicocorticoides no sangue.

- O hipocampo tem ampla participação em vários circuitos límbicos. É responsável por um sistema de retroalimentação negativa do eixo hipotalâmico-hipofisário-adrenal. Está envolvido ainda com a memória episódica. Circuitos neurais relacionados com a formação hipocampal participam de processos de plasticidade neuronal mediados por mecanismos de potenciação de longo prazo. O comprometimento desses circuitos está relacionado com a origem da doença de Alzheimer.

QUESTÕES

1. A expressão "sistema límbico" foi inicialmente proposta por:
   a) Paul Broca, atribuindo-lhe funções emocionais.
   b) James Papez, atribuindo-lhe funções emocionais.
   c) Paul MacLean, atribuindo-lhe funções emocionais.
   d) James Papez, atribuindo-lhe funções olfativas.
   e) Paul MacLean, atribuindo-lhe funções olfativas.

2. Qual das estruturas corticais a seguir não faz parte do sistema límbico?
   a) Córtex orbitofrontal.
   b) Complexo amigdaloide.
   c) Giro do cíngulo.
   d) Giro para-hipocampal.
   e) Formação hipocampal.

3. Quanto ao córtex orbitofrontal, aponte a afirmativa falsa:
   a) Está relacionado com o processo de tomada de decisão.
   b) Está relacionado com processos de expectativas no sentido de comparar a ocorrência futura de eventos reforçadores e de punição.
   c) Está relacionado com a ocorrência de processos motores voluntários.
   d) O comprometimento dessa área pode produzir sintomas relacionados com problemas de atenção e pensamento abstrato.
   e) O comprometimento dessa área pode produzir sintomas relacionados com a diminuição da atividade espontânea e reações afetivas.

4. Com relação ao giro do cíngulo, aponte a afirmativa falsa:
   a) Participa da experiência consciente de diferentes estados emocionais.
   b) Participa de processos relacionados com a "teoria da mente", ou seja, a capacidade de compreender e atribuir estados mentais e motivações de si mesmo a outras pessoas.
   c) Subdivide-se em uma porção cortical e outra nuclear ou subcortical.
   d) O comprometimento dessa estrutura pode acarretar diversas alterações psicológicas, como a dificuldade de lidar com situações de conflito, deflagrando comportamentos impulsivos e violentos.
   e) O comprometimento dessa estrutura pode promover quadros de ansiedade e depressão.

5. O giro para-hipocampal:
   a) Constitui uma área primária relacionada com o processamento olfativo.
   b) Participa do processamento de diferentes modalidades sensoriais.
   c) Subdivide-se em uma porção hipocampal dorsal e outra ventral.
   d) Envia projeções para o giro do cíngulo.
   e) O comprometimento dessa estrutura pode causar alterações na atividade motora voluntária do indivíduo.

6. Com relação à formação hipocampal, aponte a afirmativa falsa:
   a) Mantém projeções recíprocas com o córtex entorrinal.
   b) É constituída pelo giro denteado, hipocampo e subículo.
   c) Está envolvida em processos de plasticidade neuronal mediados por mecanismos de potenciação de longo prazo.
   d) Trata-se de uma região importante que compõe o sistema límbico.
   e) O hipocampo se subdivide em uma região dorsal e outra ventral. A porção dorsal desempenha funções principalmente emocionais, enquanto a porção ventral está relacionada com aspectos cognitivos.

7. Qual das estruturas telencefálicas ou diencefálicas apontadas a seguir não faz parte do sistema límbico?
   a) Complexo amigdaloide.
   b) Área septal.
   c) Giro do cíngulo.
   d) Núcleo *accumbens*.
   e) Hipotálamo.

8. Qual das estruturas do tronco encefálico listadas a seguir não faz parte do sistema límbico?
   a) Matéria cinzenta periaquedutal dorsal.
   b) Núcleos da rafe.
   c) Lócus coeruleus.
   d) Núcleo rubro.
   e) Área tegmental ventral.

9. Qual das estruturas a seguir não faz parte dos circuitos neurais do prazer?
   a) Área septal lateral.
   b) Área tegmental ventral.
   c) Núcleo *accumbens*.
   d) Córtex pré-frontal.
   e) Córtex pré-motor.

10. Qual das estruturas a seguir não faz parte dos circuitos neurais do medo?
    a) Matéria cinzenta periaquedutal ventral.
    b) Núcleos da rafe.
    c) Núcleo paraventricular do hipotálamo.
    d) Córtex pós-central.
    e) Complexo amigdaloide.

11. Que estrutura neural é responsável por controlar a atividade do eixo hipo-talâmico-hipofisário-adrenal?
    a) Núcleo paraventricular do hipotálamo.
    b) Área septal lateral.
    c) Área tegmental ventral.
    d) Núcleo *accumbens*.
    e) Núcleos da rafe.

12. Qual dos hormônios listados a seguir é liberado pela hipófise?
    a) Adrenocorticotrófico.
    b) Cortisol.
    c) Corticosterona.
    d) Fator de liberação de corticotropina.
    e) Adrenalina.

13. A distinção entre memória episódica e memória semântica envolve dife-renças entre memória para:
    a) Eventos que ficam registrados por alguns minutos e eventos que ficam registrados por longo período.
    b) Eventos que têm grande significado para o sujeito e eventos que têm pouco significado para o sujeito.
    c) Eventos que são únicos para o sujeito e eventos que são comuns a várias pessoas.
    d) Eventos que podem ser facilmente evocados e eventos de difícil evoca-ção.
    e) Eventos que são consolidados de maneira voluntária e eventos que são consolidados de modo involuntário.

14. A incapacidade de consolidar novas informações na memória de longo pra-zo recebe o nome de amnésia:
    a) Infantil.
    b) Implícita.
    c) Proativa.

d) Retrógrada.

e) Anterógrada.

15. Dentre as estruturas listadas a seguir, quais estão associadas, respectivamente, às memórias explícitas episódicas e às memórias implícitas de eventos emocionais?

a) Hipocampo e complexo amigdaloide.

b) Complexo amigdaloide e hipocampo.

c) Núcleos da base e complexo amigdaloide.

d) Complexo amigdaloide e núcleos da base.

e) Hipocampo e núcleos da base.

REFERÊNCIAS BIBLIOGRÁFICAS

1. Broca P. Sur la circonvolution limbique et la scissure limbique. Bull Soc d'Anth.1877;12:646-57 apud Finger S. Origins of neuroscience. New York: Oxford University Press; 1994.
2. Papez JW. A proposed mechanism of emotion. Arch Neurol Psychiatry. 1937;38:725-43.
3. MacLean PD. Psychosomatic disease and the visceral brain. Recent developments bearing on the Papez theory of emotion. Psychosomatic Medicine. 1949;11:338-53.
4. Nauta WJH. Hippocampal projections and related neural pathways to the midbrain in the cat. Brain. 1958;81:319-40.
5. Klüver H, Bucy PC. "Psychic blindness" and other symptoms following bilateral temporal lobectomy in rhesus monkeys. Am J Physiol. 1937;119:352-3.
6. Olds JL, Milner PM. Positive reinforcement produced by electrical stimulation of septal area and other regions of rat brain. J Comparative & Physiological Psychology. 1954;47:419-27.
7. James W. What is an emotion? Mind. 1884;9:188-204.
8. Lange CG. The mechanism of the emotions. Rand B (trans.). In: Rand B (ed.). The classical psychologists. Copenhagen.1912;672-684. Trabalho original publicado em 1885 (Om Sindsbevaegelser et Psyko-Fysiologisk Studie).
9. Damásio A. O erro de Descartes: emoção, razão e cérebro humano. São Paulo: Companhia das Letras; 1996.
10. LeDoux JE. Emotion circuits in the brain. Annu Rev Neurosci. 2000;23:155-84.
11. Selye H. The syndrome produced by diverse noxious agents. Nature. 1936;138:32-4.
12. Claparède E. Recognition and selfhood. Artigo traduzido por Anne-Marie Bonnel, Consciousness and Cognition. 1995;4:371-378. Trabalho original publicado em 1911.
13. Milner B. The history of neuroscience in autobiography. In: Squire LR (ed.). Vol.2. San Diego: Academic Press; 1998. p. 276-305.
14. Bechara A, Tranel D, Damasio H, Adolphs R, Rockland C, Damasio AR. Double dissociation of conditioning and declarative knowledge relative to the amygdala and hippocampus in humans. Science. 1995;269:1115-8.

6
Sistemas sensoriais e motores

J. Landeira-Fernandez
Julia Landeira-Zylberberg
Thomas E. Krahe

SISTEMAS SENSORIAIS

Em 1826, Johannes Müller[*] formulou a Lei das Energias Nervosas Específicas. De acordo com esse princípio, a consciência do mundo externo dependeria de receptores sensoriais responsáveis pela transformação dos estímulos físicos em determinada energia nervosa específica que seria conduzida até o córtex cerebral por nervos específicos de cada modalidade sensorial, produzindo, assim, a experiência consciente desse estímulo[†].

De fato, todos os sistemas sensoriais têm início em receptores sensoriais, estruturas especializadas em transformar estímulos físicos em impulso nervoso, em um fenômeno denominado transdução. Esses receptores podem ser classificados como: exteroceptores, localizados na periferia do corpo e capazes de fornecer informações sobre o meio externo; proprioceptores, localizados nas articulações, músculos e tendões e que produzem informações sobre a posição e o movimento do corpo; e interoceptores, localizados nos órgãos do corpo humano e que fornecem informações sobre o meio interno.

Após a transdução do estímulo físico em potenciais de ação, a informação entra no sistema nervoso central (SNC) pela medula espinhal (nervos espinhais)

---

[*] Ver Isaac (2019)1 para uma descrição histórica da Lei das Energias Nervosas Específicas.

[†] A Lei das Energias Nervosas Específicas levanta uma questão filosófica importante. Por exemplo, se um receptor sensorial da visão for estimulado mecanicamente por uma batida no olho, a pessoa poderá "ver estrelas", embora o estímulo "estrelas" não exista. Portanto, de acordo com esse princípio, a experiência consciente não está diretamente relacionada com o estímulo físico presente no meio externo, mas com a energia específica que chega ao córtex cerebral.

ou pelo tronco encefálico (nervos cranianos), fazendo sua primeira sinapse em nível central. A partir daí, surgem projeções ascendentes, formando circuitos neurais de baixo para cima e alcançando diferentes áreas cerebrais. Circuitos que tiveram origem nos interoceptores podem atingir o tronco encefálico ou o diencéfalo, constituindo o sistema nervoso visceral aferente (ver Capítulo 3 – "Aspectos evolutivos e a classificação do sistema nervoso"). Esses circuitos fornecem informações sobre as condições internas do corpo, como teor de sais minerais, pressão osmótica, temperatura, taxas de oxigênio ou níveis de hormônios no sangue. São essas as informações que oferecem a possibilidade de ter consciência do estado interno do corpo, como, por exemplo, fome, sede, febre ou dor em alguns órgãos.

Circuitos com origem nos proprioceptores levam ao SNC informações importantes sobre o nível de contração dos músculos e a tensão dos tendões. Essas informações são enviadas até o cerebelo, onde são processadas de maneira rápida e não consciente, permitindo a ocorrência automática de um conjunto de reações motoras. Essa integração sensório-motora realizada pelo cerebelo a partir do processamento de informações sensoriais dos proprioceptores é fundamental para o controle do tônus muscular, a manutenção do equilíbrio e a coordenação motora (ver "Cerebelo").

Informações que partem dos músculos e tendões também podem atingir a consciência, tornando possível a localização da posição dos membros no espaço. Nesse caso, o circuito neural responsável pela consciência dessa modalidade sensorial segue o mesmo percurso dos circuitos relacionados com os cinco sentidos, que têm origem nos exteroceptores. Após a primeira sinapse na medula espinhal ou no tronco encefálico, surgem projeções ascendentes que levam informações dos proprioceptores e exteroceptores até regiões bem definidas do tálamo. Uma vez no tálamo, as informações de cada uma dessas modalidades sensoriais são transmitidas para os respectivos córtices sensoriais primários (ver Capítulo 4 – "O córtex cerebral e os circuitos neurais da linguagem"). Informações da propriocepção terminam junto com as informações somestésicas no giro pós-central. Informações olfativas, ao contrário dos demais sistemas sensoriais, atingem o córtex de maneira direta sem realizar qualquer sinapse no tálamo.

Cabe destacar que a atividade desses circuitos neurais de baixo para cima, que constituem as vias aferentes do sistema nervoso somático, pode ser modulada por circuitos de cima para baixo. Essas projeções, ainda hoje pouco claras, transformam estímulos físicos aleatórios e imperfeitos que chegam aos receptores sensoriais em atividade consciente clara e organizada. Já no final do século XIX, o filósofo Francis Herbert Bradley[2] argumentou que o mundo externo seria um mundo instável repleto de mudanças caóticas, aleatórias e sem sentido. A experiência humana com esse mundo vai fazendo a realidade externa parecer cada vez mais organizada e com sentido.

O conceito de modulação de sistemas sensoriais de baixo para cima por mecanismos de cima para baixo também foi discutido pelo fisiologista Hermann von Helmholtz (um dos principais alunos de Johannes Müller) ao propor, em 1867[‡], que mecanismos denominados inferência inconsciente possibilitam que estímulos físicos que atingem os receptores sensoriais, que a princípio não fariam qualquer sentido, cheguem até a consciência de modo altamente organizado. Um exemplo desse mecanismo automático e não consciente é a capacidade de ler "etsa fsare mmseo que as ltears que coõmpem cdaa plavara ejtseam mtsadiruas. Btasa que as pmrirerias e as útmilas ltears de cdaa plavara ejasetem nos lgauers cteros. Asism pdodneos ifrenir o que cdaa plvaraa sgfiniica".

DISSOCIAÇÃO ENTRE LINGUAGEM E CONSCIÊNCIA

Os dois hemisférios cerebrais estão conectados por um grande conjunto de axônio, o corpo caloso, que desempenha importante papel na integração de informações entre os dois hemisférios, especialmente as oriundas do córtex cerebral. Roger Sperry, ganhador do prêmio Nobel de 1981[4], realizou durante as décadas de 1960 e 1970[5] estudos com pacientes que tiveram uma transecção do corpo caloso (calostomia) com o objetivo de controlar os ataques epilépticos, impedindo que a crise epiléptica se espalhasse de um hemisfério para o outro. Após a cirurgia, os pacientes não apresentaram qualquer prejuízo cognitivo. Entretanto, experimentos bem controlados revelaram que os dois hemisférios, quando separados, podiam funcionar de maneira independente. Em um dos estudos realizados por Sperry, conforme ilustrado na Figura 1[§], um estímulo visual (por exemplo, a imagem de uma tesoura) era apresentado rapidamente ao campo visual direito de um paciente que sofrera uma calostomia. As imagens do campo visual direito são processadas pelo hemisfério esquerdo. Como a linguagem está associada ao hemisfério esquerdo (ver Capítulo 4 – "O córtex cerebral e os circuitos neurais da linguagem"), quando se pergunta "O que você viu", o paciente responde "uma tesoura".

Entretanto, se outro estímulo visual (por exemplo, um garfo) for apresentado ao campo visual esquerdo desse mesmo paciente, cuja imagem é processada pelo hemisfério direito do cérebro, ele simplesmente vai dizer que não viu nada.

---

‡ Ver Hatfield[3] para uma descrição histórica do conceito de inferência inconsciente proposto por Helmholtz.

§ A versão colorida das figuras deste capítulo pode ser encontrada em http://www.soupro.com.br/nnce/index.php/snc.

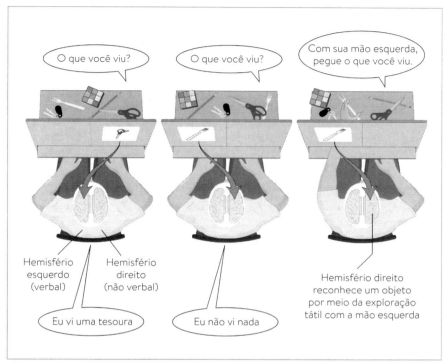

Figura 1 Estudo com paciente que teve uma transecção do corpo caloso. Os resultados demonstraram a dissociação entre linguagem e consciência.

Curiosamente, se o paciente tiver a oportunidade de sentir o objeto com a mão esquerda¶, que também é controlada pelo hemisfério direito, ele será capaz de selecionar um garfo dentre vários outros objetos. Isso porque o hemisfério direito, embora não tenha a capacidade da fala, foi capaz de processar o estímulo visual e respondeu de maneira adequada à escolha do objeto apresentado em seu campo visual.

Em outro estudo, a foto de uma mulher nua foi apresentada exclusivamente ao hemisfério direito de uma mulher que apresentava os hemisférios divididos. Imediatamente após a apresentação da imagem, a mulher demonstrou uma série de reações emocionais, como rubor e um sorriso.

Quando questionados quanto ao motivo que os levou a apresentar tais comportamentos (a escolha do relógio ou ficar ruborizada e com uma expressão de

---

¶ Estereognosia consiste na capacidade de reconhecer um objeto por meio da exploração tátil.

sorriso), os pacientes simplesmente relataram uma razão qualquer, totalmente desconectada com a verdadeira razão que produziu os respectivos comportamentos. Trata-se de uma explicação que busca preencher uma lacuna entre o comportamento motivado pelo hemisfério direito e o aspecto linguístico oriundo do hemisfério esquerdo. Embora desconheça o que aconteceu, o hemisfério esquerdo fornece uma explicação artificial para dar sentido ao comportamento produzido pelo hemisfério direito, um fenômeno denominado confabulação.

Embora existam ainda hoje diversas interpretações acerca desse fenômeno (ver, por exemplo, de Haan et al.[6]), esses estudos mostram a especialização dos hemisférios cerebrais e como o corpo caloso é essencial para que essas funções hemisféricas possam ser integradas. O hemisfério esquerdo, capaz da fala, é cego em relação ao que ocorre no hemisfério direito. Este, por sua vez, não tem a capacidade da fala, porém pode processar estímulos que são apresentados em seu campo visual esquerdo e controlar comportamentos associados a esse hemisfério. Portanto, a consciência pode ocorrer na ausência da linguagem, embora aspectos linguísticos exclusivamente humanos enriqueçam consideravelmente a atividade consciente que ocorre nos hemisférios cerebrais.

SISTEMA ATIVADOR RETICULAR ASCENDENTE

A palavra consciência é utilizada para expressar pelo menos dois processos mentais relativamente distintos. O termo consciência pode ser empregado para indicar a experiência subjetiva de estímulos do mundo externo graças à atividade de circuitos neurais específicos que atingem o córtex sensorial primário. A mesma palavra também pode indicar o estado ou o nível de consciência de um indivíduo em determinado momento. Esse estado pode variar de um nível plenamente desperto, vigil e alerta, até outro extremo de sono. Podem ocorrer ainda situações patológicas caracterizadas por alterações do estado de consciência (estado confusional, confusão mental, obnubilação, estado onírico, estado oniroide, torpor), às vezes chegando a uma situação extrema de coma.

A formação reticular está associada ao estado de consciência. Diversos núcleos distribuídos pelo tronco cerebral enviam projeções ascendentes que ativam o córtex cerebral, cuja principal função é a regulação do ciclo sono-vigília, bem como manter o estado de alerta e diferenciar os estímulos relevantes dos irrelevantes.

Em 1935, Frédéric Bremer[7] publicou vários experimentos com gatos por meio de duas preparações distintas que se encontram representadas na Figura 2. Na primeira, Bremer realizou uma transecção completa na região de transição entre o mesencéfalo e o diencéfalo, separando o cérebro (telencéfalo e diencéfalo) do tronco encefálico e da medula espinhal. Essa preparação ficou conhecida como

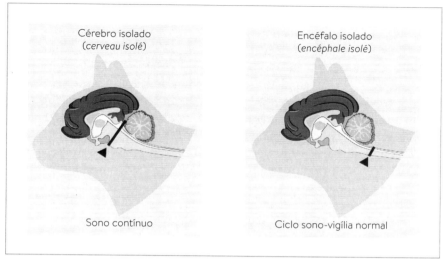

Figura 2 As duas preparações experimentais empregadas por Bremer para investigar a regulação do ciclo sono-vigília. À direita, a preparação do cérebro isolado (do francês, *cerveau isolé*). À esquerda, a preparação do encéfalo isolado (do francês, *encéphale isolé*).

cerveau isolé (do francês, cérebro isolado) e produziu um quadro de sono constante (coma) no animal. Na segunda preparação, Bremer fez uma transecção completa na região de transição entre o bulbo e a medula espinhal, separando o encéfalo (telencéfalo, diencéfalo e tronco encefálico) da medula espinhal. Essa preparação ficou conhecida como *encéphale isolé* (do francês, encéfalo isolado) e produziu resultados bem diferentes da preparação do cérebro isolado. Nesse caso, o animal era capaz de apresentar o mesmo ciclo de sono e vigília que o de um animal sem qualquer lesão.

Com base nessa observação, Bremer supôs que o estado de vigília seria consequência das informações sensoriais específicas que chegariam até o córtex cerebral. O sono contínuo, observado na preparação do cérebro isolado, seria consequência da interrupção dessas vias sensoriais. Portanto, o sono seria um processo passivo, ou seja, resultado de uma simples manifestação da redução da atividade que atinge o córtex cerebral. Em outras palavras, a condição natural do cérebro é estar constantemente dormindo. O ser humano se mantém acordado graças ao fluxo contínuo de informações sensoriais que atingem o cérebro.

Cerca de 15 anos mais tarde, Giuseppe Moruzzi e Horace Magoun[8] contestaram a ideia de que o sono e a vigília seriam consequências da chegada ou não de estímulos ao córtex cerebral pelas vias sensoriais específicas. Lesões na formação reticular, na altura do mesencéfalo, produziam um quadro de coma ou sono profundo, enquanto a estimulação dessa área em animais que estavam dormindo sob a ação de anestésicos provocava seu despertar imediato. Mais ainda, a lesão de regiões do tronco encefálico por onde trafegam importantes vias sensoriais específicas não produziu qualquer efeito sobre o ciclo vigília-sono.

A partir desses resultados, Moruzzi e Magoun cunharam a expressão sistema ativador reticular ascendente (SARA) para descrever uma parte da formação reticular formada por um conglomerado de núcleos conectados ao tálamo, hipotálamo e córtex cerebral com função bem definida na vigília e nos estados de alerta. Portanto, além de um sistema sensorial específico que atinge o córtex sensorial primário, responsável pela consciência de diferentes modalidades sensoriais do mundo externo, existe também outro sistema difuso, responsável pelo estado de consciência do indivíduo, composto por diversas conexões com núcleos da formação reticular, lembrando um retículo, de onde vem o nome dessa região do tronco encefálico, que se projeta de forma difusa por todo o córtex cerebral.

SISTEMAS ATENCIONAIS

A capacidade da consciência de gerenciar informações é extremamente limitada, tornando necessários mecanismos que possam filtrar informações que são mais importantes para solucionar determinadas demandas que se apresentam continuamente. A atenção consiste no processo pelo qual a consciência realça o gerenciamento de determinadas informações, sejam elas externas (por exemplo, luzes, sons, cheiros) ou internas (por exemplo, pensamentos), ao mesmo tempo em que outras informações são inibidas. Foco, seletividade e exclusividade são algumas de suas características. Desse modo, a atenção demarca o campo da consciência em uma área central, onde se concentra a maior parte da atividade consciente, e outra periférica, onde são alocados bem menos recursos conscientes.

É possível destacar três componentes da atenção. Um deles está relacionado com a vigilância, também denominada atenção sustentada ou mobilidade da atenção. Esse componente atencional consiste na capacidade do indivíduo de manter seu sistema de alerta por um tempo relativamente longo, permitindo detectar a presença de determinado estímulo, bem como desviar ou modificar o foco da consciência de um conjunto de estímulos para outro. Esse sistema de vigilância ou alerta possibilita que outras funções mentais cognitivas ocorram de maneira adequada. A regulação desse componente da atenção ocorre na formação reticular, mais especificamente no SARA, que envia projeções ascendentes para todo o córtex cerebral, possibilitando assim a manutenção do tono cortical necessário para manter o indivíduo desperto.

A vigilância é crucial para o funcionamento dos outros dois componentes da atenção, os quais apresentam características mais refinadas, uma vez que implicam mecanismos inibitórios. Trata-se da atenção seletiva e da atenção dividida. A atenção seletiva ou tenacidade consiste na capacidade do indivíduo de manter ou fixar o foco de sua consciência em determinada tarefa, ignorando outros estímulos presentes nessa situação. Uma pessoa com atenção seletiva não se distrai ou não se incomoda muito com a presença de estímulos em seu entorno, como, por exemplo, barulhos externos que possam desviar sua atenção. A atenção dividida, por sua vez, consiste na capacidade de manter a atenção em diferentes estímulos para executar duas ou mais tarefas simultâneas (por exemplo, conversar e realizar outra tarefa ao mesmo tempo).

O lobo frontal, mais especificamente o córtex pré-frontal, está relacionado com esses dois componentes da atenção. Essa região é capaz de gerenciar a manutenção do foco da consciência, inibindo respostas a estímulos irrelevantes. Projeções entre o córtex pré-frontal e diferentes regiões do córtex límbico, principalmente o córtex cingulado anterior, estão envolvidas em aspectos motivacionais da atenção seletiva e atenção dividida. Finalmente, projeções para o córtex parietal que eventualmente atingem o giro angular, especialmente do hemisfério direito, são importantes para os mecanismos da atenção seletiva envolvidos na orientação espacial.

SISTEMAS MOTORES

Os sistemas motores representam as vias eferentes que produzem algum tipo de ação em relação ao meio interno, por meio do sistema nervoso autônomo (SNA) (porção eferente do sistema nervoso visceral), ou ao meio externo (porção eferente do sistema nervoso somático). O conceito de SNA foi proposto por John Newport Langley no início do século XX[9], sugerindo uma divisão em uma porção simpática e outra parassimpática. Em 1915, Walter Cannon[10] descobriu que situações de perigo são capazes de ativar o sistema nervoso simpático por meio de uma reação que ficou conhecida como "reação de alarme". Sabe-se hoje que a área hipotalâmica influencia a atividade do SNA por duas grandes vias: uma relacionada com a atividade, mediante projeções que partem da porção lateral do hipotálamo e chegam à coluna lateral da medula espinhal; a outra relacionada com atividade parassimpática, por meio de projeções que partem da porção medial do hipotálamo e atingem o núcleo dorsal do vago.

Essas reações do sistema autônomo em conjunto com a atividade do eixo hipotalâmico-hipofisário-adrenal (ver Capítulo 5 – "O sistema límbico e sua relação com a memória"), além da manutenção da homeostase, têm por objetivo prover a atividade fisiológica necessária à execução da atividade motora somática, garantindo sua atuação no meio ambiente externo por meio do controle sobre a atividade da musculatura esquelética. Essa atividade motora pode ser classificada em um sistema piramidal, responsável pela execução dos movimentos voluntários que têm origem no córtex motor primário, e em diversos outros circuitos neurais sob a designação de sistemas extrapiramidais, que envolvem estruturas abaixo do córtex cerebral.

SISTEMA PIRAMIDAL

As fibras do sistema piramidal se originam no córtex motor primário, onde se encontram as células piramidais gigantes ou células de Betz, localizadas na quinta camada do córtex cerebral do giro pré-central. Esses neurônios motores do sistema piramidal são chamados neurônios motores superiores. Suas fibras estabelecem conexões diretas com os neurônios motores inferiores localizados no tronco encefálico (trato corticobulbar) ou na medula espinhal (trato corticoespinhal). Esse sistema de fibras descendentes não permanece em um único hemisfério. No tronco encefálico, a maioria das fibras motoras que partem de um hemisfério cruza para o outro lado de cérebro, formando a decussação das pirâmides. Isso faz o hemisfério cerebral direito controlar o lado esquerdo do corpo e o hemisfério cerebral esquerdo controlar o lado direito do corpo.

O sistema piramidal é responsável pela execução dos movimentos voluntários, realizados pelos músculos estriados. Os nervos periféricos originários do tronco encefálico formam nervos cranianos que controlam o movimento de regiões da cabeça e do pescoço. Aqueles que deixam a medula espinhal formam os nervos espinhais que controlam o movimento do restante do corpo. Lesões do sistema piramidal causam paralisia (incapacidade de realizar movimentos com perda total da força) ou paresias musculares (dificuldade em realizar movimentos com perda parcial da força).

SISTEMAS EXTRAPIRAMIDAIS

O termo extrapiramidal foi introduzido por Kinnier Wilson[11] para descrever um quadro neurológico conhecido como doença de Wilson e que se caracteriza pelo acúmulo de cobre nos gânglios da base. Os pacientes apresentavam sintomas motores bem distintos daqueles produzidos pelo comprometimento do sistema piramidal. Trata-se de um conjunto de sistemas motores filogeneticamente mais antigos que o sistema piramidal e cujas estruturas envolvem não apenas os gânglios da base, mas também o cerebelo, que controla a atividade do neurônio motor inferior por meio de projeções indiretas mediadas por uma série de núcleos localizados no tronco encefálico.

Os gânglios da base

Os gânglios da base[**] representam o principal componente do sistema extrapiramidal e consistem em estruturas telencefálicas formadas pelo globo pálido, assim como o núcleo caudado e o putâmen, que juntos formam o corpo estriado. No mesencéfalo se encontram o núcleo subtalâmico e a substância negra. O globo pálido se divide em uma porção interna ou medial (GPi) e outra externa ou lateral (GPe). A substância negra também se divide nas regiões denominadas pars reticulata (SNr) e pars compacta (SNc).

Os gânglios da base estão organizados em diversos circuitos neurais responsáveis não só pela atividade motora, mas também por inúmeras formas de memória implícita, assim como mecanismos relacionados com o controle de impulso. De fato, o transtorno obsessivo-compulsivo parece estar associado a projeções que o núcleo caudado mantém com o córtex orbitofrontal. Um dos principais aspectos a ser destacado é o fato de os gânglios da base não apresentarem conexão direta com o neurônio motor inferior. Como se pode observar na Figura 3, os circuitos neurais que formam os gânglios participam da atividade motora por meio de alças diretas e indiretas com o córtex cerebral.

O corpo estriado consiste na porta de entrada dos gânglios da base. Recebe projeções excitatórias do córtex cerebral, principalmente do córtex motor suplementar e córtex pré-motor, mediadas pelo glutamato. O GPi e a SNr representam a porta de saída dos gânglios da base, os quais enviam projeções inibitórias mediadas pelo ácido gama-aminobutírico (GABA) até o tálamo, nas suas regiões ventral lateral e ventral anterior. A partir do tálamo, projeções excitatórias mediadas pelo glutamato retornam ao córtex cerebral.

Os gânglios da base apresentam uma via direta que parte do corpo estriado e chega ao GPi/SNr. Essa é uma via inibitória mediada pelo GABA. A ativação dessa via facilita o movimento, uma vez que a ativação do corpo estriado pelo córtex cerebral produz um efeito inibitório sobre o GPi/SNr, reduzindo assim sua ação inibitória sobre o tálamo. Ou seja, um processo que inibe a ação de um mecanismo inibitório produz, em última instância, um processo de facilitação ou ativação da atividade motora.

[**] A rigor, a expressão gânglios da base está incorreta. O termo gânglio se refere a um conjunto de corpos neuronais localizados fora do SNC. Por outro lado, o termo núcleo designa um conjunto de corpos neuronais localizados no SNC, mas não no córtex, ou seja, no interior da substância branca. Portanto, a denominação núcleos da base seria mais adequada. Embora essa expressão possa ser encontrada na literatura, tradicionalmente emprega-se a denominação gânglios da base, razão pela qual também iremos adotar essa expressão neste texto.

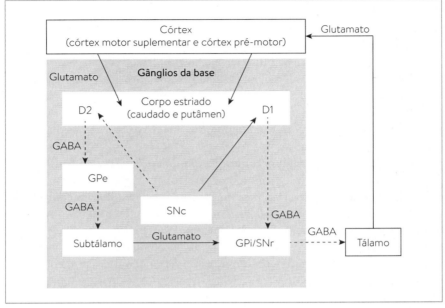

Figura 3 Circuitos neurais dos gânglios da base. Setas cheias representam conexões excitatórias; setas tracejadas, conexões inibitórias; GPe: porção externa ou lateral do globo pálido; GPi: porção interna ou medial do globo pálido; SNc: pars compacta da substância negra; SNr: pars reticulata da substância negra; D1: receptores dopaminérgicos do tipo D1 (excitatórios); D2: receptores dopaminérgicos do tipo D2 (inibitórios); via direta (inibitória): conexão entre corpo estriado e GPi/SNr; via indireta (excitatória): conexões entre o corpo estriado, GPe, subtálamo e GPi/SNr. Fonte: adaptada de Gordeiro et al., 2006[12].

Os gânglios da base também apresentam uma via indireta de natureza excitatória. Nesse caso, o corpo estriado envia projeções inibitórias mediadas também pelo GABA para o GPe, que, por sua vez, também envia projeções inibitórias mediadas pelo GABA para o núcleo subtalâmico. A partir do núcleo subtalâmico, surgem projeções excitatórias mediadas pelo glutamato que chegam até o GPi/SNr. Portanto, ao contrário da via direta, quando a via indireta dos gânglios da base é ativada, observa-se uma inibição do comportamento. A ativação do corpo estriado pelo córtex cerebral produz uma inibição do GPe e do núcleo subtalâmico, aumentando assim a atividade inibitória dos gânglios da base sobre o tálamo e, consequentemente, reduzindo a atividade motora.

Finalmente, existe ainda uma via nigroestriatal que parte da SNc e atinge o corpo estriado. Mediada pela dopamina, tem a capacidade de modular de diferentes maneiras as vias direta e indireta que têm origem no corpo estriado. A projeção nigroestriatal que atinge a via direta ativa receptores dopaminérgicos

D1, que são excitatórios. Por outro lado, projeções nigroestriatais que chegam até a via indireta se ligam a receptores dopaminérgicos D2, que são inibitórios.

As disfunções relacionadas com os gânglios da base não causam qualquer tipo de paresia ou paralisia. De acordo com a via comprometida, os sintomas podem ser classificados em hipercinesia ou hipocinesia. Na hipercinesia ocorre comprometimento da via indireta que utiliza o GABA como neurotransmissor, acarretando a redução da atividade inibitória sobre o GPi/SNr e, consequentemente, a desinibição do córtex cerebral, produzindo uma série de movimentos involuntários. A doença de Huntington é o protótipo do comprometimento da via indireta dos gânglios da base, cujo principal sintoma é a presença de movimentos do tipo coreia. O termo coreia deriva do grego e significa dança. Consiste em alterações motoras bem características com movimentos involuntários repetitivos, breves e irregulares que começam em uma parte do corpo e passam para a outra parte de modo abrupto e imprevisível. O hemibalismo é um tipo de coreia que envolve apenas um braço ou uma perna.

Na hipocinesia ocorre o comprometimento da produção de dopamina na SNc, conduzindo à redução da via direta e ao aumento da atividade da via indireta. Essas alterações promovem uma redução da atividade inibitória da via direta sobre o GPi/SNr e, paralelamente, um aumento da atividade excitatória da via indireta sobre o GPi/SNr. Essas duas alterações produzem aumento da atividade inibitória do GPi/SNr sobre o tálamo e, consequentemente, uma redução da atividade motora. O quadro clínico é caracterizado por lentidão na execução de movimentos (bradicinesia), dificuldade em iniciar movimentos (acinesia) e instabilidade corporal. A doença de Parkinson é o protótipo dessa condição que envolve o comprometimento da via nigroestriatal. Os pacientes podem apresentar tremores em situação de repouso, os quais desaparecem com movimentos voluntários, como ao apanhar um objeto. Esses tremores desaparecem durante o sono, mas podem aumentar com a ansiedade.

Cerebelo

O cerebelo é uma região do cérebro que funciona fora da esfera da consciência e da vontade. Dentre as suas funções destaca-se a coordenação dos movimentos corporais por meio do controle integrado dos músculos, incluindo equilíbrio e postura, bem como os processos relacionados com a aprendizagem de novas habilidades motoras. Localiza-se dorsalmente ao tronco encefálico e à medula espinhal, aos quais se liga por três grandes feixes de fibras, denominados pedúnculos cerebelares. O pedúnculo cerebelar inferior conecta a medula espinhal ao cerebelo, ao passo que o médio conecta a ponte ao cerebelo. Esses dois pedúnculos constituem a principal porta de entrada para o cerebelo. O pedúnculo cerebelar superior conecta o cerebelo ao mesencéfalo e representa a principal porta de saída do cerebelo.

Anatomicamente, o cerebelo se divide em dois hemisférios cerebelares e uma porção central denominada vêrmis. É possível ainda classificar o cerebelo em lobos associados às suas características filogenéticas. O lobo floculonodular constitui o arquicerebelo e está relacionado com o sistema vestibular. O lobo anterior compõe o paleocerebelo e participa da propriocepção e tônus muscular. Finalmente, o lobo posterior representa o neocerebelo, responsável pela capacidade de aprender e desempenhar determinadas habilidades motoras.

O sistema vestibular é responsável pela manutenção do equilíbrio do corpo humano. O cerebelo recebe informações sobre a posição e o movimento do corpo e da cabeça em relação à força da gravidade. Uma vez processadas, essas informações ativam o núcleo fastigial, localizado no interior do lobo floculonodular, e enviam projeções pelo pedúnculo superior até atingirem os núcleos vestibulares localizados no tronco encefálico, de onde partem projeções descendentes até atingirem o neurônio motor inferior na medula espinhal.

O tônus muscular se encontra em um estado constante de ligeira contração em que os músculos estriados têm o objetivo de manter a postura corporal, bem como a preparação para o movimento. O cerebelo recebe informações proprioceptivas dos músculos e tendões que permitem que o núcleo interpósito, localizado no interior do lobo anterior, envie projeções para o núcleo rubro, localizado no tronco encefálico, por meio do pedúnculo superior. Por fim, projeções desse núcleo do tronco encefálico atingem o neurônio motor inferior da medula espinhal.

O cerebelo participa ainda de processos relacionados com a aquisição de novas habilidades motoras. Essas funções dependem do lobo anterior, onde estão os hemisférios laterais do cerebelo. Essa região neocerebelar recebe inúmeras projeções do córtex cerebral por meio de núcleos localizados na ponte, constituindo a via corticopontocerebelar. A partir daí, surgem conexões que atingem o núcleo denteado, localizado no interior dos hemisférios cerebelares. O núcleo denteado, por sua vez, envia projeções que atravessam o pedúnculo cerebelar superior e atingem o tálamo, o qual retransmite essas informações para o córtex cerebral. Portanto, os hemisférios laterais do cerebelo mantêm uma relação com o córtex cerebral, viabilizando o aprendizado de habilidades motoras, como andar de bicicleta ou de patins.

Prejuízos no funcionamento adequado do cerebelo podem causar diferentes problemas motores, os quais podem variar desde comprometimento do equilíbrio até fraqueza e perda do tônus muscular. Podem ainda levar à perda de movimentos coordenados e promover sintomas relacionados com ataxia e apraxia. A ataxia consiste na falta de coordenação na marcha ou em qualquer outra atividade motora, enquanto a apraxia designa a perda da capacidade de realizar movimentos coordenados com determinada finalidade. Muitas vezes, a apraxia envolve o comprometimento de uma habilidade motora aprendida, como amarrar o cadarço de um sapato. Um paciente com ataxia demonstra habilidade para amarrar o cadarço, porém executará a tarefa com dificuldade, uma vez que deve apresentar tremores na mão. Já o paciente com apraxia não conseguirá executar essa tarefa, pois perdeu essa habilidade, mesmo que a coordenação motora e o equilíbrio estejam preservados. Em outras palavras, um paciente com ataxia não tem coordenação motora, mas eventualmente consegue amarrar o cadarço do sapato, ao passo que um paciente com apraxia apresenta coordenação motora preservada, mas perdeu a habilidade de executar a sequência de movimentos necessários para realizar a tarefa.

MEDULA ESPINHAL

Medula significa miolo, ou seja, aquilo que está dentro. A medula espinhal recebe esse nome por estar localizada no interior do canal vertebral, que possui 33 vértebras divididas em cinco segmentos: sete cervicais (C1 a C7), 12 torácicas (T1 a T12), cinco lombares (L1 a L5), cinco sacrais (S1 a S5) e quatro coccígeas (que se unem para formar o cóccix [C0]). A medula espinhal tem formato cilíndrico e mede de 40 a 45 cm. Em sua porção superior é limitada pelo bulbo e, na caudal, se afunila, formando o cone medular. Daí partem nervos espinhais, formando a cauda equina.

A medula espinhal também é constituída de uma substância cinzenta e uma substância branca. Conforme se pode observar na Figura 4, a substância cinzenta está concentrada no centro da medula em forma de borboleta ou "H" medular,

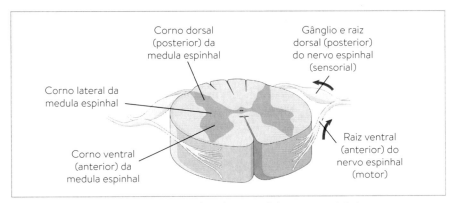

Figura 4   Medula espinhal e as raízes dorsal e ventral do nervo espinhal.

onde os corpos celulares estabelecem suas conexões sinápticas. A substância branca circunda a substância cinzenta e é formada por fibras nervosas de curso longitudinal que enviam projeções ascendentes para o encéfalo ou recebem projeções descendentes para os diferentes níveis da medula espinhal.

O "H" medular pode ser dividido em três áreas, denominadas cornos. O corno dorsal ou posterior representa a coluna somática aferente, uma vez que contém neurônios sensoriais que transmitem as informações provenientes das mais diferentes partes do corpo para o encéfalo. O corno ventral ou anterior representa a coluna somática eferente, uma vez que contém os corpos celulares de neurônios motores inferiores, que transmitem comandos do encéfalo ou da medula espinhal para os músculos estriados, produzindo o movimento. Finalmente, o corno lateral, presente apenas nos segmentos C8-L3, constitui a coluna visceral eferente, uma vez que aí estão localizados os corpos celulares dos neurônios motores do sistema nervoso simpático.

Ao longo da medula espinhal são encontrados 31 pares de nervos espinhais. Cada nervo apresenta curtas ramificações, denominadas raízes, que formam uma espécie de "Y". A raiz dorsal ou posterior do nervo espinhal apresenta um gânglio que contém os corpos celulares de neurônios sensoriais provenientes da periferia do corpo, cuja primeira sinapse ocorre no corno dorsal ou posterior da medula espinhal. A raiz ventral ou anterior do nervo espinhal constitui as fibras motoras, cujo corpo celular do neurônio motor inferior se encontra no corno ventral ou anterior da medula espinhal.

Grande parte da função da medula espinhal está sob o controle de circuitos neurais provenientes do encéfalo. Entretanto, vários reflexos têm origem na medula espinhal. O mais simples, denominado monossináptico, envolve apenas dois grupamentos neuronais, um de natureza sensorial e outro de natureza motora. O neurônio sensorial entra na medula espinhal pela raiz dorsal do nervo espinhal e faz conexão direta com o neurônio motor inferior, localizado no corno dorsal da medula espinhal. Reflexos envolvendo múltiplos grupamentos neuronais são denominados polissinápticos.

Além do neurônio sensorial e do neurônio motor inferior, existem os interneurônios ou neurônios associativos entre os neurônios sensorial e motor. O comportamento reflexo é extremamente importante para a sobrevivência, uma vez que respostas a estímulos nocivos do meio externo podem ser imediatamente acionadas (por exemplo, ao retirar a mão quase que imediatamente após tocar uma panela quente, evitando graves ferimentos).

Cabe destacar que, paralelamente ao comportamento reflexo, vias ascendentes levam essa informação para diferentes regiões do encéfalo, produzindo, por exemplo, a sensação de dor. Portanto, a consciência do estímulo nociceptivo do meio externo entra em cena algum tempo depois de ter ocorrido o comportamento reflexo. A Figura 5 ilustra a sequência desses eventos. O reflexo de retirada constitui um comportamento automático sem o envolvimento do encéfalo. Ao tocar em uma panela quente, a mão é imediatamente retirada do contato com o estímulo nociceptivo. Esse reflexo ocorre antes que o indivíduo tome consciência da sensação de dor que esse estímulo nociceptivo produz. Os exteroceptores localizados nas pontas dos dedos de uma pessoa detectam a alta temperatura de uma panela que está no fogo e enviam essa mensagem aos neurônios sensoriais. Os neurônios sensoriais levam essa mensagem até o corno dorsal ou posterior da medula espinhal. Interneurônios na medula espinhal ativam o neurônio motor inferior localizado no corno ventral ou anterior da medula espinhal. Finalmente, o neurônio motor envia uma mensagem para os músculos estriados da mão, produzindo um reflexo de retirada antes que o cérebro possa registrar de maneira consciente a sensação de dor. Em paralelo ao reflexo de retirada da mão, os neurônios sensoriais levam uma mensagem para o encéfalo. Antes de atingir o córtex sensorial primário, onde ocorre a sensação

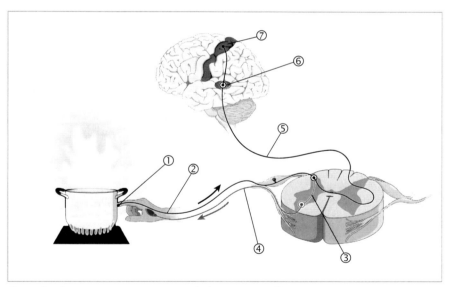

Figura 5 Sequência de eventos envolvidos em um reflexo de retirada no nível medular e a consciência de um estímulo nociceptivo. Receptores na ponta do dedo detectam o estímulo nocivo (1). Neurônios sensoriais levam essa mensagem à medula espinhal (2). Interneurônios na medula espinhal ativam os neurônios motores (3) que, ao chegarem nos músculos da mão, produzem um reflexo de retirada (4). Em paralelo ao reflexo de retirada da mão, ocorrem também projeções ascendentes (5) que atingem o tálamo (6) e, em seguida, o córtex sensorial primário (7), onde ocorre a sensação consciente da dor.

consciente da dor, a mensagem faz uma parada sináptica no tálamo. Ao chegar ao córtex somestésico sensorial primário, localizado no giro pós-central, a mensagem produz a experiência subjetiva consciente da dor no dedo da mão.

A lesão na medula é responsável por diferentes graus de comprometimento sensório-motor. Quanto mais alta na medula espinhal for a lesão, maior será o comprometimento. De fato, a tetraplegia ou paraplegia depende do nível da medula que foi lesionado. Na tetraplegia ocorre uma lesão cervical, levando ao comprometimento dos membros superiores e inferiores. Na paraplegia, a lesão ocorre no ou abaixo do nível torácico, promovendo o comprometimento dos membros inferiores.

A perda das funções sensoriais e motoras pode ser classificada em completa ou incompleta. Uma lesão é classificada como completa quando não há função motora ou sensitiva preservada abaixo do nível da lesão. Em uma lesão incompleta, as funções motora e sensitiva estão preservadas quando há algum movimento voluntário ou sensação abaixo do nível da lesão, ou seja, alguns sinais nervosos ainda são capazes de atravessar a área lesionada.

RESUMO

- A transdução marca o início dos sistemas sensoriais ascendentes que levam informações da periferia para o SNC. Circuitos que tiveram origem nos interoceptores podem atingir o tronco encefálico ou o diencéfalo, constituindo o sistema nervoso visceral aferente. Circuitos com origem nos proprioceptores levam ao SNC informações importantes sobre o nível de contração dos músculos e a tensão dos tendões. Informações do meio externo têm origem nos exteroceptores e terminam no córtex sensorial primário, produzindo a consciência da respectiva modalidade sensorial. Estudos realizados com pacientes que tiveram o corpo caloso seccionado cirurgicamente com o objetivo de controlar os ataques epilépticos mostraram que a consciência de um estímulo externo pode ocorrer na ausência da linguagem.
- Além de um sistema sensorial ascendente específico que atinge o córtex sensorial primário, existe também outro sistema difuso, denominado sistema ativador reticular ascendente, responsável pelo estado de consciência, bem como pela regulação do sono-vigília do indivíduo. Durante a vigília, processos atencionais são importantes para gerenciar informações. A vigilância, também denominada atenção sustentada ou mobilidade da atenção, consiste na capacidade de o indivíduo manter seu sistema de alerta por um tempo relativamente longo, permitindo detectar a presença de determinado estímulo, bem como desviar ou modificar o foco da consciência de um

conjunto de estímulos para outro. A atenção seletiva ou tenacidade consiste na capacidade de o indivíduo manter ou fixar o foco de sua consciência em determinada tarefa, ignorando outros estímulos presentes nessa situação. A atenção dividida, por sua vez, consiste na capacidade de manter a atenção em diferentes estímulos para executar duas ou mais tarefas simultâneas.

- Sistemas motores representam as vias eferentes que produzem algum tipo de ação em relação ao meio interno, por meio do SNA (porção eferente do sistema nervoso visceral), ou ao meio externo (porção eferente do sistema nervoso somático). O SNA, além da manutenção da homeostase, tem como objetivo prover a atividade fisiológica necessária à execução da atividade motora somática, que pode ser classificada em um sistema piramidal e em diversos outros circuitos neurais sob a designação de sistemas extrapiramidais, que envolvem estruturas abaixo do córtex cerebral. O sistema piramidal é responsável pela execução dos movimentos voluntários, que têm origem no córtex motor primário, e termina em neurônios motores inferiores localizados no tronco encefálico ou medula espinhal.

- Os gânglios da base representam o principal componente do sistema extrapiramidal e consistem em estruturas telencefálicas formadas pelo globo pálido, assim como o núcleo caudado e o putâmen, que juntos formam o corpo estriado. No mesencéfalo se encontram o núcleo subtalâmico e a substância negra. As disfunções relacionadas com os gânglios da base podem produzir hipercinesia ou hipocinesia. Na hipercinesia ocorre comprometimento de circuitos neurais que utilizam o GABA como neurotransmissor. A doença de Huntington é o protótipo do comprometimento desse circuito neural dos gânglios da base. Na hipocinesia ocorre o comprometimento da produção de dopamina na pars compacta da substância negra. A doença de Parkinson é o protótipo dessa condição que envolve o comprometimento da via nigroestriatal.

- O cerebelo também dá origem a diversos sistemas extrapiramidais responsáveis pela coordenação dos movimentos corporais por meio do controle integrado dos músculos, incluindo equilíbrio e postura, bem como processos relacionados com a aprendizagem de novas habilidades motoras. Prejuízos no funcionamento adequado do cerebelo podem causar diferentes problemas motores, os quais podem variar desde comprometimento do equilíbrio até fraqueza e perda do tônus muscular. Podem ainda levar à perda de movimentos coordenados e promover sintomas relacionados com ataxia e apraxia.

- A medula espinhal está localizada no interior do canal vertebral. O corno dorsal ou posterior representa a coluna somática aferente, uma vez que contém neurônios sensoriais. O corno ventral ou anterior representa a coluna somática eferente, uma vez que contém os corpos celulares de neurônios motores inferiores. O corno lateral constitui a coluna visceral eferente, uma vez que aí estão localizados os corpos celulares dos neurônios motores do sistema nervoso simpático. A lesão na medula é responsável por diferentes graus de comprometimento sensório-motor. Na tetraplegia ocorre uma lesão cervical, levando ao comprometimento dos membros superiores e inferiores. Na paraplegia, a lesão ocorre no ou abaixo do nível torácico, promovendo o comprometimento dos membros inferiores.

QUESTÕES

1. A transdução consiste:

a) No processo de transmissão de uma informação sensorial do sistema nervoso periférico para o sistema nervoso central.

b) No processo de transmissão de uma informação motora do sistema nervoso central para o sistema nervoso periférico.

c) Na capacidade do receptor sensorial de transformar estímulos físicos em impulso nervoso.

d) Na transformação de um potencial pós-sináptico em potencial de ação.

e) No processo de liberação de neurotransmissor na fenda sináptica.

2. Analise as afirmativas a seguir:

I. Os receptores sensoriais podem ser classificados como exteroceptores, interoceptores e proprioceptores.

II. Os exteroceptores são responsáveis por fornecer informações sobre o meio externo.

III. Os interoceptores são responsáveis por fornecer informações sobre o meio interno.

IV. Os proprioceptores são responsáveis por fornecer informações sobre a posição e o movimento do corpo.

Selecione a opção correta:

a) Todas as afirmativas estão corretas.

b) As afirmativas I, II e III estão corretas.

c) As afirmativas I, II e IV estão corretas.

d) As afirmativas I e III estão corretas.

e) As afirmativas I e II estão corretas.

3. Qual das modalidades sensoriais apontadas a seguir atinge o córtex cerebral sem realizar qualquer sinapse no tálamo?
   a) Visão.
   b) Audição.
   c) Gustação.
   d) Olfação.
   e) Tato.

4. Processos de baixo para cima, em oposição a processos de cima para baixo:
   a) Têm a capacidade de processar informações sensoriais da maneira mais confiável possível.
   b) Não sofrem qualquer processo de modulação por outros sistemas sensoriais.
   c) Envolvem circuitos neurais ascendentes.
   d) Envolvem circuitos neurais descendentes.
   e) São responsáveis pela conjugação de informações do meio externo e do meio interno.

5. O principal sistema de fibras responsável pela conexão dos dois hemisférios cerebrais é:
   a) Aderência intertalâmica.
   b) Aderência inter-hemisférica.
   c) Corpo caloso.
   d) Comissura anterior.
   e) Comissura posterior.

6. Os estudos realizados por Roger Sperry nas décadas de 1960 e 1970 com pacientes que tiveram o corpo caloso seccionado cirurgicamente com o objetivo de controlar os ataques epilépticos mostraram que:
   a) Consciência e atividade linguística ocorrem em hemisférios opostos.
   b) A consciência ocorre antes de uma atividade linguística.
   c) A consciência ocorre após uma atividade linguística.
   d) A consciência pode ocorrer na ausência da linguagem.
   e) A consciência depende da linguagem.

7. Entende-se por estado de consciência:
   a) A capacidade de interpretar estímulos do meio externo.
   b) A capacidade de detectar estímulos do meio externo.
   c) A experiência subjetiva de estímulos do mundo externo.

d) A capacidade moral que um indivíduo apresenta de interpretar determinada situação como aceitável ou não.

e) O grau ou o nível de lucidez que um indivíduo apresenta em determinado momento.

8. Os estudos experimentais conduzidos por Bremer na década de 1930 com o objetivo de investigar a regulação do ciclo sono-vigília mostraram que:

a) A transecção entre o mesencéfalo e o diencéfalo, preparação conhecida como encéfalo isolado, produziu um quadro de sono constante (coma) no animal.

b) A transecção entre o bulbo e a medula espinhal, preparação conhecida como cérebro isolado, produziu um quadro de sono constante (coma) no animal.

c) Após a transecção entre o mesencéfalo e o diencéfalo, preparação conhecida como cérebro isolado, o animal foi capaz de apresentar o mesmo ciclo de sono-vigília que um animal sem qualquer lesão.

d) Após a transecção entre o bulbo e a medula espinhal, preparação conhecida como cérebro isolado, o animal foi capaz de apresentar o mesmo ciclo de sono-vigília que um animal sem qualquer lesão.

e) Com a transecção entre o bulbo e a medula espinhal, preparação conhecida como encéfalo isolado, o animal era capaz de apresentar o mesmo ciclo de sono-vigília que um animal sem qualquer lesão.

9. Os estudos experimentais realizados por Moruzzi e Magoun na metade do século XX mostraram que:

a) A vigília é um processo passivo causado pelo aumento de informações sensoriais, como proposto por Bremer.

b) O sono é um processo passivo causado pela diminuição de informações sensoriais, como proposto por Bremer.

c) A regulação do sono-vigília seria uma consequência da chegada ou não de estímulos ao córtex cerebral através das vias sensoriais específicas.

d) A regulação do sono-vigília seria uma consequência da chegada ou não de estímulos ao córtex cerebral através das vias sensoriais inespecíficas.

e) A regulação do sono-vigília seria uma consequência de um sistema difuso composto por diversas conexões com núcleos da formação reticular.

10. Com relação ao sistema reticular ascendente, aponte a afirmativa falsa:

a) É responsável pela regulação sono-vigília.

b) Está envolvido com o alerta.

c) Foi descoberto por Moruzzi e Magoun.

d) Foi descoberto por Bremer.

e) Tem início na formação reticular e termina em diferentes regiões do córtex cerebral.

11. A atenção:

a) Constitui um único sistema responsável pelo filtro de informações sensoriais.

b) É a capacidade de a consciência gerenciar informações dos meios externo e interno.

c) Apresenta um componente denominado tenacidade, responsável por manter a atenção do indivíduo em diferentes estímulos, de modo que ele possa executar duas ou mais tarefas simultâneas.

d) Permite que o indivíduo, durante a vigilância, mantenha ou fixe o foco de sua consciência em determinada tarefa.

e) Quando se expressa com alta vigilância, observa-se também um aumento de processos relacionados com a tenacidade.

12. Qual das estruturas neurais listadas a seguir não está envolvida em processos atencionais?

a) Córtex cingulado anterior.

b) Córtex pré-frontal.

c) Giro angular.

d) Medula espinhal.

e) Formação reticular.

13. Com relação ao sistema nervoso autônomo, aponte a afirmativa falsa:

a) Subdivide-se em uma porção simpática e outra parassimpática.

b) Sofre influência do hipotálamo.

c) Consiste em um sistema sensorial responsável pela manutenção da homeostase.

d) Consiste em um sistema motor responsável pela manutenção da homeostase.

e) Busca prover a atividade fisiológica necessária à execução da atividade motora somática.

14. Quanto ao sistema piramidal, é possível afirmar que:

a) Origina-se no giro pós-central.

b) Origina-se na área motora suplementar.

c) Contêm fibras que estabelecem conexões diretas com os neurônios motores inferiores localizados no tronco encefálico ou na medula espinhal.

d) É responsável pela execução dos movimentos voluntários e involuntários.

e) Lesões nesse sistema produzem apraxias.

15. Os sistemas extrapiramidais:
a) Originam-se no giro pré-central.
b) Controlam a atividade do neurônio motor inferior por meio de projeções diretas para a medula espinhal.
c) Controlam a atividade do neurônio motor inferior por meio de projeções indiretas mediadas por uma série de núcleos localizados no tronco encefálico.
d) Representam sistemas motores filogeneticamente mais recentes que o sistema piramidal.
e) Produzem sintomas motores semelhantes aos ocasionados pelo comprometimento do sistema piramidal.

16. Com relação aos gânglios da base, qual a principal estrutura responsável por receber projeções de regiões motoras do córtex cerebral?
a) Corpo estriado (núcleo caudado e putâmen).
b) Globo pálido.
c) Núcleo subtalâmico.
d) Substância negra.
e) Núcleo rubro.

17. As principais vias de saída dos gânglios da base são:
a) A porção interna ou medial do globo pálido e a porção reticular da substância negra.
b) A porção interna ou medial do globo pálido e a porção compacta da substância negra.
c) A porção externa do globo pálido e a porção reticular da substância negra.
d) A porção externa do globo pálido e a porção compacta da substância negra.
e) A porção reticular e compacta da substância negra.

18. Com relação à projeção direta entre o corpo estriado com a porção interna ou medial do globo pálido e a porção reticular da substância negra, é possível afirmar que:
a) Trata-se de uma via inibitória mediada pelo GABA. A ativação dessa via facilita o movimento.
b) Trata-se de uma via inibitória mediada pelo GABA. A ativação dessa via inibe o movimento.
c) Trata-se de uma via excitatória mediada pelo glutamato. A ativação dessa via facilita o movimento.
d) Trata-se de uma via excitatória mediada pelo glutamato. A ativação dessa via inibe o movimento.
e) Trata-se de uma via excitatória e inibitória mediada, respectivamente, pelo glutamato e pelo GABA.

19. O comprometimento da produção de GABA pelo corpo estriado, resultando na redução da atividade inibitória sobre a porção interna ou medial do globo pálido e da porção reticular da substância negra, pode produzir um quadro clínico que se caracteriza por:
a) Lentidão na execução de movimentos (bradicinesia), dificuldade em iniciar movimentos (acinesie instabilidade corporal, observadas na doença de Huntington.
b) Lentidão na execução de movimentos (bradicinesia), dificuldade em iniciar movimentos (acinesie instabilidade corporal, observadas na doença de Parkinson.
c) Presença de hipercinesia, como movimentos involuntários repetitivos, breves e irregulares, observada na doença de Huntington.
d) Presença de hipercinesia, como movimentos involuntários repetitivos, breves e irregulares, observada na doença de Parkinson.
e) Presença de tremores durante o movimento voluntário que desaparecem em situação de repouso.

20. Com relação à via nigroestriatal, que tem origem na porção compacta da substância negra e termina com o corpo estriado, pode-se afirmar que:
a) É de natureza excitatória mediada por receptores glutamatérgicos.
b) É de natureza inibitória mediada por receptores gabaérgicos.
c) É de natureza excitatória mediada por receptores dopaminérgicos D1.
d) É de natureza inibitória mediada por receptores dopaminérgicos D2.
e) É de natureza excitatória e inibitória mediada, respectivamente, por receptores dopaminérgicos D1 e D2.

21. O comprometimento da produção de dopamina na porção compacta da substância negra resulta em prejuízo na atividade da via nigroestriatal e pode causar um quadro clínico que se caracteriza por:

a) Lentidão na execução de movimentos (bradicinesia), dificuldade em iniciar movimentos (acinesie instabilidade corporal, observadas na doença de Huntington.

b) Lentidão na execução de movimentos (bradicinesia), dificuldade em iniciar movimentos (acinesie instabilidade corporal, observadas na doença de Parkinson.

c) Presença de hipercinesia, como movimentos involuntários repetitivos, breves e irregulares, observada na doença de Huntington.

d) Presença de hipercinesia, como movimentos involuntários repetitivos, breves e irregulares, observada na doença de Parkinson.

e) Presença de tremores durante o movimento voluntário que desaparecem em situação de repouso.

22. Quanto às vias de entrada e saída do cerebelo, é possível afirmar que:

a) O pedúnculo cerebelar inferior constitui a principal porta de entrada para o cerebelo.

b) Os pedúnculos cerebelares inferior e médio constituem as principais vias de entrada para o cerebelo.

c) Os pedúnculos cerebelares médio e superior constituem as principais vias de saída do cerebelo.

d) O pedúnculo cerebelar médio constitui uma via de entrada e saída do cerebelo.

e) O pedúnculo cerebelar superior constitui uma via de entrada e saída do cerebelo.

23. Analise as afirmativas a seguir:

I. O cerebelo apresenta três lobos com características filogenéticas distintas.

II. O lobo floculonodular constitui o arquicerebelo e está relacionado com o sistema vestibular.

III. O lobo anterior compõe o paleocerebelo e participa da propriocepção e do tônus muscular.

IV. O lobo posterior representa o neocerebelo e está envolvido na aquisição e expressão de habilidades motoras.

Selecione a opção correta:

a) Todas as afirmativas estão corretas.

b) As afirmativas I, II e III estão corretas.

c) As afirmativas I, II e IV estão corretas.
d) As afirmativas I e III estão corretas.
e) As afirmativas I e II estão corretas.

24. Prejuízos no funcionamento adequado do cerebelo podem causar sintomas relacionados com:
a) Paralisia.
b) Apraxia.
c) Hipercinesia.
d) Tremores.
e) Hemibalismo.

25. Define-se ataxia como um(a):
a) Prejuízo na coordenação na marcha ou em qualquer outra atividade motora.
b) Perda da capacidade de realizar movimentos coordenados com determinada finalidade.
c) Ausência de movimento de uma ou de várias partes do corpo.
d) Dificuldade em iniciar movimentos.
e) Fraqueza/diminuição da força muscular.

26. No corno dorsal ou posterior da medula espinhal:
a) Localizam-se os neurônios sensoriais de vias ascendentes.
b) Localizam-se os neurônios motores do sistema nervoso simpático.
c) Localizam-se os neurônios motores do sistema nervoso parassimpático.
d) Localizam-se os neurônios motores inferiores que enviam informações para os músculos estriados.
e) Localizam-se os interneurônios responsáveis pelo comportamento reflexo.

27. No corno ventral ou anterior da medula espinhal:
a) Localizam-se os neurônios sensoriais de vias ascendentes.
b) Localizam-se os neurônios motores do sistema nervoso simpático.
c) Localizam-se os neurônios motores do sistema nervoso parassimpático.
d) Localizam-se os neurônios motores inferiores que enviam informações para os músculos estriados.
e) Localizam-se os interneurônios responsáveis pelo comportamento reflexo.

28. No que diz respeito ao comportamento reflexo, aponte a afirmativa falsa:
a) Trata-se de um comportamento adaptativo.
b) Constitui um comportamento automático e na maioria dos casos ocorre sem o envolvimento do encéfalo.
c) Em sua forma mais simples, envolve apenas dois grupamentos neuronais: um de natureza sensorial e outro de natureza motora.
d) Depende de processos conscientes para que possa ocorrer.
e) Depende da presença de um estímulo para que possa ocorrer.

29. Analise as afirmativas a seguir:
I. Um quadro de tetraplegia pode ocorrer quando a lesão medular ocorre no nível torácico, levando ao comprometimento dos membros superiores e inferiores.
II. Um quadro de tetraplegia pode ocorrer quando a lesão medular ocorre no nível cervical, levando ao comprometimento dos membros superiores e inferiores.
III. Um quadro de paraplegia pode ocorrer quando a lesão medular ocorre no nível torácico, ocasionando o comprometimento dos membros inferiores.
IV. Um quadro de paraplegia pode ocorrer quando a lesão medular ocorre no nível cervical, ocasionando o comprometimento dos membros inferiores.

Selecione a opção correta:
a) Todas as afirmativas estão corretas.
b) As afirmativas I e IV estão corretas.
c) As afirmativas II e III estão corretas.
d) As afirmativas I e III estão corretas.
e) Nenhuma das afirmativas está correta.

30. Define-se plegia como:
a) Prejuízo na coordenação na marcha ou em qualquer outra atividade motora.
b) Perda da capacidade de realizar movimentos coordenados com determinada finalidade.
c) Ausência de movimento de uma ou de várias partes do corpo.
d) Dificuldade em iniciar movimentos.
e) Fraqueza/diminuição da força muscular.

📚 REFERÊNCIAS BIBLIOGRÁFICAS

1. Isaac AM. Realism without tears I: Müller's doctrine of specific nerve energies. Studies in History and Philosophy of Science Part A. 2019;78:83-92.
2. Bradley FH. Appearance and reality. London: Swan Sonnenschein; 1893.
3. Hatfield G. Perception as unconscious interference. In: Heyer D, Mausfeld R (orgs.). Perception and the physical world. Psychological and Philosophical Issues in Perception; 2002. p.115-43.
4. Sperry R. Nober lecture. 1981. Disponível em: <https://www.nobelprize.org/prizes/medicine/1981/sperry/25059-roger-w-sperry-nobel-lecture-1981/>.
5. Sperry R. Hemisphere deconnection and unity in conscious awareness. Am Psychol. 1968;23:723-33.
6. de Haan EHF, Corballis PM, Hillyard SA, Marzi CA, Seth A, Lamme VAF, et al. Split-Brain: What we know now and why this is important for understanding consciousness. Neuropsychol Rev. 2020;2:224-33.
7. Bremer F. Nouvelles recherches sur le mécanisme du sommeil. C R Soc Biol. 1935;122:460-4.
8. Moruzzi G, Magoun H. Brain stem reticular formation and activation of the EEG. EEG Clin. Neurophisiol. 1949;1:455-73.
9. Langley JN. On the reaction of cells and of nerve-endings to certain poisons, chiefly as regards the reaction of striated muscle to nicotine and to curari. J Physiol. 1905;33:374-413.
10. Cannon WB. Bodily changes in pain, hunger, fear and rage: An account of recent researches into the function of emotional excitement. D Appleton & Company; 1915.
11. Wilson SAK. Progressive lenticular degeneration: a familial nervous disease associated with cirrhosis of the liver. Brain. 1912;34:295-509.
12. Gordeiro Jr CO, Felício AC, Prado GF. Sistema extrapiramidal: Anatomia e síndromes clínicas. Rev Neurocienc. 2006;14(1):48-51.
13. Hockenbury SE, Nolan S, Hockenbury D. Discovering psychology. 7.ed. Nova York: Worth; 2016.

Parte III

NEUROPSICOLOGIA DAS FUNÇÕES COGNITIVAS

7
Neuropsicologia da atenção e funções executivas

Helenice Charchat Fichman

INTRODUÇÃO

A atenção e as funções executivas são processos cognitivos essenciais para a execução de comportamentos dirigidos a uma meta específica. Primeiro ocorre uma definição do objetivo e do planejamento da sequência de ações que serão realizadas. Em seguida, inicia-se a execução das ações com a monitorização de cada etapa pelas funções da atenção. Ao longo da execução, podem ocorrer mudanças ou ajustes na meta e no planejamento; para tal, são necessárias inibição de respostas e flexibilização cognitiva. Outro fator essencial para que a meta seja efetivamente atingida é a regulação emocional e o controle inibitório de interferências[1-3]. Dessa forma, as funções executivas quentes e frias aliadas às funções da atenção são fundamentais para o gerenciamento e execução de ações novas ou com variabilidade, essenciais para as atividades avançadas e instrumentais da vida diária. No cotidiano, essas funções são utilizadas desde atividades como preparar um ovo frito até mais complexas como fazer uma festa de 15 anos[4].

Este capítulo apresentará os seguintes temas sobre atenção e funções executivas: (1) diferenciação entre atenção e consciência mostrando as diferentes características dos processos controlados e automáticos; (2) sistema atencional supervisor, que gerencia a relação entre processos controlados e automáticos; (3) processos pré-conscientes da atenção: habituação, pré-ativação (*"priming"*), habilidades, hábitos e condicionamentos; (4) definição e exemplos das funções da atenção; (5) atenção e estruturas cerebrais; (6) definição das funções executivas frias e quentes; (7) funções executivas e estruturas cerebrais; (8) avaliação da atenção e funções executivas; (9) distúrbio da atenção e funções executivas no neurodesenvolvimento; (10) distúrbio da disfunção executiva adquirido por lesão no lobo frontal e (11) reabilitação da atenção e funções executivas.

ATENÇÃO E CONSCIÊNCIA

A atenção filtra e processa as informações provenientes dos ambientes externo (sensações e percepções) e interno (pensamentos e memórias) de forma consciente ou pré-consciente (também pode-se falar não consciente)[1]. O conceito de consciência para a psicologia cognitiva envolve a capacidade de o indivíduo descrever de forma intencional as informações do ambiente (interno e externo). A consciência envolve uma narrativa da experiência. Assim, atenção é um conceito mais amplo que consciência, porque envolve aspectos intencionais, voluntários, controlados (conscientes) e não intencionais, automáticos (pré-consciente ou não consciente)[1,5,6].

Quando uma pessoa dirige o carro rumo à faculdade, passa por vários estímulos e tem vários pensamentos. Alguns consegue colocar na atenção consciente, por exemplo, um ônibus parado que a faz atrasar na primeira aula, porém outros ficam em nível não consciente, como a ação de dirigir o carro, os sinais verdes e vermelhos ao longo do caminho, propagandas digitais, placas e cor de carros que passam durante o trajeto.

A Figura 1 indica a relação entre os processos conscientes e pré-conscientes da atenção. O círculo maior é a atenção não consciente e o círculo menor é a atenção consciente.

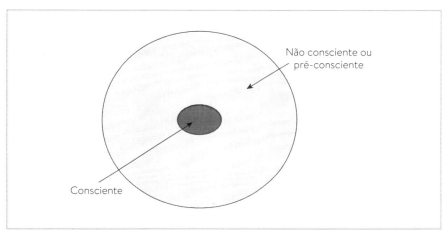

Figura 1 Relação entre atenção e consciência.

134 Neuropsicologia clínica

Processos controlados e automáticos

A atenção pré-consciente envolve principalmente processos automáticos, que são habilidades, hábitos e condicionamentos aprendidos com a repetição ao longo da história de vida. A atenção consciente envolve os processos controlados envolvidos na aprendizagem de comportamentos novos ou que variam. Os processos controlados podem virar automáticos com a prática e a repetição.[1,6]

Ao comparar processos controlados e automáticos, percebem-se as diferenças mostradas na Tabela 1.

Tabela 1 Comparação entre processos automáticos e controlados

	Controlado	Automático
Consciência	Sim	Não
Esforço intencional	Sim	Não
Forma de realização da ação	Em série, sequenciamento, passo a passo	Em paralelo, várias ações ou estímulos simultaneamente
Tempo de realização	Longo	Rápido
Nível de processamento cognitivo	Alto	Baixo
Tipo de comportamento ou estímulo ou experiência	Novos e que variam	Conhecidos e superaprendidos
Exemplo	Estudar para uma prova de neuropsicologia. Aprender a usar novos aplicativos para uma aula remota.	Andar de carro para motoristas experientes. Usar editor de texto no computador para quem já usa há muitos anos .

Sistema atencional supervisor

O sistema atencional supervisor é o gerente dos processos atencionais e coordena quando o indivíduo recruta um processo controlado ou automático. Esse sistema atua analisando o estímulo interno ou externo, e se for novo ou que varia aciona os processos controlados, se for superaprendido aciona os processos automáticos[1,6,7]. Quando ocorre falha na atuação do sistema atencional supervisor ocorrem os lapsos nos processos atencionais. Esses lapsos atencionais ocorrem quando devemos ativar um processo controlado e ativamos um automático. Esses erros ocorrem muitas vezes quando a mesma rotina já vem sendo realizada por muito tempo de forma automática e, por uma eventualidade, demanda uma mudança para um comportamento novo ou diferente[1,8]. Os lapsos mais frequentes são descritos na Tabela 2.

Tabela 2 Descrição dos principais lapsos dos processos automáticos da atenção

Lapso atencional	Descrição	Exemplo
Omissão	Não incluir uma etapa da ação ou um estímulo	Faltar a letra r quando escreve "palavra – palava". Faltar o açúcar quando está fazendo o café com leite.
Perseveração	Repetir uma etapa da ação ou estímulo mais de uma vez	Repetir a letra r quando escreve "carro – carrrro". Colocar açúcar duas vezes fazendo café com leite.
Intrusão	Incluir um estímulo ou ação que não faz parte das etapas do comportamento	Ao fazer compras no supermercado para comprar açúcar e pão, trazer açúcar, pão e incluir o biscoito que não estava na lista de forma automática.
Perda de ativação	Não identificar a etapa seguinte da ação	Sair da sala para a cozinha a fim de buscar um copo e quando chegar na cozinha não saber o que pretendia buscar na cozinha.
Apreensão	Ativar a mesma ação rotineira, mesmo que no dia deva mudar para outra ação diferente	Acordar, vestir-se, escovar os dentes e colocar roupa para ir ao trabalho no domingo.

Processos pré-conscientes da atenção

Outro fenômeno que envolve a relação entre processos conscientes e não conscientes da atenção é a habituação. Inicialmente, o indivíduo é exposto a um estímulo por um período prolongado que não é relevante no contexto específico; ele se acostuma com o estímulo, habitua-se e, assim, diminui de intensidade e desaparece da atenção consciente. Se, em algum momento, esse estímulo se tornar relevante, novamente é acessado rapidamente para a atenção consciente[8]. Um exemplo clássico de habituação é o barulho do ar condicionado durante uma aula. Os alunos focam sua atenção consciente na aula e inibem, ou seja, se habituam, com o barulho do ar condicionado. Se em algum momento começa a ficar muito frio e alguém pede para desligar o ar e o barulho desaparece, todos identificam que o barulho do ar condicionado estava presente.

Ainda outro fenômeno da atenção não consciente é a pré-ativação ("*priming*"). O indivíduo tem maior facilidade para detectar um estímulo pré-exposto de forma não consciente. Essa forma de atenção explica maior familiaridade e empatia a algumas pessoas que foram expostas de forma não consciente, maior facilidade para aprender uma língua ou música que já ouviu com frequência anteriormente. As pessoas no Brasil têm mais facilidade para aprender inglês e espanhol que chinês e japonês[1,7,8].

Neuropsicologia clínica

Em síntese, habilidades, hábitos, condicionamentos, habituação e pré-ativação envolvem processos atencionais não conscientes (automáticos), e comportamentos novos e que variam envolvem processos atencionais conscientes. O sistema atencional supervisor regula e ativa esses processos da atenção. Falhas nesse sistema atencional vão gerar lapsos de processos automáticos e déficit atencional.

FUNÇÕES DA ATENÇÃO

A atenção tem funções específicas que auxiliam na organização das demandas dos estímulos e das ações. Ao exercer uma função, a atenção é capaz de selecionar estímulos relevantes, dividir os recursos atencionais, alternar e flexibilizar entre estímulos e ações, inibir interferências, aumentar a capacidade de alerta e vigilância diante de determinada situação e ainda buscar estímulos de diferentes modalidades sensoriais no ambiente[1,5]. A Tabela 3 descreve as principais funções da atenção e seus correlatos neurais[9-12].

Tabela 3 Descrição das funções da atenção e estruturas cerebrais associadas

Função	Descrição	Exemplo	Área do cérebro
Seletiva	Selecionar estímulo relevante e inibir interferências	Identificar temas relevantes em uma aula e inibir conversa de colegas	Pré-frontal dorso lateral
Dividida	Selecionar múltiplos estímulos e/ou ações simultaneamente	Ouvir música no fone de ouvido, responder WhatsApp e assistir a imagens de um filme com legenda na TV	Pré-frontal dorso lateral
Alternada	Alternar entre um estímulo e outro Alternar entre uma ação e outra	Ouvir a explicação da professora e depois escrever o que entendeu no caderno e, em seguida, voltar para a explicação da professora	Pré-frontal dorso lateral
Sondagem	Busca ativa de um estímulo no ambiente (espaço)	Procurar uma caneta azul em uma mesa com várias canetas coloridas	Parieto-occipital
Vigilância	Detectar com maior facilidade e rapidez um estímulo no ambiente (espaço)	Uma pessoa no metrô fica alerta e detecta rapidamente um barulho de tosse no metrô no período de pandemia da Covid	Parieto-occipital
Sustentada	Selecionar um estímulo e manter no foco atencional por um período de tempo	Ler um livro interessante por duas horas seguidas	Pré-frontal dorso lateral e dorso medial

A Figura 2 mostra a relação dos processos atencionais e áreas do cérebro[11,12].

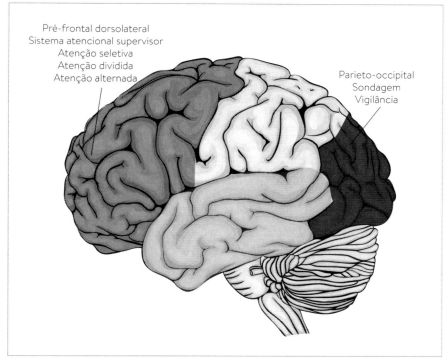

Figura 2   Processos atencionais e estruturas cerebrais.

FUNÇÕES EXECUTIVAS

As funções executivas são as funções cognitivas que auxiliam no gerenciamento dos comportamentos/emoções voluntários dirigidos a um objetivo ou meta específica. Enquanto realizamos uma situação nova ou que varia, precisamos regular as emoções. Um comportamento novo requer uma experiência cognitiva, emocional e motora[2,3].

As funções executivas se dividem em funções frias, que envolvem o funcionamento do lobo pré-frontal dorsolateral, e quentes, que envolvem o funcionamento do lobo orbito frontal, e a iniciativa comportamental dispara as funções quentes ou frias, que envolvem o funcionamento do lobo pré-frontal dorsoventromedial. A Figura 3 mostra essa relação entre as funções executivas e as estruturas cerebrais. Um comportamento novo é iniciado e recruta o componente frio (cognitivo) e

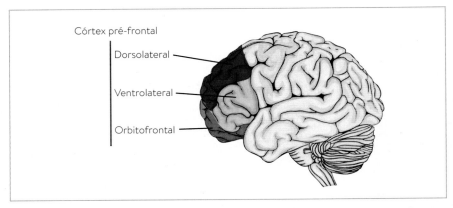

Figura 3 Subdivisões do lobo pré-frontal. A área dorsolateral está envolvida nas funções executivas frias. A área ventrolateral está envolvida na iniciativa e motivação. A área orbitofrontal está envolvida na regulação das emoções.

o componente quente (emocional) durante a execução da ação. Os frios são os componentes cognitivos e os quentes, os componentes emocionais[13-16].

Funções executivas frias

As funções executivas frias estão envolvidas nos processos controlados e nas etapas para a execução de um comportamento novo ou que varia com meta específica. Assim, para realizar esse comportamento é necessário planejamento, iniciativa, monitorização, memória de trabalho, atenção seletiva, dividida e alternada. Em relação à linguagem, a fluência verbal é um componente. Em síntese, o indivíduo diante de uma situação nova necessita fazer um processo de análise da situação e planejar que etapas necessita implementar para realizar a situação nova. A situação deve ter um objetivo específico a ser alcançado. A atenção seletiva definirá o foco durante a execução de cada etapa da tarefa. A manutenção do foco ao longo da execução e a monitorização dos erros serão auxiliadas pela memória de trabalho, atenção seletiva, alternada e dividida, bem como pelo sistema atencional supervisor. Essas funções executivas estão associadas aos processos controlados. Assim, esses comportamentos novos são repetidos várias vezes e um padrão de resposta é definido. Ele passa a ser iniciado de forma intencional, mas executado de forma automática com base em um conjunto de respostas que são ativadas de forma paralela[13,14,17].

Funções executivas quentes

As funções executivas quentes estão envolvidas na regulação emocional do comportamento, no controle da impulsividade e reatividade emocional. Outra função cognitiva quente está associada à cognição social e teoria da mente, que envolvem compreender e reconhecer os pensamentos, comportamentos e emoções de si próprio ou do outro, também chamado de empatia social. As funções executivas quentes são fundamentais para a interação social e o desenvolvimento das habilidades sociais[13,16,14].

Integrando as funções executivas frias e quentes

Durante a realização de uma ação com uma meta específica, deve-se seguir as seguintes etapas que integram as funções executivas frias e quentes:

1. Análise da situação nova: aspectos cognitivos e emocionais.
2. Definição da meta específica.
3. Definição dos passos para atingir a meta específica.
4. Iniciar os passos para atingir a meta específica.
5. Regular as reações emocionais conforme o ambiente e a meta específica.
6. Regular as respostas motoras conforme o ambiente e a meta específica.
7. Regular os pensamentos conforme o ambiente e a meta específica.
8. Durante a execução dos passos, utilizar funções da atenção, memória de trabalho e controle inibitório – etapa de monitorização e de gerenciamento do processo de execução combinando ação, pensamento e emoções.

A Figura 4 mostra os principais componentes das funções executivas quentes e frias.

Funções executivas e o lobo frontal

As funções executivas estão associadas ao funcionamento do lobo pré-frontal. Essa região do cérebro tem um período crítico de maturação tardio que se inicia em torno dos cinco anos de idade após a aquisição da linguagem e se mantém neste processo até aproximadamente as crianças atingirem 12 a 13 anos de idade. A maturação do lobo pré-frontal requer uma interação social da criança com adultos mediadores da aquisição das funções executivas e da capacidade de autorregulação e auto-organização da criança. Inicialmente, a fala do outro é que organiza o comportamento da criança. Na próxima fase, a criança fala em voz alta e organiza o seu comportamento. E, finalmente, na última etapa,

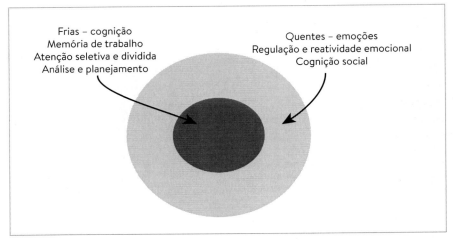

Figura 4   Funções executivas quentes e frias.

a criança internaliza essa fala e transforma em pensamento e, assim, é capaz de autorregular e organizar seus comportamentos e emoções. Desse modo, a criança consegue analisar, planejar, iniciar e monitorar comportamento e situações novas autorregulando suas emoções com as demandas do ambiente. Essa capacidade de autonomia e gerenciamento para situações novas vai aumentando durante a adolescência e a vida adulta[2,17,18]. No processo de envelhecimento, as estruturas pré-frontais começam a sofrer um declínio com a idade e, assim, os idosos passam a ter disfunção executiva. Desse modo, demonstram resistência e dificuldade para iniciar e realizar atividades novas[19-21].

A Figura 3 mostra a representação dessas áreas no cérebro. As estruturas mediais do lobo pré-frontal estão envolvidas com a regulação da motivação, iniciativa e emoção, enquanto as áreas laterais estão associadas ao sistema de análise e planejamento das ações voluntárias. O sistema pare e pense ativa as áreas dorsolaterais; o sistema inicie a ação ativa áreas dorsomediais; e o sistema de autorregulação ativa áreas orbitais[10-12].

AVALIAÇÃO DA ATENÇÃO E FUNÇÕES EXECUTIVAS

Existem diferentes estratégias para avaliação da atenção e funções executivas. Na neuropsicologia clínica é possível utilizar testes padronizados e normatizados ou tarefas que testam hipóteses sobre as dificuldades com base em modelos experimentais ou clínicos. As medidas que avaliam atenção e funções executivas têm como variáveis o tempo de execução, o tempo de reação, erros e acertos. A relação entre velocidade de processamento (tempo) e precisão de resposta (acerto ou erro) é essencial para avaliar a integridade dessas funções cognitivas. A aceleração da velocidade de processamento de informações pode gerar uma automatização das respostas e aumentar a quantidade de erros nos indivíduos com distúrbios da atenção. Em contraste, a lentidão na velocidade de processamento, mesmo na ausência de erros, pode indicar a necessidade de aumento do tempo de execução em tarefas controladas, marcando um déficit nas funções executivas. A Tabela 4 mostra a relação dos instrumentos mais frequentemente utilizados para avaliação da atenção e funções executivas[17,21-40]

No Brasil, o Conselho Federal de Psicologia tem um sistema de avaliação da qualidade dos testes psicológicos denominado SATEPSI. Os testes não aprovados por esse sistema podem ser utilizados como tarefas complementares no contexto da avaliação neuropsicológica[41]. Os testes considerados favoráveis que podem ser incluídos em uma bateria de avaliação neuropsicológica de atenção e funções executivas são: (1) cópia da figura de Rey[37,38]; (2) subtestes Código, Procurar Símbolo, Dígitos, Aritmética, Sequência Números e letras e cubos, cancelamento do WAIS-III, WASI ou WISC-IV[39,40]; (3) trilhas coloridas[30]; (4) TAVIS[28]; (5) BPA[32]; (6) FDT[31]; (7) Teste Wisconsin[33]; (8) AC-15[29]. Como tarefas complementares sugere-se a aplicação: (1) teste do Stroop[36], (2) fluência verbal fonêmica e semântica[36] e (3) teste do desenho do relógio[34,35]. Essa lista de testes e tarefas tem estudos de validação e normativos com a população brasileira. O Quadro 1 mostra uma sugestão de avaliação da atenção e funções executivas com base em testes e tarefas que contém estudos de validação e normas no Brasil, incluindo testes aprovados pelo SATEPSI e tarefas complementares[41].

Quadro 1 Estratégia de avaliação da atenção e funções executivas

Etapa 1: avaliação das funções da atenção
1. Escolha um conjunto de testes de cancelamento (BPA, subteste do WISC-IV, sinos).
2. Escolha um conjunto de testes de velocidade de processamento (TAVIS ou CompCog, Códigos, Procurar Símbolos)

Etapa 2: avaliação do controle inibitório e da relação entre processos automáticos e controlados
1. Teste Stroop
2. Teste dos cinco dígitos (FDT)

Etapa 3: avaliação da flexibilidade cognitiva
1. Teste Wisconsin de cartas

Etapa 4: Planejamento, monitorização, organização perceptual e resolução de problemas
1. Construção com cubos (WAIS-III, WISC-IV, WASI)
2. Cópia da figura de Rey
3. Desenho do relógio

Etapa 5: Iniciativa cognitiva
1. Fluência verbal fonêmica e semântica

Tabela 4 Testes e tarefas utilizadas para avaliar atenção e funções executivas

Nome do teste ou tarefa	Função cognitiva	Objetivo	Descrição
CompCog[27] Tempo de reação simples	Processamento de informação e atenção seletiva	Detectar o estímulo visual (retângulo) que aparece na tela o mais rápido possível.	A pessoa é solicitada a tocar em um retângulo que aparece na parte inferior da tela sempre que um outro retângulo aparecer no centro da tela. Deve fazer o mais rápido possível. O teste tem 100 tentativas. Mede tempo de reação (milissegundos), tipo de resposta (correta e errada). Aplicado em um computador e nova versão *tablet*.
CompCog[27] Tempo de reação de escolha	Atenção Dividida	Escolher entre dois estímulos (retângulos coloridos) que aparecem na tela o mais rápido possível.	A pessoa é solicitada a tocar em um dos dois retângulos que aparecem na parte inferior da tela correspondente à cor do retângulo que aparece no centro da tela. Se aparecer um retângulo amarelo deve tocar no retângulo amarelo. Deve fazer o mais rápido possível. O teste tem 100 tentativas. Mede tempo de reação (milissegundos), tipo de resposta (correta e errada). Aplicado em um computador e nova versão *tablet*.
CompCog[27] Sondagem	Sondagem	Escolher um estímulo (retângulo) com uma cor específica entre vários estímulos com cores diferentes.	A pessoa é solicitada a tocar em um retângulo de cor específica (amarelo) enquanto aparecem retângulos de cores diferentes (branco, azul, verde, amarelo). A apresentação dos estímulos é randomizada. Deve fazer o mais rápido possível. O teste tem 100 tentativas. Mede tempo de reação (milissegundos), tipo de resposta (correta e errada). Aplicado em um computador e nova versão *tablet*.

(continua)

Tabela 4 Testes e tarefas utilizadas para avaliar atenção e funções executivas (*continuação*)

Nome do teste ou tarefa	Função cognitiva	Objetivo	Descrição
CompCog[27] Controle inibitório	Controle inibitório e atenção seletiva, modelo *go no go*	Não escolher um estímulo (retângulo) de uma cor específica entre vários estímulos com cores diferentes	A pessoa não pode tocar em um retângulo de cor específica (amarelo) enquanto aparecem retângulos de cores diferentes (branco, azul, verde, amarelo). A apresentação dos estímulos é randomizada. Deve fazer o mais rápido possível. O teste tem 100 tentativas. Mede tempo de reação (milissegundos), tipo de resposta (correta e errada). Aplicado em um computador e nova versão *tablet*.
Testes de cancelamento[17,22-25] Teste de letras BPA[32] Tavis[28] Teste de Atenção Concentrada[29] Cancelamento (WISC-IV)[39,40]	Atenção sustentada Atenção seletiva Sondagem visual Controle inibitório de interferência Atenção alternada	Escolher letras ou números ou desenhos ou símbolos-alvo e não selecionar os outros em uma folha. Podem aparecer de forma organizada em linhas e colunas ou de forma desorganizada na folha ou tela do computador.	A pessoa deve fazer um traço no estímulo-alvo específico e ignorar os outros estímulos. Deve fazer o mais rápido possível. Mede tempo de reação ou execução total da tarefa. Número de acertos. Número de erros de omissão ou de ação. Existem diferentes formas e testes utilizados para avaliar esse modelo de tarefa. As formas podem ser realizadas em uma folha de papel ou na tela de um computador (Tavis-3).
Teste de Stroop (forma Victoria)[22 25,36]	Controle inibitório Atenção alternada Inibição de processo automático em prol de um controlado	Nomear a cor da palavra impressa. Sendo que as palavras são em vermelho, verde, azul e amarelo impressas com cores incongruentes. Por exemplo, o vermelho está impresso em azul.	O teste é composto de três fases: Fase 1: apresentar um cartão com seis linhas com quatro quadrados coloridos em cada linha. Os quadrados são impressos nas cores azul, amarelo, vermelho e verde de forma randomizada. A pessoa é solicitada a nomear as cores dos quadrados da esquerda para a direita, o mais rápido que puder. Fase 2: apresentar um cartão com seis linhas com palavras impressas nas cores azul, amarelo, vermelho e verde de forma randomizada. A pessoa é solicitada a nomear a cor da palavra e não ler o que está escrito. Deve fazer da esquerda para a direita, o mais rápido que puder.

(continua)

Tabela 4   Testes e tarefas utilizadas para avaliar atenção e funções executivas (*continuação*)

Nome do teste ou tarefa	Função cognitiva	Objetivo	Descrição
			Fase 3: apresentar um cartão com seis linhas com as palavras azul, verde, amarelo, vermelho impressas com uma cor diferente de seu nome. Por exemplo, a palavra azul é impressa em vermelho. A pessoa deve nomear a cor e não ler o que está escrito. Deve falar vermelho e inibir a leitura da palavra azul. Deve fazer a nomeação da esquerda para a direita, o mais rápido que puder. Em cada fase são medidos os tempos de execução, acertos e erros.
Teste de trilhas[22-25] Trilhas coloridas[30]	Atenção alternada Sondagem Atenção seletiva Velocidade de processamento	Na primeira etapa, desenhar linhas conectando números em ordem crescente espalhados em uma folha de papel. Na segunda etapa, desenhar linhas conectando números e letras em ordem crescente e alfabética (1-A-2-B) espalhados em uma folha de papel.	O teste é composto de duas fases. Fase A: uma folha de papel é apresentada com os números de 1 a 25 inseridos em círculos distribuídos aleatoriamente no espaço da folha. A pessoa é solicitada a desenhar uma linha conectando os números seguindo uma ordem crescente (1-2-3...25). Fase B: uma folha de papel é apresentada com os números de 1 a 13 e as letras de A a L inseridos em círculos distribuídos aleatoriamente no espaço da folha. A pessoa é solicitada a desenhar uma linha conectando um número com uma letra seguindo uma ordem crescente para os números e alfabética para as letras (1-A-2-B-3-C...13). Em cada etapa são medidos os tempos de execução e os erros. Existe forma infantil com cores e oral para pacientes com limitações motoras.

(continua)

Tabela 4 Testes e tarefas utilizadas para avaliar atenção e funções executivas (*continuação*)

Nome do teste ou tarefa	Função cognitiva	Objetivo	Descrição
Código[39,40]	Atenção sustentada Atenção seletiva Flexibilidade Sondagem	Copiar um símbolo em um quadrado em branco seguindo um código de pareamento número-símbolo ou formas geométricas – símbolos apresentadas em uma linha no topo da folha. Cada número tem um símbolo correspondente.	Essa tarefa tem a forma A para crianças entre 6 e 7 anos de idade e a forma B para crianças acima de 8 anos até idosos. Forma A: a pessoa copia símbolos correspondentes a formas geométricas simples. A criança desenha o símbolo na forma correspondente. Durante a tarefa, a criança consulta o modelo com as formas e os símbolos correspondentes. Forma B: a pessoa copia símbolos correspondentes a números de 0 a 9. A pessoa desenha o símbolo abaixo do número correspondente. Durante a tarefa, a pessoa consulta um modelo que tem todos os números e símbolos correspondentes. O tempo de execução da tarefa é medido. O tempo máximo de execução é de 120 minutos.
Procurar símbolos[39,40]	Atenção sustentada Atenção seletiva Sondagem	Indicar se um elemento do grupo de estímulos está presente ou ausente em um tempo determinado.	Essa tarefa tem a forma A para crianças entre 6 e 7 anos de idade e a forma B para crianças acima de 8 anos até idosos. Forma A: em uma linha um símbolo-alvo e um conjunto de três símbolos para busca são apresentados. Se o alvo estiver presente no grupo de busca, a pessoa deve marcar a palavra sim. Se o símbolo não estiver presente, marcar a palavra não. Forma B: em uma linha dois símbolos-alvo e um conjunto de cinco símbolos para busca são apresentados. Se pelo menos um símbolo-alvo estiver presente no grupo de busca, a pessoa deve marcar a palavra sim. Se o símbolo não estiver presente, marcar a palavra não. O tempo de execução da tarefa é medido. O tempo máximo de execução é de 120 minutos.

(continua)

Tabela 4   Testes e tarefas utilizadas para avaliar atenção e funções executivas (*continuação*)

Nome do teste ou tarefa	Função cognitiva	Objetivo	Descrição
Teste dos cinco dígitos[31]	Flexibilidade cognitiva Controle inibitório de interferência Relação entre processos automáticos e controlados	Leitura de números e contagem da quantidade de números. Contar quantos números têm no quadrado e inibir a leitura do número que está escrito. Incongruência entre quantidade e número escrito. Alternar a tarefa de incongruência com tarefa de leitura a partir de comando visual específico.	Esse teste é composto de quatro fases com 50 itens em cada. Fase 1 (leitura): a pessoa é solicitada a ler dígitos que são apresentados exatamente na mesma quantidade que eles correspondem. O número 5 é apresentado cinco vezes (55555). A pessoa tem de responder 5. Fase 2 (contagem): a pessoa é solicitada a contar e falar o número que corresponde aos asteriscos. Quando são apresentados cinco asteriscos (*****), a pessoa deve responder 5. Fase 3 (escolha): a pessoa é solicitada a inibir a leitura do número e falar a quantidade de números que estão sendo apresentados. O número 2 é apresentado cinco vezes (22222). A pessoas tem de responder 5. Fase 4 (alternância): a tarefa é semelhante à da fase 3 (escolha), mas durante a tarefa dez itens apresentados de forma randomizada aparecem com a borda escura indicando que é preciso inibir a tarefa de escolha e apenas fazer a leitura dos números, e não da quantidade. Se o número 5 for apresentado três vezes, a pessoa deve falar 5 quando a borda estiver escura e 3 quando borda estiver clara. O tipo de resposta é medido.

(continua)

Tabela 4   Testes e tarefas utilizadas para avaliar atenção e funções executivas (*continuação*)

Nome do teste ou tarefa	Função cognitiva	Objetivo	Descrição
Aritmética[39,40]	Memória de trabalho	Solucionar série de problemas matemáticos que devem ser resolvidos mentalmente sem o uso de lápis e papel dentro de um tempo limite.	Essa tarefa tem a forma para crianças e adolescentes entre 6 a 16 anos encontrada no WISC-IV. Essa forma apresenta 34 problemas matemáticos que se iniciam com itens que envolvem a apresentação do material visual para contagem (cinco primeiros itens) e os demais são lidos pelo examinador. A forma adulta é encontrada no WAIS-III. Essa forma apresenta vinte problemas matemáticos que se iniciam com itens que envolvem apresentação de cubos para contagem (três itens) e os demais são apresentados oralmente. A pessoa deve resolver os problemas mentalmente sem o uso de lápis e de papel. O tempo de execução de cada problema é registrado e a resposta encontrada é analisada.
Dígitos em ordem direta[39,40]	Armazenamento da memória de trabalho	Repetição de uma sequência numérica na ordem em que foi apresentada em voz alta pelo examinador.	O examinador lê em voz alta uma sequência de números e a pessoa deve repetir os mesmos números na mesma ordem apresentada. Se a sequência for 4-1-5, a pessoa deve repetir 4-1-5. As sequências começam com duas tentativas de dois números até atingir nove números na versão adulta do WAIS-III e na versão de criança e adolescente do WISC-IV.
Dígitos em ordem inversa[39,40]	Processamento da memória de trabalho	Repetição de uma sequência numérica na ordem contrária (inversa) que foi apresentada em voz alta pelo examinador.	O examinador lê em voz alta uma sequência de números e a pessoa deve repetir na ordem contrária ou inversa à apresentada. Se a sequência for 4-1-5, a pessoa deve repetir 5-1-4. As sequências começam com duas tentativas de dois números até atingir oito números na versão adulta do WAIS-III e na versão de criança e adolescente do WISC-IV.

(continua)

Tabela 4 Testes e tarefas utilizadas para avaliar atenção e funções executivas (*continuação*)

Nome do teste ou tarefa	Função cognitiva	Objetivo	Descrição
Sequência de números e letras[39,40]	Processamento de memória de trabalho	Repetição de uma sequência de números e letras. Os números devem seguir uma ordem crescente e as letras, ordem alfabética.	O examinador lê em voz alta uma sequência de números e letras misturados e a pessoa deve reorganizar a sequência e repetir primeiro os números em ordem crescente e depois as letras em ordem alfabética. Se a sequência for 9-V-1-T-J, a pessoa deve repetir 1-9-J-T-V As sequências começam com uma sequência de dois até atingir oito itens na versão adulta do WAIS-III e na versão de criança e adolescente do WISC-IV.
Desenho do relógio (versão do Sunderland)[23-25,34,35]	Planejamento Monitorização Memória de trabalho	Desenhar um relógio incluindo os números e ponteiros marcando uma hora específica, usualmente 2 horas e 45 minutos.	A pessoa é solicitada a desenhar um relógio com os números e ponteiros marcando duas horas e quarenta e cinco minutos em uma folha de papel. O tempo de execução é registrado. Existem várias formas de pontuação do Desenho do Relógio utilizando métodos quantitativos, semiquantitativos e qualitativos. A análise do processo de construção é uma evidência interessante como avaliação das funções executivas de planejamento.
Cópia da figura de Rey[17,23-25,37,38]	Planejamento Monitorização Estratégias de resolução de problemas	Copiar a figura complexa de Rey em uma folha de papel consultando o modelo impresso.	Colocar uma folha de papel na mesa com um lápis. Apresenta-se um cartão com a figura complexa de Rey impressa e solicita-se que a pessoa copie a figura de forma cuidadosa. A ordem dos itens que estão sendo copiados deve ser registrada. Dois métodos podem ser utilizados: (1) dar lápis coloridos e trocar a cada etapa finalizada e anotar a ordem; (2) ir reproduzindo o que a pessoa está copiando em uma folha separada e numerando cada etapa. Esses métodos são essenciais para analisar o processo de construção da cópia e as estratégias utilizadas. O tempo total de execução é registrado.

(continua)

Nome do teste ou tarefa	Função cognitiva	Objetivo	Descrição
			Existem critérios detalhados de pontuação com base na precisão, distorção e localização da reprodução. A pontuação para cada item pode variar de 0,5 a 2 pontos. No total são avaliados 18 itens. Os critérios qualitativos classificam a figura em estratégias de construção e nível de organização.
Construção com cubos[39,40]	Planejamento Estratégia de resolução de problema	Reprodução de um modelo construído pelo examinador ou impresso utilizando cubos em um tempo limitado.	O examinador mostra um modelo construído com cubos ou impresso no livro de estímulos pintado de branco e vermelho. A pessoa deve reproduzir esse modelo utilizando cubos iguais com dois lados brancos, dois vermelhos e dois metade branco e metade vermelho. A pessoa pode usar 2 ou 4 ou 9 cubos. No total são 14 modelos diferentes na versão adulta do WAIS-III e de criança/adolescente do WISC-IV. Os modelos têm aumento gradual de dificuldade e aumento da possibilidade de tempo de execução. O tempo e os acertos são medidos.
Teste de torres[23,24] Torre de Londres[23,24]	Planejamento e estratégia de resolução de problema	Transposição de esferas com cores diferentes de uma posição fixa inicial para posições-alvo. As esferas são manipuladas em três hastes verticais de comprimentos diferentes fixas na base uma de cada vez.	O examinador mostra uma base com três hastes verticais com tamanhos diferentes e três esferas com cores diferentes (vermelha, azul e verde). Na haste menor cabe só uma esfera e na maior, as três esferas. O examinador posiciona as esferas na posição de início. A pessoa deve manipular as esferas individualmente. O examinador apresenta uma meta ou configuração-alvo que a pessoa deve executar movendo as esferas uma de cada vez utilizando o mínimo de movimentos. Os primeiros problemas exigem duas a três ações mínimas e os 8 últimos, quatro a cinco ações mínimas. O acerto na primeira tentativa vale 3 pontos, na segunda tentativa, 2 pontos, e na terceira tentativa, 1 ponto. Os tempos de desempenho são registrados.

(continua)

Tabela 4 Testes e tarefas utilizadas para avaliar atenção e funções executivas (*continuação*)

Nome do teste ou tarefa	Função cognitiva	Objetivo	Descrição
Teste Wisconsin de classificação de cartas[23-25,35]	Flexibilidade cognitiva Conceitos abstratos Habilidade de mudar estratégias cognitivas em resposta a mudanças do ambiente Controle inibitório	Tomada de decisão não explícita da concordância do pareamento entre cartas que variam em relação a forma, cor e número. Os pareamentos-alvo vão mudando ao longo do teste sem a consciência do examinado e ele deve ir mudando de estratégia até descobrir o novo pareamento-alvo.	O teste consiste na apresentação de quatro cartões estímulos-alvo apresentados em frente ao examinado. O primeiro com um triângulo vermelho, o segundo com duas estrelas verdes, o terceiro com três cruzes amarelas e o quarto com quatro círculos azuis. O examinado recebe dois pacotes com 64 cartas-resposta com estrutura semelhante às cartas-alvo, variando em termos de cor, formas e números. A pessoa é solicitada a fazer um pareamento entre a carta-resposta e uma das cartas-alvo e recebe um *feedback* se a combinação está correta ou errada. Ela vai colocando as cartas tentando descobrir o pareamento correto definido pelo examinador a partir dos *feedbacks* recebidos. A tarefa inteira pode ter até seis mudanças de pareamento que se alteram quando o examinado acertar dez vezes de forma consecutiva. A sequência utilizada pelo examinador é cor, forma, número, cor, forma, número. O teste continua até a pessoa passar pelas seis etapas ou acabarem as 128 cartas-resposta. Esse teste tem versão em papel ou computadorizada.
Fluência verbal[17,22-25,36]	Iniciativa comportamental Planejamento Flexibilidade cognitiva	Produção espontânea de palavras começando com uma letra específica ou uma categoria semântica em um tempo limitado, usualmente um minuto.	Essa tarefa tem duas formas principais: fonêmica e semântica. Fonêmica: a pessoa é solicitada a produzir oralmente quantas palavras conseguir começando com uma letra determinada em um minuto. As letras F, A, S são as mais frequentemente utilizadas. No Brasil, temos uma versão para crianças que usa F, A, M. Semântica ou associativa: a pessoa é solicitada a produzir oralmente quantas palavras conseguir pertencentes a uma classe ou categoria semântica. A versão mais frequente é com a categoria animais. Outras formas podem incluir nomes de alimentos, itens de supermercado, frutas, peças de roupas, entre outros. No Brasil, temos uma versão para crianças que utiliza animais, frutas e roupas. O número de palavras produzidas, bem como as estratégias de geração das palavras são analisados.

DISTÚRBIO DE ATENÇÃO E DAS FUNÇÕES EXECUTIVAS

Os distúrbios de atenção e das funções executivas podem ocorrer como consequência de um atraso no neurodesenvolvimento ou em decorrência de uma lesão ou doença neurológica adquirida[42,43].

Distúrbios de neurodesenvolvimento

Os distúrbios da atenção e das funções executivas podem surgir ao longo dos primeiros anos de vida da criança ao longo do processo de maturação neural. A criança pode apresentar um atraso no desenvolvimento dessas funções cognitivas ou um transtorno específico do neurodesenvolvimento, que pode estar associado a dificuldades mais acentuadas da atenção e das funções executivas. O transtorno do déficit de atenção (TDAH), o transtorno do espectro autista (TEA) e o transtorno da deficiência intelectual (TDI) têm como característica neuropsicológica comum o distúrbio da atenção e das funções executivas. O diagnóstico diferencial desses transtornos perpassa a avaliação das funções executivas. A Tabela 5 mostra as principais alterações de atenção e funções executivas apresentadas por esses transtornos de forma comparativa[42,43].

No TDAH predominantemente desatento, observa-se um predomínio de disfunção das funções executivas frias envolvendo especialmente dificuldade de seleção e divisão da atenção e presença de lapsos de processos automáticos. Os pacientes apresentam prejuízo na capacidade de controle inibitório de interferências e estímulos do ambiente. Eles tendem a adotar estratégias de ensaio e erro ou *insight* para resolução de problemas, e apresentam dificuldade no uso de estratégias de planejamento sequenciais. Uma característica desse transtorno é a sustentação da atenção em tarefas altamente motivadas demonstrando um prejuízo na flexibilidade. Quando esse quadro clínico é associado à hiperatividade e impulsividade, observam-se alterações na regulação emocional e no controle inibitório da ação[42-43].

Os indivíduos com TEA apresentam um prejuízo mais global, envolvendo tanto as funções executivas frias como as quentes. O grau de acometimento auxilia na classificação da gravidade do TEA. Quando os pacientes apresentam deficiência intelectual, observa-se prejuízo em todos os processos controlados, ressaltando a automatização dos comportamentos. Quando a sintomatologia é mais leve, observa-se um prejuízo acentuado e mais específico na cognição social e flexibilidade, com relativa preservação das funções executivas frias. A heterogeneidade na apresentação do quadro clínico sinaliza a necessidade de uma avaliação detalhada desses processos cognitivos e emocionais no TEA.

Tabela 5 Comparação dos distúrbios da atenção e funções executivas nos transtornos do neurodesenvolvimento

Funções cognitivas	TDAH	TEA	TDI
Atenção seletiva	Comprometido	Comprometido	Comprometido
Atenção dividida	Comprometido	Comprometido	Comprometido
Atenção sustentada	Comprometido	Comprometido	Comprometido
Iniciativa comportamental	Preservado	Comprometido	Comprometido
Regulação emocional	Comprometido nos casos com impulsividade	Comprometido	Preservado
Empatia social	Preservado	Comprometido	Preservado
Flexibilidade cognitiva	Preservado	Comprometido	Comprometido
Flexibilidade comportamental	Comprometido	Comprometido	Comprometido
Estratégias de planejamento	Comprometido	Comprometido	Comprometido
Lapsos de processos automáticos	Comprometido	Comprometido	Comprometido
Controle inibitório	Comprometido	Comprometido	Comprometido
Memória de trabalho	Processamento comprometido	Comprometido	Comprometido
Fluência verbal	Preservado	Comprometido	Comprometido

Crianças com TDI apresentam um atraso global no desenvolvimento das funções executivas frias com prejuízo acentuado na capacidade de planejamento, memória de trabalho, fluência verbal, atenção seletiva, dividida, controle inibitório de interferências e lentidão na realização de processos controlados. Em casos mais graves, observa-se prejuízo da iniciativa comportamental com comportamentos repetitivos e inflexibilidade comportamental. A autorregulação emocional e a cognição social tendem a estar preservadas nesse perfil clínico[42,43].

Síndrome frontal

Quando as alterações aparecem em decorrência de uma lesão em estruturas do lobo frontal anterior (pré-frontal), os pacientes apresentam uma síndrome frontal que foi adquirida por doença neurológica ou lesão em estruturas cerebrais. As alterações cognitivas e comportamentais são determinadas pelo local, lateralidade, extensão, natureza, tempo de evolução e história de vida do indivíduo que sofreu a lesão[44]. Benton[45] sintetiza a síndrome descrevendo três mudanças nos indivíduos: (1) personalidade; (2) cognitiva; (3) iniciativa verbal ou comportamental. Essas mudanças relacionam-se com diferentes áreas do lobo pré-frontal e, nesse sentido, podem ocorrer de forma combinada ou dissociada.

Casos clássicos como o do Phineas P. Gage, que teve lesão na região orbitofrontal gerando mudanças profundas em sua personalidade, são citados para evidenciar e ilustrar essa síndrome. A Tabela 6 mostra os principais sintomas e sua relação com estruturas do lobo pré-frontal[10,11].

Tabela 6 Características da síndrome frontal

Personalidade	Cognitiva	Iniciativa
Lesão em área orbitofrontal	Lesão em área pré-frontal dorsolateral	Lesão em área pré-frontal medial
Disfunção executiva quente	Disfunção executiva fria	Motivacional – disfunção executiva quente Iniciativa – disfunção executiva fria
Impulsividade	Confabulação que refere a produção de falsas memórias, que podem ser recentes ou remotas	Adinamia que indica pouca espontaneidade e iniciativa para comportamentos voluntários
Dificuldade de controle inibitório	Comportamento de utilização que refere ao uso de um objeto que está na sua frente de forma automática. Por exemplo, o paciente vê uma caneta e começa escrever sem ser solicitado para tal atividade	Dificuldade para realizar conversa e produzir discurso espontâneo
Comportamento desinibido	Déficit na capacidade de abstração	Respostas passivas a perguntas
Desregulação emocional	Dificuldade no planejamento e resolução de problemas	Presença de ecolalia
Dificuldade de desenvolver empatia com os outros	Inflexibilidade comportamental e cognitiva	Baixo desempenho em tarefas de fluência verbal, especialmente para letras (fonêmica)
Mudança de padrão de resposta comportamental e emocional. Mudança na personalidade	Redução da capacidade de processamento na memória de trabalho	
	Déficit de atenção seletiva e dividida	
	Déficit no desenvolvimento de estratégias para codificação e acesso a material armazenado na memória de longo prazo	

REABILITAÇÃO DA ATENÇÃO E DAS FUNÇÕES EXECUTIVAS

A reabilitação neuropsicológica é um modelo terapêutico holístico que tem dois princípios fundamentais: (1) estimulação e treinamento da função cognitiva comprometida e (2) compensação baseada na reestruturação ambiental e uso das funções cognitivas preservadas a fim de desenvolver formas alternativas para realizar as ações minimizando o déficit da função comprometida. Associado a estes dois princípios recomenda-se processo de psicoeducação e psicoterapia[46-48].

Estratégias de treinamento da atenção e funções executivas

As principais estratégias utilizadas para o treinamento são baseadas em jogos que focam no aprendizado guiado e motivado das funções comprometidas e na aquisição de novas habilidades aplicadas ao cotidiano do paciente[46-48].

Treino da atenção seletiva

Ensinar o paciente a focar nos estímulos relevantes e ignorar os outros. A analogia que pode ser feita é o uso da lanterna durante a noite. A luz ilumina o que é importante e o restante fica no escuro.

Treino da sondagem e vigilância

Ensinar o paciente a explorar o ambiente utilizando as diferentes modalidades sensoriais. A analogia pode ser feita como se a atenção fosse um farol iluminando o oceano. O paciente deve olhar todo o campo espacial virando a cabeça da esquerda para a direita, para cima e para baixo.

Treino de funções executivas frias: PARE/PENSE

Ensinar o paciente a usar a técnica do PARE/PENSE. Essa estratégia o estimula a parar e analisar suas intenções e metas de ação antes de iniciá-las. Auxilia no controle da impulsividade, planejamento e tomada de decisão.

Treino de funções executivas frias: gerenciamento de metas

Essa estratégia é baseada no modelo criado por Levine et al.[46] e visa melhorar planejamento e tomada de decisão. O paciente deve seguir seis etapas para esse treinamento de funções executivas: (1) definição da meta; (2) listar soluções possíveis; (3) descrever as vantagens e desvantagens de cada solução; (4) escolher uma solução e planejar as etapas para sua execução; (5) executar as etapas; (6) revisar e atualizar se as etapas estão acontecendo dentro do previsto, e modificar ao longo do processo se for necessário.

Jogos para treinamento da atenção e funções executivas

Existem vários jogos comerciais analógicos (tabuleiro, passatempos, cartas) e digitais que podem ser utilizados para estimular as diferentes funções da atenção, sistema atencional supervisor, memória de trabalho e estratégias de resolução de problemas. Alguns exemplos são: jogos de sete erros, caça-palavras, jogo de cartas que exige inibição de resposta rápida mediante um estímulo específico ou mudanças de estratégias conforme alvo (UNO®), propostas de aplicativos para treinamento cerebral (Lumosity), jogos de estratégia e resolução de problemas (WAR®, Banco imobiliário®, Detetive®, Cara a cara®, Jogo da vida®, Minecraft®, Among us®).

Estratégias compensatórias para atenção e funções executivas

As estratégias compensatórias são baseadas essencialmente em mudanças nos ambientes externo e interno para minimizar o impacto do déficit cognitivo nas atividades da vida diária do paciente[46,49,50].

Redução das interferências distratoras externas e internas

Essa estratégia se inicia com a identificação de quais estímulos do ambiente interferem na atenção. Em seguida, deve-se reduzir esses estímulos enquanto está realizando uma tarefa. Realizar atividades cognitivamente complexas em ambientes silenciosos evitando deixar televisão e música ligada. Desligar telefone celular. Organizar o espaço de trabalho com o mínimo de objetos na mesa. Evitar focar em sensações físicas e pensamentos enquanto realiza a atividade.

Estruturação de rotinas

A organização de rotinas repetitivas ao longo da semana auxilia a tornar essa sequência de etapas gradualmente mais automática, minimizando a necessidade do uso de funções executivas. Fazer um planejamento das atividades fixas e variadas da semana e auxiliar o paciente na monitorização dessas atividades.

Alertas

O uso de lembretes e alertas aumenta a autonomia e estimula a iniciativa comportamental. Os lembretes podem ser feitos com a utilização de celulares, papéis expostos em lugares estratégicos ou agenda.

RESUMO

- Uma pequena parte da atenção é consciente.
- Os processos controlados são conscientes e os automáticos são pré-conscientes.
- Os processos controlados são fundamentais para a realização de comportamentos voluntários novos ou com variabilidade na execução. Esses processos estão associados às funções executivas frias.
- Os processos automáticos são fundamentais para a realização de comportamentos superaprendidos como habilidades, hábitos e condicionamentos. Além desses comportamentos, a habituação e o *priming* são considerados processos pré-conscientes da atenção.
- As principais funções da atenção são: (a) sustentada; (b) seletiva; (c) alternada; (d) dividida; (e) sondagem e (f) vigilância.
- As funções executivas frias envolvem diferentes componentes, tais como: atenção seletiva, dividida, alternada, memória de trabalho, análise e planejamento, flexibilidade cognitiva e monitorização.
- As funções executivas quentes envolvem diferentes componentes, tais como: autorregulação das emoções e ações, empatia social e controle inibitório.
- As estruturas do lobo pré-frontal estão envolvidas com as funções executivas. Áreas dorsolaterais com análise, planejamento e monitorização (atenção seletiva, dividida, alternada, memória de trabalho); áreas dorsomediais com a motivação e iniciativa da ação; áreas orbitais com autorregulação da emoção.
- Alterações nos circuitos pré-frontais podem gerar mudanças nas funções executivas associadas aos transtornos do neurodesenvolvimento como TDAH, TEA e TID, bem como sequelas de doenças neurológicas ou lesões adquiridas.
- A avaliação neuropsicológica com testes e tarefas específicas é utilizada para caracterizar as alterações de atenção e funções executivas diferenciando o desenvolvimento típico com os transtornos do neurodesenvolvimento. Esse modelo de avaliação também caracteriza os principais sintomas da síndrome frontal típica de lesões adquiridas e doenças neurológicas.
- A reabilitação neuropsicológica da atenção e das funções executivas utiliza diferentes estratégias e ferramentas para treinamento, como uso de jogos e aprendizagem de técnicas para melhorar o foco, planejamento e tomada de decisão durante a realização de atividades avançadas e instrumentais da vida diária. Além da estimulação, tornam-se necessárias mudanças ambientes, como redução de distratores, estruturação de novas rotinas e sistema de alertas para minimizar o efeito do distúrbio no cotidiano do paciente.

QUESTÕES

1. Classifique os exemplos nas funções da atenção: (I) seletiva; (II) dividida; (III) alternada; (IV) sustentada; (V) sondagem; (VI) vigilância:
( ) Dirigir em uma estrada durante seis horas sem parar.
( ) Conversar no celular em uma rua muito movimentada com pessoas e carros passando.
( ) Encontrar a sua marca favorita de chocolate em um corredor de doces no supermercado.
( ) Cozinhar uma refeição complexa ora monitorando o forno que está assando a lasanha ora lavando a louça.
( ) Tomar um café enquanto está andando na rua.
( ) Encontrar os óculos perdidos na sala de jantar.
( ) Detectar rapidamente o cheiro de comida queimada na cozinha.

2. Classifique os exemplos em processos: (I) controlados (conscientes) ou (II) automáticos (pré-conscientes):
( ) Dirigir um carro, sendo um motorista experiente
( ) Assistir a uma aula com conteúdo novo
( ) Organizar os preparativos para uma viagem
( ) Tocar piano, sendo um adulto que toca desde criança
( ) Um jornalista sênior digitar um texto no computador usando um aplicativo de edição
( ) Organizar uma festa de 80 anos da mãe

3. Na síndrome frontal é possível o paciente apresentar uma mudança na sua personalidade e manter suas habilidades de tomada de decisão, análise e planejamento de resolução de problemas. Com base nisso, selecione a resposta correta:
a) A resolução de problemas é uma função executiva fria e envolve as estruturas orbitofrontais.
b) A resolução de problemas é uma função executiva quente e envolve as estruturas orbitofrontais.
c) As mudanças de personalidade envolvem funções executivas quentes e circuitos orbitofrontais.
d) As mudanças de personalidade envolvem funções executivas frias e circuitos pré-frontais dorsolaterais.

4. Relacione as funções cognitivas e as estruturas cerebrais:
I. Pré-frontal dorsolateral
II. Pré-frontal medial
III. Pré-frontal orbital
IV. Área parieto-occipital

( ) Sondagem
( ) Motivação e iniciativa
( ) Análise e resolução de problemas
( ) Atenção seletiva e dividida
( ) Planejamento e organização
( ) Memória de trabalho
( ) Autorregulação emocional
( ) Mudança de personalidade

5. Uma criança com TDAH foi realizar uma avaliação neuropsicológica. Classifique em verdadeiro (V) e falso (F) as afirmativas a seguir:
( ) O teste de cancelamento do WISC-IV foi utilizando para avaliar sondagem e vigilância.
( ) O teste de trilhas coloridas foi utilizado para avaliar atenção alternada e flexibilidade cognitiva.
( ) O teste de dígitos em ordem inversa foi utilizado para avaliar processamento da memória de trabalho.
( ) O teste cópia da figura de Rey e cubos foi utilizado para avaliar planejamento, memória de trabalho e estratégias de resolução de problemas.
( ) O teste de códigos do WISC-IV foi utilizado para avaliar vigilância e atenção alternada.

6. A redução de estímulos interferentes no ambiente é uma estratégia que pode ser utilizada para a reabilitação de pacientes com síndrome frontal. Selecione as afirmativas verdadeiras:
a) A redução de estímulos interferentes ou distratores auxilia no controle da atenção seletiva.
b) A redução de estímulos interferentes é uma estratégia compensatória de reestruturação ambiental.
c) A redução de estímulos interferentes não é útil na reabilitação de pacientes com síndrome frontal.
d) Um paciente com síndrome frontal tem facilidade de digitar um trabalho no computador enquanto a televisão está ligada.

e) Um paciente com síndrome frontal tem dificuldade de cozinhar um bolo enquanto alguém está conversando com ele ou guardando pratos no armário da cozinha.

7. Um paciente com lesão na estrutura orbital do lobo frontal apresentou os seguintes sintomas:
a) Dificuldade de análise e planejamento de uma refeição para receber amigos.
b) Dificuldade de inibir a raiva quando lê no jornal uma notícia sobre injustiça social.
c) Dificuldade de encontrar um amigo em uma festa.
d) Dificuldade de ler a legenda enquanto assiste a um filme.
e) Dificuldade de aprender a usar um aplicativo novo no celular.

8. Uma sugestão de testes neuropsicológicos para avaliar atenção poderia ser:
a) Testes de cancelamento, Teste de Stroop, Trilhas Coloridas, Teste dos Cinco dígitos.
b) Testes de cancelamento, tempo de reação de escolha e construção com cubos.
c) Testes de cancelamento, tempo de reação simples, teste de Stroop, Cópia da figura de Rey e desenho do relógio.
d) Testes de cancelamento, teste de Stroop, recordação da Figura de Rey.

9. O jogo de encontrar sete erros, o jogo de encontrar palavras em linhas e colunas com letras (caça-palavras) e desafios de labirintos são formas de treinar:
a) Funções executivas quentes, funções executivas frias e planejamento, respectivamente.
b) Atenção sustentada, atenção dividida, vigilância, respectivamente.
c) Sondagem, memória de trabalho, funções executivas quentes.
d) Sondagem, sondagem e atenção seletiva, análise e planejamento, respectivamente.
e) Funções executivas frias, sondagem, atenção dividida.

10. Maria apresentou uma lesão na área pré-frontal dorsolateral. Ela tem dificuldade de realizar ações sequenciais para atingir uma meta específica. Indique a alternativa que não condiz com as dificuldades de Maria:
a) Dificuldade de processar informações na memória de trabalho.
b) Dificuldade de habituação e *"priming"*.
c) Dificuldade de planejamento de uma nova rotina.

d) Dificuldade de atenção seletiva e dividida.
e) Dificuldade no sistema atencional supervisor.

REFERÊNCIAS BIBLIOGRÁFICAS

1. Sternberg RJ. Psicologia cognitiva. 5.ed. São Paulo: Cengage Learning; 2010.
2. Diamond A. Executive functions. Ann Rev Psychology. 2013;64:135-68.
3. Baddeley A. Exploring the central executive. Quarterly J Experimental Psychol. 1996;49(1):5-28.
4. Miotto EC, Souza de Lucia MC, Scaff M. Introdução. Neuropsicologia clínica. 2.ed. Rio de Janeiro: Roca; 2017.
5. Posner MI, Dehaene S. Attentional networks. Trends in Neuroscience. 1994;17(2):75-9.
6. Schneider W, Shiffrin RM. Controlled and Automatic human information processing. Psychological Review. 1977;84:1-66.
7. Posner MI, Rothbart MK. Research on attention networks as a model for integration of psychology Science. Ann Rev Psychology. 2007;58:1-23.
8. Posner MI. Attention in cognitive neuroscience: an overview. In: Gazzaniga M (ed.). The Cognitive Neuroscience. Cambridge: MIT Press; 1995.
9. Posner MI, Petersen SE. The attention system of the human brain. Annual Review Neuroscience. 1990;13:182-96.
10. Miranda SJC. Anatomia dos lobos frontais. In: Nitrini R, Caramelli P, Mansur L. Neuropsicologia das bases anatômicas à reabilitação. São Paulo: Grupo de Neurologia Cognitiva e do Comportamento; 2003. p.56-71.
11. Walsh K. The frontal lobes in Neuropsychology: a clinical approach. New York: Churchill Livingstone; 1994. p.133-95.
12. Cummings JL. Frontal-subcortical circuits and human behavior. Arch Neurol. 1993;50(8):873-80.
13. Kerr A, Zelazo PD. Development of "hot" executive function: The children gambling task. Brain and Cognition. 2004;55(1):148-57.
14. Uehara E, Charchat-Fichman H, Landeira-Fernandes J. Funções executivas: um retrato integrativo dos principais modelos e teorias deste conceito. Neuropsicologia Latinoamericana. 2013;5:25-37.
15. Alvarez JA, Emory E. Executive function and the frontal lobe: a meta-analytic review. Neuropsychology Rev. 2006;16(1):17-42.
16. Perlman SB, Pelphrey KA. Developing connections for affective regulation: age-related changes in emotional brain connectivity. J Experimental Child Psychology. 2011;103(3):607-20.
17. Malloy-Diniz LF, Sallum I, Fuentes D, Baroni LB, De Paula JJ. O exame das funções executivas. In: Malloy-Diniz et al. Avaliação neuropsicológica. 2.ed. Porto Alegre: Artes Médicas; 2018. p.90-105.
18. Salles JF, Haase VG, Malloy-Diniz LF. Neuropsicologia do desenvolvimento: infância e adolescência. Porto Alegre: Artes Médicas; 2016.
19. Mograbi DC, Assis C, Paradella E, Charchat-Fichman H, Lourenço R. Relationship between activities of daily living and cognitive ability in a sample of folder adults with heterogeneous educational level. Annal of Indian Academy of Neurology. 2014;17:71-6.
20. Charchat-Fichman H, Fernandes C, Oliveira R, Caramelli P. Aguiar D, Novaes R. Predomínio de comprometimento disexecutivo em idosos atendidos em ambulatório de geriatria de um hospital terciário no Rio de Janeiro. Neuropsicologia Latinoamericana. 2013;5:31-40.
21. Assis-Faria C, Alves-Veiga, H, Charchat-Fichman H. The most frequently used test for assessing executive functions in aging. Dementia e Neuropsicologia. 2015;9:149-55.
22. Coutinho G, Mattos P, Abreu N. Atenção. In: Malloy-Diniz LF, et al. Avaliação Neuropsicológica. 2.ed. Porto Alegre: Artes Médicas; 2018. p.83-89.

23. Lezak MD, Howieson DB, Bigler ED, Tranel D. Neuropsychological assessment. 5.ed. New York: Oxford University Press; 2012.
24. Strauss E, Sherman E MS, Spreen O. A compendium of neuropsychological tests: administration, norms, and comentary. 3.ed. New York: Oxford University Press; 2006.
25. Mitrushina MN, Boone KB, D'Elia LF. Handbook of normative data for Neuropsychological Assessment. New York: Oxford University Press; 1999.
26. Chan RC, Schum D, Toulopoulou T, Chen EY. Assessment of executive function: review of instruments and identification of critical issues. Arch Clin Neuropsychol. 2008;23(2):201-16.
27. Charchat-Fichman H, Nitrini R, Caramelli P, Sameshima K. A new brief computarized cognitive screening battery (CompCog) for early diagnosis of Alzheimer´s Disease. Dementia e Neuropsychologia. 2008;2:13-9.
28. Coutinho G, Mattos P, Araújo C, Borges M, Alfano A. Standardization of the normative group for the third version of the testo f visual attention (TAVIS). Dementia e Neuropsychologia. 2008;2(1):20-5.
29. Cambraia SV. Teste de atenção concentrada. São Paulo: Vetor; 2003.
30. Rabelo IS, Pacanaro SV, Rosseti MO, Leme IFAS. Teste de trilhas coloridas. Manual. São Paulo: Casa do Psicólogo; 2010.
31. Sedó M, de Paula JJ, Malloy-Dinis LF. O teste dos cinco dígitos. São Paulo: Hogrefe; 2015.
32. Rueda FJM. Bateria psicológica para avaliação da atenção. São Paulo: Vetor; 2013.
33. Heaton RK. Chelune GJ, Talley JL, Kay GG, Curtiss G. Teste Wisconsin de classificação de cartas. São Paulo: Casa do Psicólogo; 2004.
34. Spenciere B, Charchat-Fichman H. Strategies Classification of the Clock Drawing Test Construction. Am J Gerontol Geriatrics. 2018;1:article 1010.
35. Spenciere B, Mendes-Santos L, Borges-Lima C, Charchat-Fichman H. Qualitative analyses and identification of pattern of erros in Clock Drawing Test of community-dwelling older adults. Dementia e Neuropsychologia. 2018;12:181-8.
36. Oliveira RM, Mograbi DC, Gabrig IA, Charchat-Fichman H. Normative data and evidence validity for the Rey Auditory Verbal Learning Test, Verbal Fluency Test and Stroop Test with brazilian children. Psychology and Neuroscience. 2016;9:54-67.
37. Silva AM, Peçanha E, Charchat-Fichman H, Oliveira RM, Correa J. Estratégias de cópia da figura complexa de Rey por crianças. Neuropsicologia Latinoamericana. 2016;8:12-21.
38. Oliveira MS. Figuras Complexas de Rey: teste de cópia e reprodução de memória de figuras geométricas complexas. Manual André Rey. São Paulo: Casa do Psicólogo; 1999.
39. Wechsler D. WAIS-III - Escala de Inteligência Wechsler para Adultos. São Paulo: Pearson Clinical; 2017. 271 p.
40. Wechsler D. WISC-IV - Escala de Inteligência Wechsler para Crianças. 4.ed. São Paulo: Casa do Psicólogo; 2013. 243 p.
41. CFP. Estabelece diretrizes para a realização de Avaliação Psicológica no exercício profissional da psicóloga e do psicólogo, regulamenta o Sistema de Avaliação de Testes Psicológicos - SATEPSI e revoga as Resoluções n. 002/2003, n. 006/2004 e no 005/2012 e Not [Internet]. 2018. Disponível em: <https://atosoficiais.com.br/lei/avaliacao-psicologica-cfp?origin=instituicao>.
42. Reed UC. Transtorno do Déficit de Atenção e Hiperatividade. In: Miotto EC, Souza de Lucia MC, Scaff M. Neuropsicologia clínica. 2.ed. Rio de Janeiro: Roca; 2017. p.343-409.
43. Fernandes CS, Charchat-Fichman H, Barros OS. Evidências de diagnóstico diferencial entre transtorno do espectro autista e transtorno do desenvolvimento intelectual: análise de casos. Neuropsicologia Latino-Americana. 2018;10:29-41.
44. Mesulam M. Frontal córtex and behavior. Annal of Neurology.1986;19:320-50.
45. Benton AL. Differential behavior effects of frontal lobe disease. Neuropsychologia. 1968; 6:53-60.
46. Winson R, Wilson B, Bateman A. New York: the Guilford Press; 2017.

47. Miotto EC, Evans JJ, Lucia MCS, Scaff M, et al. Rehabilitation of executive dysfunction: a controlled trial of an attention and problem solving treatment group. Neuropsychological Rehabilitation. 2009;9(4):517-40.
48. Wilson B. Cognitive Rehabilitation: How it is and how it might be. J Int Neuropsychol Soc. 1997;3(5):487-96.
49. Wilson B. The theory and practice of neuropsychological rehabilitation: an overview. In: Wilson BA (ed.). Neuropsychological rehabilitation: Theory and practice. Lisse: Swets & Zeitlinger; 2003. p. 10.
50. Charchat-Fichman H, Uehara E, Santos CF. New technologies in assessment and neuropsychological rehabilitation. Temas em Psicol. 2014;22(3):539-53.

8

Neuropsicologia da memória

Helenice Charchat Fichman

INTRODUÇÃO

A memória está presente em todos os momentos da vida, da infância ao envelhecimento. Pense em um amigo que estudou na escola, a professora que mais gostava no ensino fundamental, os diferentes locais que já morou, o que fez no último final de semana e até a memória para eventos futuros, como quando será a sua próxima prova ou o seu próximo evento social ou, ainda, o que vai fazer quando envelhecer. O estudo da memória possibilita um entendimento de como e por que se aprende, armazena, consolida e acessa informações novas, antigas e direcionadas ao futuro. A memória conecta a pessoa com a sua história, suas experiências, suas emoções, e possibilita um sentido de continuidade entre passado, presente e futuro.

Este capítulo abordará diferentes aspectos essenciais para a compreensão da neuropsicologia da memória. Inicialmente, os estágios e tipos de memória serão apresentados com base nas teorias da psicologia cognitiva do processamento de informação. Em cada etapa serão apresentados exemplos ilustrativos da base conceitual dos sistemas de memória. A estrutura da memória será relacionada com os circuitos neurais envolvidos. Em seguida, os principais testes e paradigmas serão descritos, bem como uma proposta de metodologia para avaliação da memória. Em uma abordagem clínica, serão apresentados os distúrbios da memória presentes ao longo do desenvolvimento e adquiridos por lesão e doenças neurológicas. Finalmente, serão apresentadas estratégias para reabilitação neuropsicológica dos distúrbios de memória.

A BASE CONCEITUAL DA MEMÓRIA

As teorias explicativas da memória surgiram a partir dos modelos computacionais de processamento de informações, nos quais o computador servia como base para simular o processamento e o armazenamento da memória. Na década de 1960, com o advento dos primeiros computadores, os modelos cognitivos de memória serviram para a criação e o desenvolvimento dessas máquinas, e elas poderiam ser laboratórios para testar as teorias da memória humana. Assim, surgiram os modelos de inteligência artificial. Esses modelos ampliaram o conhecimento da psicologia cognitiva sobre o processamento das informações e os estágios da memória[1-3].

Outra forma de compreender os sistemas de memória é a partir dos estudos de pacientes neurológicos com quadros clínicos de amnésia. Esses pacientes apresentam lesões em áreas específicas do cérebro e, nesse contexto, apresentam déficit em um tipo específico de memória. O estudo detalhado desses casos clínicos permitiu o entendimento de que a memória não é um constructo único, e sim um composto de múltiplos sistemas com seus componentes e domínios específicos. Esses sistemas são dissociados entre si, ou seja, um paciente pode ter comprometimento em um tipo de memória e preservação dos outros tipos de memória. Essa fragmentação da memória baseia-se na organização em série e hierárquica do sistema nervoso central. O estudo da neurologia cognitiva baseado nos casos clínicos de amnésia definiu os tipos e sistemas de memória[4-8].

Estágios da memória

O processamento da memória envolve cinco estágios: (1) codificação (entrada da informação); (2) armazenamento (gravação da informação); (3) consolidação (manutenção da informação); (4) acesso ao material previamente armazenado; (5) evocação (saída da informação). A Figura 1 ilustra esse fluxo de informações na memória[1-3].

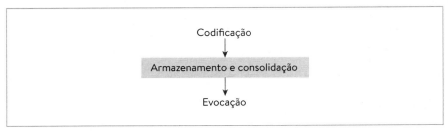

Figura 1 Estágios da memória.

Para melhor compreender como esse mecanismo ocorre, podemos pensar na memória como um aparelho de celular. Ao bater a foto de uma árvore (abrimos o aplicativo da câmera e tiramos a foto) estamos transformando um estímulo do ambiente (árvore) em um estímulo que pode ser processado pelo celular. Essa primeira etapa é a codificação, ou seja, envolve a entrada da informação no celular. O segundo estágio será o armazenamento da imagem da árvore em um álbum de fotos com um nome específico: "foto árvore". Essa foto pode ficar armazenada por um período curto ou longo no celular, dependendo da necessidade e importância para o dono do celular. Depois de algum tempo, o dono do celular pode querer acessar essa fotografia da árvore. Nesse sentido, ele realiza o estágio de acesso ao material previamente armazenado, faz uma busca no banco de dados de fotos e encontra a foto "árvore". Ao abrir e visualizar a foto no celular está realizando a etapa de evocação.

A memória humana funciona de uma forma um pouco mais complexa, e esses estágios ocorrem em diferentes áreas do cérebro. Na etapa de codificação, transforma-se um estímulo que está no ambiente, por exemplo, uma imagem, ou um som, em estímulos elétricos e químicos, que podem ser processados pelo sistema nervoso. Essa conversão é realizada nos receptores sensoriais de modalidade específicos e esses estímulos são conduzidos para as áreas sensoriais correspondentes. Essa é a etapa inicial de codificação. Cada experiência vivida é armazenada no cérebro em forma de rede de conexões entre os neurônios. A primeira experiência vivida forma a primeira rede de conexões entre os neurônios; essa fase é chamada de armazenamento. Quando a experiência é vivida de forma repetitiva ou necessita ser recordada no futuro, a rede de conexões neurais é fortalecida na etapa de consolidação da memória. Quando se deseja recordar a experiência anteriormente armazenada, a rede neural é ativada e a lembrança dessa experiência surge em forma de pensamento, narrativa ou imagem. Esta última etapa envolve o acesso ao material armazenado, e é a etapa de evocação[1-3,6,7].

Na etapa de codificação, estratégias de aprendizagem e de construção de circuitos neurais facilitam a entrada da informação no sistema de memória. Existem três formas principais de estratégias de codificação: (1) visuoespacial; (2) acústica; (3) semântica ou associativa. A visual envolve associação do estímulo novo com imagens, cores ou posições do estímulo no espaço. Por exemplo, ao aprender um conteúdo novo, fazer um resumo usando cores diferentes e desenhos representativos. A acústica envolve associar o estímulo novo ao um som, música, rima ou mesmo a repetição do estímulo em voz alta. Por exemplo, ao aprender um conteúdo novo, criar uma música e repetir em voz alta várias vezes. A forma semântica ou associativa envolve relacionar o estímulo novo à sua rede de significados ou memórias associadas. Por exemplo, ao aprender um conteúdo novo, relacionar com conteúdo previamente aprendido ou exemplos do cotidiano do aluno. A combinação dessas três formas de codificação tem sido muito utilizada no marketing para vender produtos. Uma propaganda de um produto envolve normalmente um rótulo ou imagens com cores e símbolos, uma música ou texto com rima e uma estória com conteúdo semanticamente relacionado a questões motivacionais que aumentam a aproximação do cliente com o produto[1-3].

O armazenamento e a consolidação da memória são estágios interligados e interdependentes. Uma vez armazenada a informação, inicia-se o processo de consolidação e manutenção da informação no sistema de memória. Existem diferentes níveis de armazenamento que variam em função da quantidade de informações e o tempo de armazenamento-consolidação, entre eles: (1) sensorial; (2) curto prazo; (3) longo prazo anterógrado; (4) longo prazo retrógrado. O nível sensorial é também chamado de ecoico e envolve um armazenamento de uma quantidade muito grande de informações por milissegundo. Nessa etapa, apenas detecta-se de forma muito rápida os estímulos do ambiente. O segundo nível é o armazenamento de curto prazo, quando se mantém uma quantidade limitada de informações, aproximadamente entre 5 e 9 estímulos por um período curto de tempo em torno de segundos. O armazenamento-consolidação ocorre enquanto o indivíduo está focado na informação que está sendo armazenada. O terceiro nível envolve o armazenamento de longo prazo anterógrado ou memória recente. Nessa fase, o indivíduo para de focar nos estímulos da memória de curto prazo e mantém essa informação por minutos, horas ou até mesmo dias. Esse armazenamento está relacionado com as atividades, pensamentos e narrativas aprendidas recentemente no dia a dia. A quarta e última etapa é a de armazenamento de longo prazo retrógrado ou antigo. Essas são informações mantidas no sistema de memória por meses e anos. Os fatores que movem o armazenamento e a consolidação da memória são os aspectos motivacionais, emocionais e utilidade da informação. A Figura 2 ilustra os estágios de armazenamento da memória[1-3,9].

Os estágios de acesso a material armazenado e evocação envolvem buscar a informação que foi previamente armazenada em um dos níveis destacados no parágrafo anterior e produzir essa informação em forma de lembrança encoberta (pensamentos, sonhos, imagens mentais) ou aberta (discurso espontâneo, estórias, desenhos). Existem fatores que facilitam esse estágio de evocação, entre eles: (1) pistas associadas à codificação; (2) contexto emocional semelhante à codificação; (3) reconhecimento, ou seja, seleção de estímulos armazenados em contraste com estímulos não armazenados; (4) evocação livre, ou seja, seleção intencional sem pistas do conteúdo previamente armazenado. Por exemplo, quando a pessoa encontra um amigo de infância na cidade onde morava pode ser mais fácil de recordar do que em outra cidade. O local onde se conheceram e

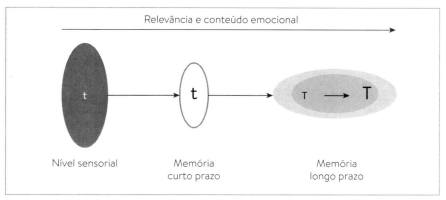

Figura 2 Estágios do armazenamento da memória. O tamanho dos círculos representa a quantidade de informação armazenada. O tamanho e o formato da letra "t" representam o tempo de armazenamento. O círculo cinza escuro com "t" branco pequeno indica memória sensorial. O círculo branco com "t" preto mostra memória de curto prazo. O círculo cinza claro representa a memória de longo prazo que se divide em memória anterógrada ("T" preto pequeno) e retrógrada ("T" preto grande).

viveram é uma pista associada à codificação que facilita a evocação. Um paciente com depressão evoca mais situações negativas e tristes da sua vida semelhante ao contexto emocional que está no momento. Ao recordar o nome de um aluno, o professor pode fazer de forma livre ou usar a lista de chamada como estratégia de reconhecimento. Ao ler todos os nomes dos alunos, reconhece com mais facilidade o que precisa chamar[1-3,9].

Os esquecimentos podem ocorrer por falha em um ou mais de um estágio de memória. A dificuldade pode estar no desenvolvimento de estratégias de codificação de novas informações. O indivíduo não aprende mesmo com o uso da repetição, associação com imagens ou semântica. Outra possibilidade é fazer um armazenamento na memória de curto prazo e não consolidar para as etapas seguintes (longo prazo). E, finalmente, a pessoa pode codificar, armazenar, consolidar, mas não conseguir acessar o material já armazenado no momento que necessita. Outra possibilidade é conseguir acessar, mas não ser capaz de produzir de forma oral ou escrita a informação acessada. Identificar a causa dos esquecimentos é fundamental para um processo de reabilitação neuropsicológica. Um exemplo ilustrativo pode ser o que ocorre com um aluno que tem déficit de atenção e não consegue codificar novas informações complexas, porque se distrai com muitos estímulos do ambiente. Outra situação é um aluno que estuda, armazena o conteúdo para fazer a prova, tem uma nota muito boa e no semestre seguinte quando a professora fala do conteúdo previamente aprendido não recorda. Essa seria uma falha no armazenamento. E, finalmente, outro caso poderia ser o de um aluno ansioso que estuda para a prova e na hora tem um "branco" e não consegue recordar de nomes de conteúdos estudados. Quando termina a prova, todos os nomes são lembrados. Este último caso é um exemplo de falha no acesso e evocação. Os esquecimentos ocorrem com todas as pessoas, mas dependendo da frequência e gravidade podem caracterizar um quadro patológico e devem ser investigados em um contexto de uma avaliação neuropsicológica[3].

Sistemas de memória

Os tipos ou sistemas de memória surgiram com base na teoria da neuropsicologia cognitiva que relaciona os sistemas de memória com o funcionamento de diferentes áreas do cérebro. A diferenciação desses tipos surge pelo estudo de casos clínicos com síndromes amnésicas. Estss estudos mostram que os pacientes podem ter déficit em um tipo de memória e preservação dos outros tipos de memória. Casos clássicos, como o do paciente HM submetido a uma cirurgia com ressecção bilateral dos hipocampos para tratamento de epilepsia de difícil controle, mostram justamente essa dissociação. Esse paciente apresenta uma amnésia anterógrada em decorrência da lesão do hipocampo. HM não consegue registrar informações codificadas após a cirurgia, mas é capaz de evocar conceitos e fatos adquiridos antes do procedimento. Essa dissociação decorre justamente porque HM tem lesão do hipocampo que está associada à memória de longo prazo recente e preservação das outras áreas do cérebro envolvidas na memória de longo prazo remota (abordado em mais detalhes no Capítulo 5)[3,4,8,10].

A divisão nos sistemas ou tipos de memória baseia-se nos estágios de armazenamento: (1) memória de armazenamento de curto prazo[9] e (2) memória de armazenamento de longo prazo[8]. A memória de curto prazo é também chamada de memória operacional ou de trabalho, que é composta de diferentes componentes[9], entre eles: (1) executivo central[11], (2) alça fonológica, (3) rascunho visuoespacial e (4) "buffer" episódico (já abordada em mais detalhes no Capítulo 7). A memória de longo prazo se divide nos processos: (1) explícitos (declarativos)[8] e (2) implícitos (não declarativos)[8,12]. O processo explícito, por sua vez, se divide em: (1) episódico, (2) semântico[8,6,3]. O processo implícito se subdivide em: (1) procedural (hábitos, habilidades e condicionamentos) e (2) pré-ativação ("priming")[6]. A Figura 3 mostra essa divisão e subdivisão dos tipos de memória.

Memória de curto prazo

A memória operacional ou de trabalho é um modelo proposto por Baddley e Hitch para explicar o sistema de memória de curto prazo que armazena, processa e manipula informações temporariamente com capacidade limitada[9,11].

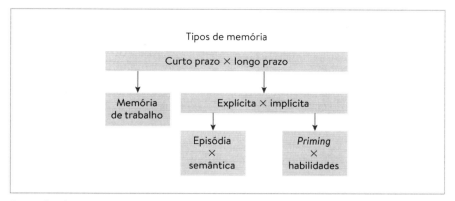

Figura 3 Organização dos sistemas de memória.

Essa capacidade foi inicialmente quantificada por George A. Miller e descrita em seu artigo: "The magical Number Seven, Plus ou Minus Two". Ele notou que os adultos conseguiam armazenar aproximadamente sete elementos, sendo estes dígitos, letras ou outras unidades de informação[4,11].

A memória de trabalho, conforme o modelo de Baddley, é composta de múltiplos componentes organizados de forma hierárquica. A alça fonológica e o rascunho visuoespacial são sistemas de apoio que armazenam temporariamente e manipulam as informações enquanto estamos realizando uma tarefa. A alça fonológica é responsável por conteúdos auditivo-verbais, por exemplo, manter um número de telefone enquanto estamos discando ou saber um recado enquanto estamos escrevendo ou relatando para outra pessoa. O rascunho visuoespacial é responsável por estímulos visuais e espaciais ou combinados, por exemplo a manutenção de conteúdos para a localização de um ponto topográfico em um mapa ou em um bairro, manipulação de imagens mentais, execução de labirintos. Mais recentemente, ao rever o seu modelo, Baddley acrescentou mais um componente denominado "*buffer*" episódico. Esse sistema armazena e manipula temporariamente uma experiência localizada no tempo e espaço de forma unitária que auxilia a passagem de informações da memória de trabalho para a memória de longo prazo episódica e semântica. O "*buffer*" episódico pode processar conteúdos multissensoriais, musicais ou trazer informações já armazenadas na memória de longo prazo para compor o sistema temporário de memória de trabalho enquanto realizamos uma tarefa específica[4,8,9,11].

O quarto componente da memória de trabalho é o executivo central, que representa o topo da hierarquia e tem como função coordenar os três componentes auxiliares (fonológico, visuoespacial e episódico). O executivo central funciona como um gerente dos outros processos cognitivos enquanto estamos realizando uma tarefa. Ele aciona as ações voluntárias e direcionadas a um objetivo específico e suprime as ações indesejadas. Esse sistema tem também como papel recrutar processos superaprendidos quando necessários para realizar uma ação automática. Esse componente está diretamente relacionado ao conceito de sistema atencional supervisor e funções executivas[11].

Um outro aspecto do executivo central é a memória prospectiva, que significa lembrar o que tem de ser lembrado. Essa memória é também chamada de memória do futuro ou memória da agenda. O objetivo é conseguir evocar um evento no tempo e espaço que foi previamente decidido e agendado[2,13]. Por exemplo, quando a pessoa marca uma consulta médica para a próxima semana e ela recorda desse compromisso e evita atividades próximas do horário da consulta.

Estudos de pacientes com alterações na memória de trabalho, bem como pesquisas utilizando neuroimagem funcional apontam para o córtex pré-frontal dorsolateral como a estrutura neural relacionada à memória de trabalho[2] (ver Capítulo 7 para mais detalhes da circuitaria neural do lobo frontal e sua relação com as funções executivas).

Memória de longo prazo

A memória de longo prazo divide-se em dois sistemas principais. O primeiro tem como característica ser explícito ou declarativo, sendo as informações codificadas, armazenadas e evocadas de forma consciente e intencional. O outro sistema é implícito ou não declarativo, sendo as informações codificadas, armazenadas e evocadas de forma não consciente e sem intenção. O sistema explícito é constituído do componente episódico e do semântico. O sistema implícito é formado pelo componente procedural, habilidades, hábitos, condicionamentos e pela memória do tipo pré-ativação (chamada em inglês de "*priming*")[4,6,8].

Memória de longo prazo explícita episódica

A memória de longo prazo explícita episódica relaciona-se a fatos e eventos definidos no tempo e espaço, ou seja, possível de identificar quando e onde ocorreram. Se esses fatos e eventos ocorreram recentemente no tempo (horas, dias, semanas), são considerados anterógrados. Quando ocorrem em um momento mais antigo no tempo (meses, anos), são considerados remotos ou retrógrados. Quanto imaginamos o que vai ocorrer em um futuro próximo, são descritos como memória do futuro, quando lembramos de um compromisso que ainda vai acontecer ou imaginamos o que queremos ser quando crescer ou quando na aposentadoria[2,4,6,8].

A fim de melhor ilustrar esse conceito de memória episódica, pode-se citar um exemplo: Maria, na segunda-feira, recorda que foi passear no shopping no domingo às 13h e almoçou em um restaurante italiano (memória episódica anterógrada). Nesse mesmo dia foi ao médico e contou sobre o parto de sua filha mais velha, que tem 10 anos de idade. Relatou que ela nasceu no dia 20 de agosto às 8h da manhã no hospital na cidade do Rio de Janeiro (memória episódica retrógrada). Maria marcou a próxima consulta com o médico na semana seguinte para realizar um novo exame físico de sua dor abdominal. A consulta marcada será na próxima segunda-feira às 15h no consultório no bairro de Ipanema (memória prospectiva). Essas experiências de Maria são exemplos de diferentes tipos de memória episódica e, como representam aspectos da sua história pessoal, podem ser chamados de memória episódica autobiográfica.

A memória explícita episódica está associada ao funcionamento do lobo temporal. A episódica anterógrada e prospectiva, especificamente a formação hipocampal, que se localiza nas estruturas mediais do lobo temporal no sistema límbico. A episódica retrógrada está associada às estruturas do lobo temporal lateral[5,10,14].

Memória de longo prazo explícita semântica

A memória de longo prazo explícita semântica é responsável pelo conhecimento que as pessoas adquirem ao longo da história de vida no qual a codificação e o armazenamento não podem mais ser localizados no tempo e espaço. Essas memórias envolvem conteúdos já consolidados, como conhecimento geral, fatos históricos, funções e conceitos sobre objetos, itens da natureza, nomes de familiares, entre outros. Ao longo dos anos, as pessoas vão construindo redes de conhecimento associando palavras com seus significados. Essas redes são organizadas hierarquicamente, dos conhecimentos mais abrangentes para os mais específicos. As pessoas podem classificar um conjunto de figuras como itens da natureza ou construídos pelo homem. Depois, classificar os da natureza em animais, frutas e plantas. Os construídos pelo homem, como material escolar, material de construção e ferramentas. Essas categorias semânticas podem ser subdivididas em outros diversos agrupamentos de significados cada vez mais específicos. As redes semânticas são fundamentais para compreensão verbal, nomeação, vocabulário e formação de conceitos abstratos. As estruturas do lobo temporal lateral estão diretamente envolvidas no armazenamento de informações no sistema semântico[5,8,10,14].

Memória de longo prazo implícita

A memória implícita envolve dois sistemas independentes: (1) aprendizagem de procedimentos, habilidades, hábitos e condicionamentos; (2) pré-ativação ("*priming*").

A aprendizagem implícita envolve processos automáticos que, com a repetição, tornam-se superaprendidos e assim são armazenados de forma não intencional.

O executivo central ativa esse sistema, que o inicia como um conjunto de ações realizadas em paralelo de forma rápida e associada. A aprendizagem inicial pode ter sido explícita e posteriormente se transformado em implícita ou, em outros casos, aprendida via condicionamentos clássicos e operantes. Essa memória está envolvida na aquisição, armazenamento e evocação de hábitos, habilidades e repertórios comportamentais. Alguns exemplos são: (1) habilidade de dirigir um carro; (2) habilidade de tocar um instrumento; (3) hábito de escovar os dentes três vezes ao dia; (4) hábito de ingerir apenas alimentos sem lactose; (5) habilidade de leitura e escrita. Essa aprendizagem implícita está associada a estruturas de controle motor como núcleos da base e cerebelo[5,10,12,14].

A memória implícita do tipo pré-ativação ("*priming*") envolve inicialmente o armazenamento sensorial que gera uma ativação e codificação rápida das informações, no qual o sistema de memória detecta esses estímulos de forma não intencional ou sem consciência dessa codificação. Quando esses estímulos são evocados ou reconhecidos, geram uma sensação de familiaridade pré-consciente, porque não há consciência da exposição anterior. Nesse tipo de memória observa-se uma maior facilidade de aprender uma língua já exposta anteriormente, como inglês, e maior dificuldade para aprender uma língua não exposta, como japonês. As pessoas sentem o impulso de comprar determinados produtos aos quais foram expostas de forma pré-consciente em propagandas do que a estímulos que não forma expostas. As pessoas podem não lembrar explicitamente de uma pessoa ou filme que assistiram, mas podem reconhecer uma familiaridade no estímulo previamente exposto. Essa memória está associada com as estruturas sensoriais primárias e associativas do córtex cerebral[3,6].

A Figura 4 descreve uma síntese dos sistemas de memória e as respectivas áreas do cérebro relacionadas. A Figura 5 mostra um esquema com as principais estruturas neurais envolvidas no circuito explícito e implícito da memória, mostrando uma dissociação entre esses dois sistemas. O explícito inicia na área pré-frontal (memória de trabalho), segue para o hipocampo (memória episódica anterógrada) e finaliza no lobo temporal lateral (memória episódica retrógrada e semântica). O sistema implícito envolve as áreas sensoriais (pré-ativação) e áreas de regulação motora, como núcleos da base e cerebelo (aprendizagem de procedimentos, hábitos, habilidades e condicionamentos).

AVALIAÇÃO DA MEMÓRIA

Existem alguns paradigmas tradicionalmente utilizados para avaliação da memória que se baseiam nos modelos de estágios e sistemas que revelam a memória como um constructo fragmentado e composto de múltiplos componentes que envolve processamento de informação. Os paradigmas de aprendizagem de

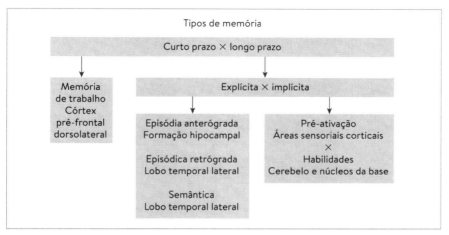

Figura 4 Subdivisões dos sistemas de memória e circuitos cerebrais.

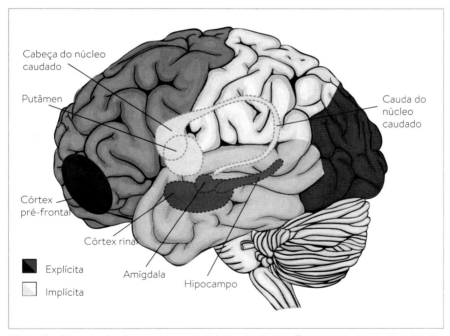

Figura 5 Dissociação das memórias explícitas e implícitas. Em cinza escuro está o circuito explícito que envolve o hipocampo, a amígdala, o córtex entorrinal e o córtex pré-frontal. Em cinza claro está o circuito implícito que envolve os núcleos da base (putâmem e caudado).

listas de informações novas são utilizados para avaliação dos estágios da memória (codificação, armazenamento e evocação)[4], da memória de trabalho (primeira apresentação da lista)[4,15-18] e da memória episódica anterógrada. Tarefas que avaliam semelhanças conceituais entre palavras e figuras, medidas de vocabulário e fluência verbal são métodos para avaliar memória semântica[4,15-17]. Repetição de dígitos, letras, palavras, sequências visuoespaciais em ordem direta e inversa são instrumentos de medida da capacidade de armazenamento e processamento da memória de trabalho[17]. Aprendizagem implícita de sequências numéricas longas ou execução de labirintos ou cópia de figuras com repetição para automatização mostram uma diminuição do tempo de execução ou tempo de reação que apontam como medidas de memória de procedimentos[4,6]. A pré-ativação é avaliada principalmente por modelos para completar frases, palavras, figuras com as primeiras informações pensadas com pré-exposição dessas informações sem a consciência do examinado. A Tabela 1 mostra de forma detalhada os principais testes e tarefas utilizados para avaliação da memória[2,4,6,15-36].

Algumas dessas tarefas têm estudos normativos em população brasileira em diferentes faixas etárias. No caso de crianças e adolescentes, recomenda-se a aplicação do teste de aprendizagem auditivo-verbal[22], recordação da figura complexa de Rey[34], fluência verbal semântica[22], subtestes do WISC-IV (semelhanças, informação, conceitos figurativos e vocabulário, dígitos, números e letras, aritmética)[27], módulo de memória do Neupsilin[25], avaliação de atividades da vida diária instrumentais e básicas[7]. No caso de adultos, podem-se utilizar as mesmas tarefas que para as crianças, só que as versões e normas apropriadas para essa faixa etária[17,19,25,26,33]. No envelhecimento, é interessante inserir o teste de memória de figuras[23,24], aprendizagem auditivo-verbal de Rey[20,21], fluência verbal[35] e a parte de memória da bateria Mattis de demência (DRS)[29-32].

DISTÚRBIOS DA MEMÓRIA

Os distúrbios da memória podem aparecer em decorrência de um neurodesenvolvimento atípico[7,36,37] ou em decorrência de lesões adquiridas[10,14,15,38] e doenças neurológicas[38-40] que afetam os circuitos neurais relacionados ao funcionamento dos sistemas de memória. Os distúrbios de memória são denominados amnésias.

Distúrbios da memória na infância

Na infância, o déficit de memória pode retratar dificuldade de codificação, consolidação, armazenamento, evocação ou reconhecimento de informações e experiências. Quando não existe um quadro neurológico associado, fatores como desatenção, dificuldade de controle inibitório de interferências, desmotivação

Tabela 1 Testes e tarefas utilizados para avaliar a memória

Nome do teste ou tarefa	Função cognitiva	Objetivo	Descrição
Testes de aprendizagem de listas de palavras dissociadas Teste Auditivo-Verbal de Rey[18-22]	Memória episódica anterógrada verbal	Aprender uma lista de palavras dissociadas, analisar o efeito da interferência na aprendizagem, avaliar o efeito da consolidação com tarefas de evocação livre e reconhecimento tardio.	Etapa de aprendizagem e codificação: Uma lista (A) de 15 palavras dissociadas é apresentada em voz alta pelo examinador. A pessoa deve falar o maior número de palavras que consegue em qualquer ordem. Esse procedimento é repetido cinco vezes. O número de palavras é registrado em cada tentativa. O índice de aprendizagem é a soma das palavras recordadas nas cinco tentativas (Soma do A1, A2, A3, A4, A5). No Brasil, temos uma versão para crianças com quatro tentativas de repetição. Etapa de interferência: Uma outra lista (B) de 15 palavras dissociadas é apresentada em voz alta pelo examinador. A pessoa deve falar o maior número de palavras que conseguir dessa lista (B). Depois, é solicitada a recordar as palavras que aprendeu da primeira lista (A6). O índice de interferência proativa é a relação entre o número de palavras do A6 (pós-interferência) e o A5 (final da aprendizagem). O índice de interferência retroativa é a relação entre a lista B (distratora) e a primeira apresentação da lista A (A1). Etapa de evocação livre tardia: Após um intervalo de 30 minutos, a pessoa é solicitada a recordar as palavras da lista aprendida (A7). Essa evocação é espontânea, sem uso de pistas. O índice de retenção é a relação entre a evocação tardia (A7) e a evocação após aprendizagem e interferência (A6). Etapa de reconhecimento tardio:

(continua)

Tabela 1   Testes e tarefas utilizados para avaliar a memória (*continuação*)

Nome do teste ou tarefa	Função cognitiva	Objetivo	Descrição
			Nessa etapa, o examinador apresenta em voz alta uma lista de 50 palavras. A pessoa deve afirmar se a palavra é da lista A aprendida ou da lista B (distratora) ou de nenhuma das listas. As palavras são apresentadas de forma aleatória misturando as da lista A, lista B e distratores semânticos (significado semelhante) da lista A e B e distratores fonêmicos (som semelhante) da lista A e B. O reconhecimento de A é o número de palavras que a pessoa afirma que é da lista A corretamente. O reconhecimento de B é o número de palavras que a pessoa afirma que é da lista B corretamente. Existem alguns paradigmas que facilitam esse processo de aprendizagem de lista de palavras com o uso de pistas semânticas. Os testes que usam esses procedimentos são o Califórnia e o Busche. Existe uma versão brasileira adaptada do Busche chamada Teste de Evocação Seletiva Livre e com pistas (TESLIP).
Aprendizagem de um conjunto de figuras familiares Teste de memória de figuras[23,24]	Memória episódica anterógrada visual	Aprender uma lista de figuras familiares, avaliar o efeito da consolidação com tarefa de evocação livre e reconhecimento tardio.	Etapa de aprendizagem e codificação: Uma lista (A) de 10 figuras concretas familiares (sapato, casa, pente, chave, avião, balde, tartaruga, livro, colher e árvore) é apresentada em uma folha de papel pelo examinador. A pessoa nomeia as 10 figuras e depois, quando a folha é retirada, deve falar o maior número de figuras que consegue em qualquer ordem. Esse procedimento é repetido três vezes. O número de figuras é registrado em cada tentativa. A primeira tentativa é chamada de memória incidental. A segunda tentativa é chamada memória 1 e a terceira, aprendizagem. Etapa de evocação livre tardia:

(continua)

Nome do teste ou tarefa	Função cognitiva	Objetivo	Descrição
			Após um intervalo de 5 minutos, a pessoa é solicitada a recordar as figuras aprendidas ao longo das três repetições. Essa evocação é espontânea, sem o uso de pistas. O número de figuras recordadas é registrado. Essa tentativa é chamada de memória tardia.
			Etapa de reconhecimento tardio:
			Nessa etapa, o examinador apresenta uma folha com 20 figuras, 10 delas apresentadas anteriormente nas tentativas de aprendizagem (lista A). A pessoa deve afirmar se a figura pertencia à primeira lista de figuras já aprendidas (lista A) ou se não viu essa figura antes (lista distratora). As figuras são apresentadas de forma aleatória misturando a lista aprendida (A) com uma lista distratora. O reconhecimento é o número de figuras da lista A identificadas corretamente. Os falsos positivos são quando a pessoa reconhece uma figura da listra distratora como se fosse da lista A. O índice de reconhecimento consiste no número de figuras da lista A reconhecidas corretamente menos o número de falsos positivos.
			Esse teste tem vários estudos no Brasil para a população idosa, sendo um excelente instrumento para avaliar baixa escolaridade e diferenciar envelhecimento saudável do patológico.

(continua)

Tabela 1 Testes e tarefas utilizados para avaliar a memória (*continuação*)

Nome do teste ou tarefa	Função cognitiva	Objetivo	Descrição
NEUPSILIN – bateria de testes que inclui teste de memória[25]	Memória de trabalho; memória episódica anterógrada verbal e visual; memória semântica; memória prospectiva	Repetição de dígitos e palavras em frases (memória de trabalho) Evocação imediata, tardia e reconhecimento de 9 palavras novas dissociadas (memória episódica anterógrada verbal) Duas perguntas de conhecimento geral (memória semântica) Evocação e reconhecimento de uma figura abstrata (memória episódica anterógrada visual) Recordação no final da avaliação de fazer um risco em folha de papel fornecida no início da aplicação (memória prospectiva)	O NEUPSILIN é uma bateria de avaliação neuropsicológica breve que inclui um módulo de avaliação de diferentes componentes da memória. Etapa 1: avaliação da memória de trabalho Repetição de números em ordem inversa (sequência de 2 a 6 números) Julgamento de verdadeiro e falso de frases faladas pelo examinador (conjunto de 2 a 5 frases) enquanto memoriza as últimas palavras das frases em ordem. Posteriormente, designação de estímulos referentes às últimas palavras das frases. Etapa 2: aprendizagem auditivo-verbal – memória episódica anterógrada verbal A pessoa deve evocar imediatamente 9 palavras. Após intervalo de tempo estabelecido, deve evocar tardiamente essas palavras e, depois, realizar uma tarefa de reconhecimento com 22 palavras, sendo 9 aprendidas na fase anterior. Etapa 3: memória semântica Responder duas perguntas de conhecimento geral Etapa 4: memória episódica anterógrada visual Apresentação de uma figura abstrata para aprendizagem e, em um momento posterior, solicita-se que a pessoa identifique essa figura em um conjunto de três figuras. Etapa 5: memória prospectiva Recordar no final da sessão de avaliação de fazer um risco em papel oferecido pelo examinador no início do teste.

(continua)

Tabela 1 Testes e tarefas utilizados para avaliar a memória (*continuação*)

Nome do teste ou tarefa	Função cognitiva	Objetivo	Descrição
Vocabulário[26,27]	Memória semântica	Definição oral do significado de uma palavra	Essa tarefa é um subteste verbal do WAIS-III e WISC-IV e do WASI. O examinador abre o livro de estímulos, aponta para uma palavra e pergunta o que significa a palavra específica que está lendo em voz alta. Usar os exemplos do manual para orientar a pontuação: 2 pontos – significado correto; 1 ponto – ideia vaga do significado; 0 ponto – descrição ou exemplo ou significado errado. Exemplo: O que significa a palavra centavo 2 pontos: dinheiro, moeda, centésima parte de um real 1 ponto: é usado para troco 0 ponto: mesma coisa que real, é redondo, tem uma figura
Semelhanças[26,27]	Memória semântica	Descobrir as semelhanças entre duas palavras que representam conceitos ou objetos comuns	Essa tarefa é um subteste verbal do WAIS-III e do WISC-IV e do WASI. O examinador deve ler um par de palavras e perguntar o que essas palavras têm em comum. O examinador deve avaliar as respostas com base em exemplos que constam no manual julgando a partir de princípios gerais: 2 pontos para classificação abrangente; 1 ponto para classificação mais específica que constitui uma semelhança secundária ou menos relevante e 0 ponto, que não seja relevante para as duas palavras ou muito geral, ou que haja diferença entre as palavras. Exemplo: o que a maçã e a banana têm em comum? 2 pontos: são frutas 1 ponto: têm gosto doce 0 ponto: a maçã é vermelha e a banana, amarela

(continua)

Tabela 1 Testes e tarefas utilizados para avaliar a memória (*continuação*)

Nome do teste ou tarefa	Função cognitiva	Objetivo	Descrição
Conceitos figurativos[27]	Memória semântica	Escolher figuras que têm características conceituais em comum	Essa tarefa é um subteste da bateria WISC-IV. O examinador mostra duas ou três fileiras de figuras no livro de estímulos. A pessoa é solicitada a apontar uma figura de cada fila que forme um conjunto com características em comum. As semelhanças podem ser físicas ou conceituais. Analisar as respostas com base no manual. Atribuir um ponto se todas as figuras escolhidas fizerem parte do grupo conceitual. Atribuir zero ponto se incluir figura errada ou omitir figura correta. Exemplo: Primeira fila: esquilo e guarda-chuva Segunda fila: pássaro e giz de cera Escolha da primeira fila e da segunda fila: que figuras combinam? Resposta correta: esquilo e pássaro Conceito: animais
Informação[26,27]	Memória semântica	Responder perguntas sobre conhecimentos gerais	Essa tarefa é um subteste das baterias WAIS-III, WISC-IV. O examinador faz perguntas sobre conhecimentos gerais e solicita que a pessoa responda em voz alta. Deve analisar as respostas com base nos exemplos do manual. Pontua-se um ponto para resposta correta e 0 ponto para resposta incompleta ou incorreta. As perguntas seguem um aumento gradual de dificuldade.

(continua)

Tabela 1 Testes e tarefas utilizados para avaliar a memória (*continuação*)

Nome do teste ou tarefa	Função cognitiva	Objetivo	Descrição
Aritmética[26,27]	Memória de trabalho	Solucionar série de problemas matemáticos que devem ser resolvidos mentalmente sem o uso de lápis e papel dentro de um tempo limite.	Essa tarefa tem a forma para crianças e adolescentes entre 6 e16 anos no WISC-IV. Essa forma apresenta 34 problemas matemáticos que se iniciam com itens que envolvem a apresentação do material visual para contagem (cinco primeiros itens) e os demais são lidos pelo examinador. A forma adulta é encontrada no WAIS-III. Essa forma apresenta 20 problemas matemáticos que se iniciam com itens que envolvem apresentação de cubos para contagem (três itens) e os demais são apresentados oralmente. A pessoa deve resolver os problemas mentalmente sem o uso de lápis e de papel. O tempo de execução de cada problema é registrado e a resposta encontrada.
Dígitos em ordem direta[26,27]	Armazenamento da memória de trabalho	Repetição de uma sequência numérica na ordem em que foi apresentada em voz alta pelo examinador.	O examinador lê em voz alta uma sequência de números e a pessoa deve repetir os mesmos números na mesma ordem apresentada. Se a sequência for 4-1-5, a pessoa deve repetir 4-1-5. As sequências começam com duas tentativas de dois números até atingir 9 números na versão adulta do WAIS-III e na versão de criança e adolescente WISC-IV.
Dígitos em ordem inversa[26,27]	Processamento da memória de trabalho	Repetição de uma sequência numérica na ordem contrária (inversa) à que foi apresentada em voz alta pelo examinador	O examinador lê em voz alta uma sequência de números e a pessoa deve repetir na ordem contrária ou inversa à apresentada. Se a sequência for 4-1-5, a pessoa deve repetir 5-1-4. As sequências começam com duas tentativas de dois números até atingir oito números na versão adulta do WAIS-III e na versão de criança e adolescente WISC-IV.

(continua)

Tabela 1 Testes e tarefas utilizados para avaliar a memória (*continuação*)

Nome do teste ou tarefa	Função cognitiva	Objetivo	Descrição
Sequência de números e letras[26,27]	Processamento de memória de trabalho	Repetição de uma sequência de números e letras; os números devem seguir uma ordem crescente e as letras, ordem alfabética	O examinador lê em voz alta uma sequência de números e letras misturados e a pessoa deve reorganizar a sequência e repetir primeiro os números em ordem crescente e depois as letras em ordem alfabética. Se a sequência for 9-V-1-T-J, a pessoa deve repetir 1-9-J-T-V As sequências começam com 2 itens até atingir 8 itens na versão adulta do WAIS-III e na versão de criança e adolescente WISC-IV.
MATTIS Escala de avaliação de demência – módulo memória[28-32]	Memória de trabalho Memória episódica anterógrada	Repetição de dígitos em ordem direta e inversa (memória de trabalho) Evocação tardia de uma frase lida em voz alta e de uma frase escrita Perguntas sobre orientação temporal, espacial Perguntas sobre nome de presidente, governador e prefeito Reconhecimento imediato de lista de palavras lidas em voz alta	A escala Mattis de Demência (DRS) tem um dos módulos que avalia memória. Essa escala é muito utilizada para diagnóstico diferencial e evolução clínica das síndromes demenciais. No módulo de memória, são incluídas tarefas que avaliam memória de trabalho e memória episódica anterógrada, bem como perguntas sobre orientação temporal, espacial e informações sobre nomes de políticos atuais como presidente, governador e prefeito. Etapa 1: Repetição de números em ordem direta e inversa (2 a 8 números) Etapa 2: Leitura de uma frase: "O menino tem um cachorro marrom" Escrita de uma frase com a palavra homem e carro Após distratores, evocação livre das duas frases Etapa 3: Leitura de cinco palavras (quatro vezes) Imediatamente após uma tarefa de reconhecimento no qual se apresentam duas palavras, uma da lista lida e outra nova. A pessoa deve escolher a palavra lida anteriormente.

(continua)

Tabela 1 Testes e tarefas utilizados para avaliar a memória (*continuação*)

Nome do teste ou tarefa	Função cognitiva	Objetivo	Descrição
		Reconhecimento imediato de figuras abstratas visualizadas	Etapa 4: São apresentadas quatro figuras abstratas. A pessoa deve identificar a figura igual entre as mesmas quatro figuras. Logo em seguida, são apresentadas as figuras em pares. Uma que a pessoa viu na folha anterior e outra nova. A pessoa deve reconhecer a figura que viu na folha anterior. Etapa 5: Perguntas sobre orientação temporal: dia do mês, mês, ano, dia da semana Perguntas sobre orientação espacial: local específico, cidade Perguntas sobre presidente do país, governador do estado e prefeito da cidade em que vive.
Recordação da figura de Rey[33,34]	Memória episódica anterógrada visual complexa	Evocar livremente a figura complexa de Rey em uma folha de papel após um intervalo de tempo específico de sua cópia.	Coloca-se uma folha de papel na mesa com um lápis. Apresenta-se um cartão com a figura complexa de Rey impressa e solicita-se que a pessoa copie a figura de forma cuidadosa. Depois de um intervalo de tempo predeterminado (5 minutos ou 30 minutos), a pessoa é solicitada a desenhar novamente a figura, mas agora sem olhar o modelo copiado. A ordem dos itens que estão sendo copiados deve ser registrada. Dois métodos podem ser utilizados: (1) dar lápis coloridos e trocar a cada etapa finalizada e anotar a ordem; (2) ir reproduzindo o que a pessoa está copiando em uma folha separada e numerando cada etapa. Esses métodos são essenciais para analisar o processo de construção da cópia e as estratégias utilizadas.

(continua)

Tabela 1   Testes e tarefas utilizados para avaliar a memória (*continuação*)

Nome do teste ou tarefa	Função cognitiva	Objetivo	Descrição
			O tempo total de execução é registrado. Existem critérios detalhados de pontuação com base na precisão, distorção e localização da reprodução. A pontuação para cada item pode variar de 0,5 a 2 pontos. No total, são avaliados 18 itens. Os critérios qualitativos classificam a figura em estratégias de construção e nível de organização.
Fluência verbal semântica[22,35]	Memória semântica e estratégias de acesso a conteúdo armazenado	Produção espontânea de palavras de uma categoria semântica em um tempo limitado, usualmente um minuto	A pessoa é solicitada a produzir oralmente quantas palavras conseguir pertencentes a uma classe ou categoria semântica. A versão mais frequente é com a categoria animais. Outras formas podem incluir nomes de alimentos, itens de supermercado, frutas, peças de roupas, entre outros. No Brasil, temos uma versão para crianças que utiliza animais, frutas e roupas. O número de palavras produzidas e as estratégias de geração das palavras são analisados.
CompCog Aprendizagem implícita[36]	Aprendizagem implícita de um procedimento	Repetição de uma sequência de 10 posições na tela do computador em uma ordem fixa, sem a consciência de que a ordem é fixa	Em uma tela de IPAD são apresentados vários quadrados em diferentes posições. Quando eles mudam de cor, a pessoa deve tocar neles. Dessa forma, os quadrados vão mudando de cor em uma sequência fixa de 10 posições. Essa sequência será repetida em cinco blocos de 50 tentativas cada. No último bloco, a sequência passa a ser aleatória. A pessoa não tem consciência de que as posições seguem uma ordem fixa ou aleatória. A medida de aprendizagem implícita é obtida pela diferença do tempo de reação mediano do quarto bloco em relação ao primeiro e do quinto bloco (aleatório) em relação ao quarto (superaprendido).

(continua)

Tabela 1 Testes e tarefas utilizados para avaliar a memória (*continuação*)

Nome do teste ou tarefa	Função cognitiva	Objetivo	Descrição
Efeito de *priming* ou pré-ativação Completar frases[17]	*Priming* ou pré-ativação	Completar frases com palavras com que foi pré-exposto de forma muito rápida	Solicitar que a pessoa leia de forma rápida uma lista de 50 a 100 palavras. Fazer algumas tarefas distratoras Ler frases em voz alta e pedir para a pessoa preencher a frase com a primeira palavra que pensar. O efeito de pré-ativação é a pessoa usar palavras lidas na lista anterior.

e pouco esforço intencional para aprendizagem podem causar esquecimentos e alterações nos processos de memória. Além dos fatores cognitivos, distúrbios emocionais como presença de sintomas de ansiedade, fobias, alterações do humor, estressores familiares e escolares podem influenciar os mecanismos de consolidação de memória. Por outro lado, quando existe um evento neurológico associado, observa-se um quadro clínico de amnésia do desenvolvimento. Nesses casos, as crianças apresentam uma redução do volume hipocampal antes do seu desenvolvimento completo. Algumas etiologias prováveis dessa síndrome amnéstica infantil são: anemia crônica, episódios isquêmicos por hipóxia, encefalites neonatais e prematuridade. Estudos evidenciam que essas crianças com alterações hipocampais apresentam déficit da memória episódica e preservação da memória semântica. Diferentes casos clínicos de crianças e adolescentes com essa síndrome são descritos na literatura. Esses achados reforçam as teorias de dissociação entre o sistema episódico e o semântico de memória[7,36,37].

Amnésia global transitória

A amnésia global transitória é um distúrbio que envolve disfunção bilateral do lobo temporal medial (formação hipocampal) causando déficit de memória grave associado a delirium e desorientação temporal/espacial. O quadro clínico tem um tempo limitado de duração que varia entre minutos, horas e, eventualmente, um dia. A memória antes e depois desse período se mantém intacta. A etiologia desse tipo de amnésia é pouco definida; autores sustentam que fatores emocionais e estressores ambientais podem causar esse distúrbio. Alterações vasculares e crises parciais complexas podem ser fatores etiológicos[2,7].

Distúrbios da memória em decorrência de lesão cerebral adquirida: amnésias

As amnésias resultam de um distúrbio no processamento da codificação, armazenamento ou evocação das informações. As síndromes amnésticas estão associadas a lesões em áreas específicas do cérebro. Existem as síndromes associadas a alterações em diferentes regiões do cérebro: (1) amnésias associadas à lesão no lobo temporal; (2) amnésias associadas à lesão diencefálica; (3) demências corticais e (4) demências subcorticais[14,38].

Amnésia associada à lesão no lobo temporal

O subtipo mais frequente é a amnésia anterógrada. Nesse caso, os pacientes perdem a habilidade de aprender novas informações após a lesão nas estruturas mediais do lobo temporal, especialmente no hipocampo. O grau de acometimento do hipocampo está associado ao prejuízo na memória episódica anterógrada e à gravidade do tipo de amnésia. Em contraste, pacientes com lesão no lobo temporal lateral apresentam quadros de amnésia retrógrada, ou seja, perdem a capacidade de recordar eventos que ocorreram antes da lesão cerebral. A dissociação entre amnésia anterógrada e retrógrada reforça os achados de que áreas distintas do cérebro estão envolvidas com sistemas de memória diferentes. Esses pacientes apresentam as memórias semânticas, de trabalho, pré-ativação e aprendizagem de procedimentos preservadas. Casos clínicos de pacientes com amnésia mostram a relação entre as estruturas cerebrais envolvidas e os achados neuropsicológicos[10,14,38].

Outro aspecto muito importante que deve ser realçado é a relação entre especializações hemisféricas na memória. Lesões no hipocampo do hemisfério esquerdo mostram comprometimento da aquisição de novas informações verbais (palavras, estórias, letras), enquanto lesões no hemisfério direito mostram prejuízo na memória visuoespacial (desenhos, caminhos, labirintos). Casos clínicos mostram dissociação mostrando que o paciente pode ter distúrbio de memória verbal e preservação da visual e vice-versa. Lesões em diferentes partes do lobo temporal esquerdo são responsáveis pelo acesso de nomes de diferentes categorias semânticas; a lesão pode ser relacionada a uma categoria específica. Por exemplo, a pessoa pode lembrar de nomes comuns e não lembrar de nomes próprios, pode lembrar de nomes de ferramentas e não recordar de animais, pode nomear palavras concretas e não abstratas. Essas categorias estão associadas à memória semântica localizada em estruturas do lobo temporal lateral predominantemente esquerdo. Pacientes com lesão nessa área podem apresentar quadros de amnésia semântica causados por lesão ou síndromes demenciais[7,10,14,38].

Amnésia associada à lesão diencefálica

A síndrome de Korsakoff[14,38] é o tipo de amnésia decorrente de estruturas diencefálicas nomeadas de núcleos mamilares e grupamentos do tálamo anterior e dorsomedial. Essas estruturas estão fortemente conectadas com o sistema límbico (amígdala e hipocampo) e o com lobo pré-frontal dorsolateral. Essa síndrome está frequentemente associada à dependência de álcool, levando à deficiência de vitamina B1. O distúrbio causado gera um déficit acentuado da memória episódica anterógrada e retrógrada verbal e visuoespacial. Assim como na síndrome temporal, as memórias operacional e implícita encontram-se relativamente preservadas. O déficit principal está no desenvolvimento de uma estratégia de codificação de novas informações, e não no processo de consolidação, como é evidenciado nas lesões do lobo temporal. O que é codificado e organizado semanticamente tende a ser evocado em tarefas de reconhecimento.

A disfunção executiva e o déficit atencional geram um prejuízo na organização das informações na memória.

Distúrbio de memória decorrente de demência cortical

A doença de Alzheimer[38,39] é o tipo de demência cortical mais frequente e apresenta como marcador clínico um distúrbio no sistema explícito da memória. A doença é degenerativa, fazendo um percurso que inicia com um déficit da memória episódica anterógrada envolvendo a formação hipocampal seguida de prejuízo da memória episódica retrógrada e semântica envolvendo o lobo temporal lateral, e da memória de trabalho envolvendo o lobo pré-frontal[38,39].

O desempenho nos testes que avaliam evocação livre tardia de material verbal e visual é o principal marcador do diagnóstico inicial da doença de Alzheimer. Testes como aprendizagem auditivo-verbal de Rey, teste de memória de figuras e recordação da figura complexa de Rey mostram que esses pacientes apresentam dificuldade de codificar novas informações com a repetição e mesmo com o uso de estratégias semânticas ou visuais. Nesse contexto, tanto a evocação livre como o reconhecimento aparecem prejudicados nas fases iniciais e moderadas da doença. Nos pacientes com transtorno cognitivo leve amnéstico, considerado fortemente na literatura como um estágio pré-clínico da doença de Alzheimer, evidencia-se especificamente um prejuízo grave na evocação livre, contudo o reconhecimento mostra-se ainda preservado. A caracterização da memória é fundamental para identificar os primeiros estágios da doença e monitorar a sua evolução ao longo do processo degenerativo das estruturas corticais[23,24,32].

Embora a memória episódica anterógrada seja o primeiro sintoma, as memórias retrógrada, semântica e operacional mostram-se prejudicadas nas fases moderadas da doença. O gradiente temporal da memória retrógrada está associado à gravidade da doença. Quanto mais recente a informação, pior o prejuízo. Os pacientes esquecem o conteúdo e as datas de eventos pessoais e públicos. A memória semântica também está comprometida nas fases moderadas. Os pacientes apresentam baixo desempenho nos testes de fluência verbal para categorias e nomeação com confrontação visual mesmo com o uso de pistas semânticas e descritores verbais. A memória operacional medida pelos testes de repetição de dígitos mostra-se comprometida nessa fase, especialmente o processamento avaliado pela ordem inversa[38-41].

Distúrbio de memória decorrente de demência subcortical

A doença de Parkinson[42,43] é a demência subcortical mais frequente e estudada. As estruturas dos núcleos da base, especialmente o caudado e suas interconexões com o lobo pré-frontal dorsolateral e áreas parieto-occipitais, são responsáveis pelas alterações de memória dessa doença degenerativa. Os pacientes apresentam alterações sobretudo na memória operacional e na iniciativa comportamental. Eles apresentam um quadro semelhante aos déficits de memória observados em pacientes com síndrome frontal (ver Capítulo 7). Observa-se redução do processamento da memória operacional, diminuição da fluência verbal semântica e fonêmica, dificuldade de acesso a material já armazenado nos sistemas episódico e semântico. Esses pacientes têm comprometimento acentuado nas habilidades de aprendizagem implícita perceptivo-motoras, tais como: leitura, escrita, quebra-cabeça, resolução de problemas em torres, escrita através de espelho[12,42,43].

REABILITAÇÃO NEUROPSICOLÓGICA DA MEMÓRIA

A reabilitação neuropsicológica da memória utiliza estratégias de treinamento e estimulação (internas), bem como estratégias externas que visam a compensação e a minimização do efeito do déficit de memória no cotidiano do paciente (externas)[44,45]. As estratégias internas têm como objetivo usar a memória da melhor forma possível, ou seja, utilizar novas maneiras de aprender e evocar informações[44]. As estratégias externas envolvem o uso de ferramentas que contêm a informação com um uso mínimo da memória[41]. O paciente com amnésia ou doenças degenerativas que geram prejuízo em diferentes sistemas de memória se beneficia de forma significativa com o processo de reabilitação neuropsicológica em uma abordagem holística[44-47].

Segundo Winson et al.[44], ao adotar um programa de reabilitação de memória, alguns princípios básicos devem ser adotados: (1) escolher qual informação deve ser memorizada; (2) minimizar a quantidade de informação a ser memorizada de cada vez; (3) envolver relevância para a informação a ser memorizada; (4) definir uma pista para auxiliar na evocação e reconhecimento; (5) criar um treino para memorização. A fim de facilitar a aprendizagem na reabilitação de memória, Barbara Wilson[45] apontou a necessidade de isso acontecer evitando a presença de erros. Os erros podem gerar falsas memórias e desmotivar o processo de memorização. Múltiplas evocações em diferentes intervalos de tempo também são um método interessante no processamento da memória. A prática de evocação ajuda a fortalecer e ativar as informações aprendidas[1]. O uso de exemplos da vida diária é essencial em um contexto de reabilitação da memória[1,46,47].

Estratégias internas

As estratégias internas são utilizadas para melhorar as habilidades de memorização. Entre elas destacam-se: (1) associações entre um conteúdo novo e informações que têm relevância ou significado para a própria pessoa; pode-se também criar associações semânticas; (2) agrupamento de informações; (3) uso de palavras-chave; (4) criar uma imagem mental; (5) escrever mentalmente o que precisa ser memorizado; (6) reconstruir os passos anteriores até atingir a informação que necessita evocar; (7) uso de estratégias mnemônicas como rimas, primeira letra ou sílaba da palavra; (8) mapas mentais são uma representação de pensamentos ou ideias apresentadas visualmente; podem ser usados colocando tópicos ou elementos principais encadeados para fazer uma apresentação ou estudar para uma prova[1,44-48].

Estratégias externas

As estratégias externas são formas de visualizar a informação a fim de minimizar o efeito do déficit de memória no cotidiano. Atualmente, as estratégias mais utilizadas são o uso de celulares, computadores, agendas, folhas de planejamento semanal, quadros e calendários nas paredes. A fim de implementar essas estratégias, o primeiro passo é identificar que ferramentas a pessoa tem o hábito de utilizar e explorar esse modo de funcionamento primeiro. Caso não seja eficiente, pode ser ajustado ou outro método pode ser escolhido. A aprendizagem de uma estratégia externa deve ocorrer com uma implementação gradual, sistemática e repetitiva até que se torne uma habilidade na vida do paciente. Por exemplo, se o objetivo é utilizar o celular com pistas para a memória, o paciente deve aprender primeiro a criar uma lista de compromissos, depois colocar os compromissos semanais na agenda e, em seguida, colocar alertas para auxiliar a recordar esses compromissos. O uso frequente dessa ferramenta possibilitará uma aprendizagem implícita e será parte das atividades da vida diária instrumentais da pessoa com déficit de memória. A meta é o celular, neste caso, se tornar um hábito como parte da rotina do paciente com amnésia[44,46,48].

O grande desafio é a escolha de estratégias externas, que o paciente se sinta confortável e aceite a implementação dessa novidade em sua vida. Idosos com quadros iniciais de demência têm mais dificuldade de mudar seus métodos tradicionais, como anotações e agendas de papel, para o uso de novas tecnologias como celulares e computadores. Nesses casos, recomenda-se manter o uso das rotinas preexistentes e utilizar estratégias internas como agrupamentos, palavras-chave e associações para melhorar a qualidade das anotações facilitando a codificação e a evocação.

A combinação das estratégias internas e externas na reabilitação de pacientes com amnésia é fundamental para uma reabilitação mais rápida e eficiente e, principalmente, para melhorar a qualidade do paciente de forma efetiva no seu dia a dia. Um programa de reabilitação visa criar uma nova rotina planejada e avaliar sua eficácia mensalmente para verificar se deve continuar ou se deve ser alterada em função da adesão e do incremento do desempenho do paciente[46-48].

RESUMO

- A memória é uma função cognitiva que envolve a habilidade de aprender, armazenar e acessar informações novas, conhecimentos adquiridos ou imaginar eventos futuros.
- A memória conecta o passado, o presente e o futuro caracterizando e gerenciando os repertórios comportamentais das pessoas.
- Existem processos ou estágios da memória: codificação (entrada da informação), armazenamento (tempo que a informação é estocada) e evocação (saída da informação). Os esquecimentos podem ocorrer por falha em um ou mais desses processos.
- Existem sistemas de memória ou tipos de memória que decorrem de estudos de pacientes com lesão cerebral com diferentes quadros clínicos de amnésia. Os sistemas podem ser de armazenamento de curto prazo e longo prazo. O de longo prazo pode ser explícito (consciente, intencional) ou implícito (pré-consciente, automático).
- O sistema de armazenamento de curto prazo é denominado memória de trabalho e divide-se em executivo central, que coordena os componentes de armazenamento e processamento fonológico, visuoespacial e episódico. O executivo central gerencia e organiza os diferentes sistemas de memória, os processos controlados, ativa os automáticos e regula a memória prospectiva.
- O sistema de armazenamento de longo prazo explícito envolve as memórias episódica e semântica. A episódica refere-se a fatos e eventos aprendidos, armazenados e acessados de forma intencional que podem ser definidos no tempo e espaço. Quando o tempo é recente, são chamados de anterógrados; quando o tempo é antigo, são chamados de retrógrados; e quando imagina-se o futuro, são denominados prospectivos. A memória semântica envolve acesso a conhecimentos que não são identificados no tempo e espaço. Essa memória envolve a construção de conceitos e informações adquiridas ao longo da história de vida.
- O sistema de armazenamento de longo prazo implícito envolve os processos automáticos, não intencionais da memória. Nesse sistema, inclui-se a aprendizagem de habilidades, hábitos e condicionamentos chamada memória procedural. Outro aspecto desse armazenamento é o processo de pré-ativação, que se caracteriza pelo acesso de informações previamente expostas sem consciência ou de forma involuntária.
- O lobo pré-frontal dorsolateral está associado ao funcionamento da memória de trabalho que gerencia os sistemas explícitos e implícitos.

- O sistema explícito está associado ao funcionamento do lobo temporal. Inicia no hipocampo, com a memória episódica anterógrada, e segue para o lobo temporal lateral, vinculado à memória episódica retrógrada e semântica.
- O sistema implícito de habilidades, hábitos e condicionamento está associado a sistemas de controle motor, como núcleos da base e cerebelo, enquanto a pré-ativação, a circuitos sensoriais associativos.
- A dissociação desses sistemas de memória pode ser evidenciada em pacientes com amnésia com lesão no lobo frontal, temporal e suas conexões com estruturas diencefálicas e subcorticais. As amnésias são síndromes que se caracterizam por distúrbios de um ou mais sistemas e processos de memória. As lesões adquiridas na infância, vida adulta e no envelhecimento são as principais causas dessa síndrome. As doenças de Alzheimer, Korsakoff e Parkinson têm como sintomatologia distúrbios de memória envolvendo estruturas do lobo temporal, diencéfalo e núcleo da base, respectivamente.
- A avaliação da memória episódica anterógrada ocorre por intermédio da aplicação de testes de aprendizagem de listas de palavras dissociadas (RAVLT, por exemplo), de figuras familiares (teste de memória de figuras) ou visual-complexas (figura de Rey).
- A avaliação da memória de trabalho ocorre por intermédio de testes que medem a capacidade de armazenamento e processamento pela repetição de números, letras, resolução de problemas de aritmética (subtestes WISC-IV, WAIS-III).
- A avaliação da memória semântica pode ser realizada pelo acesso ao vocabulário, formação de conceitos (semelhanças e conceitos figurativos) e informação de subtestes das baterias WISC-IV e WAIS-III, bem como tarefas de fluência verbal.
- A avaliação das memórias retrógradas e implícitas se baseia em observações, entrevistas e jogos interativos.
- A reabilitação da memória utiliza estratégias internas com o objetivo de melhorar a forma de aprender e recordar informações, e externas, que utilizam dispositivos que minimizam o efeito do déficit da memória no cotidiano do paciente. A combinação dessas estratégias é eficiente nos programas de tratamento de amnésia e demências em estágios iniciais.

QUESTÕES

1. Na doença de Alzheimer e doença de Parkinson, evidencia-se uma dupla dissociação. Os pacientes com doença de Alzheimer não aprendem intencionalmente novas informações, e os pacientes com doença de Parkinson não conseguem realizar hábitos e habilidades já aprendidos de forma não intencional (tais como andar, digitar). Insira V (verdadeiro) ou F (falso) para cada afirmativa a seguir e justifique sua resposta.

( ) Na doença de Alzheimer há lesão de hipocampo, e na doença de Parkinson, lesão no lobo temporal lateral.

( ) Na doença de Alzheimer há déficit de memória implícita, e na doença de Parkinson, déficit na memória explícita.

( ) Na doença de Alzheimer, os pacientes evocam após 30 minutos apenas 2 palavras de 15 palavras no teste de aprendizagem auditivo-verbal de Rey.

( ) Na doença de Parkinson, os pacientes evocam após 30 minutos apenas 3 palavras de 15 palavras no teste de aprendizagem auditivo-verbal de Rey.

( ) Na doença de Alzheimer, os pacientes têm lesão no lobo temporal medial e lateral, e os pacientes com doença de Parkinson têm lesão nos núcleos da base.

( ) Na doença de Alzheimer, os pacientes têm déficit de memória episódica anterógrada, semântica e pré-ativação (*priming*).

2. Júlia apresentou um comprometimento na capacidade de evocação de novas informações no teste de aprendizagem auditivo-verbal de Rey, comprometimento no teste de fluência verbal semântica e preservação na capacidade de armazenamento e processamento da tarefa de repetição de dígitos. Esse resultado demonstra que a paciente apresenta:

a) Comprometimento da memória episódica retrógrada, comprometimento da memória semântica e comprometimento do executivo central.

b) Comprometimento da memória episódica anterógrada, comprometimento da memória semântica e preservação da alça fonológica da memória de trabalho.

c) Comprometimento da memória semântica, comprometimento da iniciativa comportamental e preservação da memória de trabalho.

d) Comprometimento da memória episódica anterógrada, comprometimento das funções executivas e preservação da memória implícita.

3. Relacione as seguintes colunas:

I. Hipocampo   ( ) Memória semântica

II. Lobo temporal lateral   ( ) Memória retrógrada

III. Lobo pré-frontal dorsolateral   ( ) Memória anterógrada

IV. Núcleos da base   ( ) Pré-ativação

V. Áreas sensoriais associativas   ( ) Aprendizagem de hábitos e habilidade

       ( ) Memória de trabalho

4. Marcos teve um traumatismo craniano e, como sequela, obteve uma amnésia anterógrada. Quais são as dificuldades que Marcos teve?

a) Não consegue recordar o nome de quem descobriu o Brasil.

b) Não consegue recordar nomes de pessoas que conheceu depois do traumatismo.

c) Não consegue recordar o nome dos seus pais e irmãos.

d) Não consegue recordar eventos importantes da sua infância.

5. Priscila foi fazer prova de matemática. Estudou durante duas semanas a matéria de geometria. Quando chegou na prova não conseguia lembrar-se da fórmula para calcular a área do quadrado. Quando chegou em casa lembrou-se da fórmula.

a) Priscila teve um esquecimento em razão da falha na codificação.

b) Priscila teve um esquecimento em razão da falha no armazenamento de curto prazo.

c) Priscila teve um esquecimento em razão da falha no armazenamento de longo prazo.

d) Priscila teve um esquecimento em razão da falha na evocação.

6. Joana foi ao shopping para comprar um presente para sua filha. Estacionou no terceiro andar, letra g, número 6. Ao sair do carro foi repetindo essa informação mentalmente até o elevador. Comprou o presente durante uma hora e não pensou mais onde estacionou o carro. Quando chegou no estacionamento lembrou-se do andar e da letra, mas se esqueceu do número.

a) Joana teve uma falha na codificação.

b) Joana teve uma falha no armazenamento de curto prazo.

c) Joana teve uma falha no armazenamento de longo prazo.

d) Joana teve uma falha na evocação.

7. O uso de dispositivos como celulares e computadores pode auxiliar pacientes com amnésia durante um programa de reabilitação neuropsicológica. Escolha a alternativa correta:

a) Esses dispositivos são estratégias externas, porque contêm o conteúdo que o paciente deveria memorizar, facilitando o seu cotidiano.

b) Esses dispositivos são estratégias internas, porque ao escrever basta consultar e não é preciso mais evocar na própria memória.

c) Esses dispositivos são estratégias externas, porque auxiliam na associação semântica.

d) Esses dispositivos são estratégias internas, porque fornecem pistas associadas ao contexto e permitem a reconstrução dos episódios e experiências vividas e imaginadas para o futuro.

8. Pedro sofreu um acidente de carro com traumatismo craniano e teve amnésia anterógrada. Iniciou a reabilitação e aprendeu diferentes técnicas para melhorar sua capacidade de memorização. O neuropsicólogo ensinou Pedro a utilizar os sistemas de memória preservados para minimizar o déficit de memória comprometido.

I. Pedro passou a usar o celular para avisar os seus compromissos, mas já sabia usar a agenda e os alertas antes do acidente.

II. Pedro passou a responder com a primeira palavra que viesse à sua mente, mesmo não tendo certeza da resposta. Assim, passou a usar a pré-ativação para evocar informações a que tinha sido exposto sem uma codificação consciente e intencional.

III. Pedro passou a ler duas vezes uma notícia do jornal e assim era capaz de recontar com facilidade para seus amigos, usando a memória episódica anterógrada.

a) Apenas a I é verdadeira.
b) Apenas a II é verdadeira.
c) I e II são verdadeiras.
d) Todas são verdadeiras.
e) Nenhuma das afirmativas é verdadeira.

9. Márcia apresentou comprometimento na evocação livre após intervalo do teste de aprendizagem auditivo verbal de Rey, redução da fluência verbal para categoria animais, preservação na execução das atividades básicas da vida diária (tomar banho, vestir-se). Márcia apresenta o seguinte perfil neuropsicológico:

a) Comprometimento da memória episódica anterógrada e retrógrada, preservação da pré-ativação.
b) Comprometimento da memória episódica anterógrada e semântica, preservação da aprendizagem implícita de habilidades e hábitos.
c) Comprometimento da memória episódica retrógrada e semântica, preservação da aprendizagem implícita de habilidades e hábitos.
d) Comprometimento da memória episódica anterógrada e de trabalho, preservação da pré-ativação.

10. Relacione os testes ou tarefas de memória com os tipos de memória que avaliam.

(   ) Aprendizagem auditivo verbal de Rey
(   ) Fluência verbal semântica

( ) Aritmética do WAIS-III
( ) Repetição de dígitos em ordem inversa
( ) Informação sobre conhecimentos gerais WAIS-III e WISC-IV

I. Memória episódica anterógrada
II. Memória semântica
III. Memória de trabalho

REFERÊNCIAS BIBLIOGRÁFICAS

1. Sternberg RJ. Processos mnésicos. Psicologia cognitiva. 5.ed. São Paulo: Cengage Learning; 2010.
2. Lezak MD, Howieson DB, Bigler ED, Tranel D. Basic concepts. Neuropsychological assessment. 5.ed. New York: Oxford University Press; 2012.
3. Tulving E, Craik FJM. The Oxford Handbook of memory. Nova York: Oxford University Press; 2000.
4. Sternberg RJ. Memória: modelo e métodos de pesquisa. Psicologia Cognitiva. 5.ed. São Paulo: Cengage Learning; 2010.
5. Squire LR. The neuropsychology of human memory. Ann Rev Neuroscience. 1982;5:241-73.
6. Squire LR. Mechanisms of memory. Science. 1986;232(4578):1612-9.
7. Baron IS. Learning and memory. Neuropsychological evaluation of the child: domains, methods e case studies. 2.ed. New York: Oxford University Press; 2018.
8. Xavier GF. A modularidade da memória e o sistema nervoso. Psicologia USP. 1993;4(1-2):61-115.
9. Baddeley A. Memória de curta duração. In; Baddeley A, Anderson MC, Eysenck MW. Memória. Porto Alegre: Artes Médicas; 2011.
10. Squire LR, Zola-Morgan S. The medial temporal lobe memory system. Science. 1991;253:1380-6.
11. Baddeley A. Exploring the central executive. The quarterly Journal of Experimental Psychology. 1996;49(1):5-28.
12. Schacter DL. Implicit memory: history and current status. Journal of Experimental Psychology: Learning, Memory and Cognition. 1987;13(3):501-18.
13. Eysenck MW. A memória prospectiva. In: Baddeley A, Anderson MC, Eysenck MW. Memória. Porto Alegre: Artes Médicas; 2011.
14. Walsh K. The temporal lobes in Neuropsychology: a clinical approach. New York: Churchill Livingstone; 1994. p.133-95.
15. Lezak MD, Howieson DB, Bigler ED, Tranel D. Memory. Neuropsychological Assessment. 5.ed. New York: Oxford University Press; 2012.
16. Miotto EC, Souza de Lucia MC, Scaff M. Avaliação neuropsicológica e funções cognitivas. Neuropsicologia clínica. 2.ed. Rio de Janeiro: Roca; 2017.
17. Abreu N, Lima C, Siquara GM, Wyzykowski A, Fonseca M. Memória. In: Malloy-Diniz LF, et al. Avaliação neuropsicológica. 2.ed. Porto Alegre: Artes Médicas; 2018. p.90-105.
18. Rey A. L'Exam psychologue. 2.ed. Paris: Presses Universitaires de France; 1964.
19. De Paula JJ, Malloy-Diniz F. Teste de Aprendizagem Auditivo Verbal de Rey (RAVLT). In: Malloy-Diniz LF, et al. Avaliação Neuropsicológica. 2.ed. Porto Alegre: Artes Médicas; 2018.
20. Charchat-Fichman H, Dias LBT, Fernandes CS, Lourenço R, Caramelli P, Nitrini R. Normative data and construct validity of Rey Auditory Verbal Learning in Brazilian elderly population. Psychology & Neuroscience. 2010;3(1):79-84.
21. De Paula JJ, Melo LPC, Nicolato R, Moraes EN, Bicalho MA, Handam AC, Malloy-Diniz LF. Fidedignidade e Validade de constructo do Teste Auditivo Verbal de Rey em idosos brasileiros. Archives of Clinical Psychiatry. 2012;39 (1):19-23.

22. Oliveira RM, Mograbi DC, Gabrig IA, Charchat-Fichman H. Normative Data and Evidence Validity for the Rey Auditory Verbal Learning Test, Verbal Fluency Test and Stroop Test with brazilian children. Psychology and Neuroscience. 2016;9:54-67.
23. Araújo VC, Lima CMB, Barbosa EB, Charchat-Fichman H. Impact of age and schooling on performance on the Brief Cognitive Screening Battery. A study of elderly residents in city of Rio de Janeiro, Brazil. Psychology &Neuroscience. 2018;11:317-28.
24. Charchat-Fichman, H, Miranda CV, Fernandes CS, Mograbi D, Oliveira RM, Novaes R, Aguiar D. Brief Cognitive Screening Battery is a very usefull tool for diagnosis of probable mild Alzheimer's Disease in a geriatric clinic. Arq Neuropsiquiatria. 2015;74:149-54.
25. Fonsenca RP, Salles JF, Parente MAMP. NEUPSILIN: Instrumento de avaliação neuropsicológica breve. São Paulo: Vetor; 2009.
26. Wechsler D. WAIS-III - Escala de Inteligência Wechsler para Adultos. São Paulo: Pearson Clinical; 2017. 271 p.
27. Wechsler D. WISC-IV - Escala de Inteligência Wechsler para Crianças. 4.ed. São Paulo: Casa do Psicólogo; 2013. 243 p.
28. Mattis S. Dementia Rating Scale: Professional Manual. Florida: Odessa; 1988.
29. Porto C. Escala de Avaliação de Demência. In: Malloy-Diniz LF, et al. Avaliação Neuropsicológica. 2.ed. Porto Alegre: Artes Médicas; 2018.
30. Foss MP, Carvalho VA, Machado TH, Reis GC, Tumas V, Caramelli P, Porto CS. Mattis Dementia Rating Scale (DRS): normative data for the Brazilian middle-age and elderly populations. Dementia & Neuropsychologia. 2013;7(4):374-9.
31. Foss MP, Vale FAC, Specialli JC. Influência da escolaridade na avaliação neuropsicológica de idosos: aplicação e análise dos resultados da Escala Mattis de Avaliação de Demência. Arq Neuropsiquiatria. 2005;63(1):119-26.
32. Porto CS, Fichman HC, Caramelli P, Bahia V, Nitrini R. Brazilian Version of the Mattis Dementia Rating Scalle: diagnosis of mild dementia in Alzheimer´s Disease. Arq Neuropsiquiatria. 2003;61:339-45.
33. Oliveira MS. Figuras Complexas de Rey: teste de cópia e reprodução de memória de figuras geométricas complexas. Manual André Rey. São Paulo: Casa do Psicólogo; 1999.
34. Peçanha E, Fichman HC, Oliveira R, Correa J. Estratégias de evocação tardia da Figura Complexa de Rey por crianças. Neuropsicologia Latinoamericana. 2019;11:15-23.
35. Charchat-Fichman H, Fernandes CS, Nitrini R, Lourenço R, Paradella E, Carthery MT, Caramelli P. Age and Educational Level effects on the performance on normal elderly on category verbal fluency tasks. Dementia & Neuropsychologia. 2009;3:49-54.
36. Charchat-Fichman H, Nitrini R, Caramelli P, Sameshima K. A new brief computarized cognitive screening battery (CompCog) for early diagnosis of Alzheimer´s Disease. Dementia e Neuropsychologia. 2008;2:13-9.
37. Vargha-Khadem F, Salmond CH, Watkins KE, Friston KJ, Gadian DG, Mishkin M. Development amnesia: effects of age at injury. Proceedings of the National Academy of Science of the USA. 2003;100:10055-60.
38. Degenszajn J. Síndromes Amnésticas e distúrbios de memória nas demências. In: Nitrini R, Caramelli P, Mansur LL. Neuropsicologia: das bases anatômicas à reabilitação. São Paulo: Grupo de Neurologia Cognitiva e do Comportamento, Departamento de Neurologia da USP, Faculdade de Medicina da USP; 2003.
39. Miotto EC, Souza de Lucia MC, Scaff M. Doença de Alzheimer. Neuropsicologia Clínica. 2.ed. Rio de Janeiro: Roca; 2017.
40. Faria, CA, Alves, H, Barbosa ENB, Charchat-Fichman, H. Cognitive deficits in older adults with mild cognitive impairment in a two years follow up study. Dementia e Neuropsychologia. 2018;12:19-27.
41. Barbosa ENBE, Veiga H, Faria CA, Charchat-Fichman H. Perfis neuropsicológicos do comprometimento cognitivo leve no envelhecimento. Neuropsicologia Latinoamericana. 2015;7:15-23.

42. Miotto EC, Souza de Lucia MC, Scaff M. Demências subcorticais. Neuropsicologia Clínica. 2.ed. Rio de Janeiro: Roca; 2017.
43. Vasconcelos LF, Pereira JS, Adachi M, Grecca D, Cruz M, Malak AL, Charchat-Fichman H. Volumetric Brain Analysis as a predictor of a worse cognitive outcome in Parkinson Disease. Journal of Psychiatry Research. 2018;267:12-8.
44. Winson R, Wilson B, Bateman A. Memory em The Brain Injury Reabilitation Workbook. New York: the Guilford Press; 2017.
45. Wilson BA. Cases studies in neuropsychological reabilitation. New York: Oxford University Press; 1999.
46. Wilson BA. Reabilitation of memory. New York: Guilford Press; 1987.
47. Wilson B. Cognitive Rehabilitation: How it is and how it might be. J Int Neuropsychol Soc. 1997;3(5):487-96.
48. Wilson B. The theory and practice of neuropsychological rehabilitation: an overview. In: Wilson BA (ed.). Neuropsychological Rehabilitation: Theory and Practice. Lisse: Swets & Zeitlinger Publishers; 2003. p.10.

9
Neuropsicologia da linguagem

Helenice Charchat Fichman

INTRODUÇÃO

Segundo Steinberg[1], linguagem é um meio organizado de combinar as palavras com finalidade de comunicação. Ela é uma função cognitiva que possibilita aos seres humanos aprender e usar sistemas de comunicação complexos. O uso da linguagem é fundamental para a consolidação da cultura humana, compartilhando informações entre as diferentes gerações[2]. A linguagem humana surgiu com a finalidade de compartilhar intencionalidade na comunicação base fundamental para a teoria da mente[3,4]. Segundo Darwin, o surgimento da linguagem caracterizou o terceiro nível de seleção dos comportamentos. Nesse nível, os seres humanos conseguem ter comportamentos regulados por regras que organizam a sociedade e possibilitam uma melhor dinâmica nas relações sociais[1]. Nos seres humanos, a aquisição da linguagem depende da interação social durante os primeiros anos de vida, quando ocorre maturação de redes neurais que conectam estruturas pré-motoras (área de Broca) com associativas auditivas-semânticas (área de Wernicke)[4]. Essa conexão frontotemporal do hemisfério esquerdo para destros tem sido descrita como a principal rede neural da linguagem[5].

Este capítulo apresentará os principais conceitos dos diferentes sistemas e processos de linguagem, bem como ela se diferencia da definição mais ampla de comunicação. Além disso, serão descritas as fases de aquisição da linguagem. O modelo neurobiológico será mostrado relacionado com os distúrbios linguísticos do desenvolvimento e os adquiridos, como as afasias. Finalmente, alguns modelos de reabilitação neuropsicológica para funções comunicativas e linguísticas serão apresentados.

DEFINIÇÃO DE COMUNICAÇÃO E LINGUAGEM

A linguagem é uma função cognitiva exclusiva da espécie humana que permite a aquisição de uma ou mais línguas e serve como instrumento de compartilhamento intencional de informações[1,3]. O uso da linguagem possibilita o desenvolvimento das funções executivas, empatia social, regulação emocional e intencionalidade na seleção de estímulos e ações[4]. A mediação da linguagem é ferramenta essencial para aprimorar habilidades sociais e fortalecer modelos de interação social[1,4].

A linguagem faz parte de um conjunto mais amplo de meios de comunicação. Comunicar significa transmitir uma mensagem de uma fonte para um receptor usando um sistema de sinais específico[1,3,4,6]. Quando a comunicação é verbal ou linguística, o sistema de sinais é a língua. Quando a comunicação

Tabela 1 Propriedades da linguagem humana

Propriedades gerais	Definição
Comunicativa	Transmite informação da fonte para o receptor. Transmite mensagens.
Arbitrariamente simbólica	Cria uma relação arbitrária de um símbolo com o seu referente. Por exemplo, na língua portuguesa, a palavra cama (símbolo) se refere ao lugar do quarto usado para descansar ou dormir (referente ou significado).
Regularmente estruturada	Diferentes arranjos entre as palavras mostram diferentes significados.
Estruturada hierarquicamente em múltiplos níveis	Primeiro nível: sons Segundo nível: sílabas Terceiro nível: palavras Quarto nível: frases
Generativa e produtiva	Criativa e produtiva. Criação de novas palavras e frases com diferentes combinações.
Dinâmica	A língua está em constante evolução com inserção de novas palavras e novos referentes das mesmas palavras.
Aprendida	Depende de experiências linguísticas para sua aprendizagem e atualização. Aprendida na interação social.
Independente de estímulos externos	A expressão linguística pode ser gerada por motivações internas como emoções, pensamentos e memórias.
Forma oral e escrita ou sinalizada	A expressão pode ser por intermédio de símbolos orais, escritos ou sinalizados.
Potencial para compreender ambiguidade	A análise sintática permite entender frases ambíguas ou múltiplos significados, mostrando potencial de flexibilidade linguística e reversibilidade.

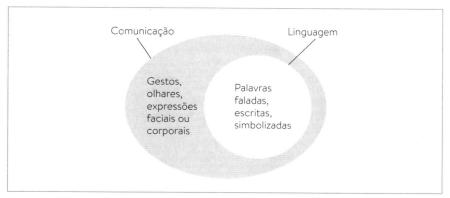

Figura 1 Diferença entre comunicação verbal e não verbal.

é não verbal, o sistema de sinais envolve gestos, olhares, expressões faciais e corporais. A Figura 1 mostra a relação entre comunicação e linguagem. Nesse contexto, a linguagem humana tem propriedades específicas que a diferenciam da comunicação das demais espécies animais. A Tabela 1 mostra as principais propriedades da linguagem humana[1,3,4].

Os outros animais apresentam capacidade comunicativa, mas não são capazes de aprender uma língua com as propriedades descritas na Tabela 1. A diferenciação entre linguagem humana e comunicação animal ajuda a salientar o potencial cognitivo dos seres humanos quando comparados aos outros animais.

PROCESSADOR LINGUÍSTICO

O processamento da linguagem é composto por dois fundamentos: (1) compreensão receptiva e decodificação dos códigos linguísticos e (2) codificação expressiva e produção dos códigos linguísticos[1,3]. A decodificação envolve o acesso ao sistema semântico que contém o significado (referente) do código enquanto a pessoa fala ou escreve ou sinaliza[1,6]. A codificação envolve a transformação de um pensamento ou memória em uma produção linguística em forma de expressão oral, escrita ou sinalizada. Dessa forma, o funcionamento da linguagem baseia-se nas capacidades de compreensão verbal (decodificação) e produção ou fluência verbal (codificação)[5]. Essas capacidades são relativamente dissociadas. Uma pessoa pode ter alta capacidade de compreensão verbal de uma língua nova que esteja aprendendo, mas dificuldade na sua fluência oral ou escrita[1,4]. A criança na primeira infância pode desenvolver essas habilidades de forma desproporcional ao longo do processo de aquisição[4]. Esse fenômeno também é fortemente observado nos casos de afasia, que podem envolver somente um

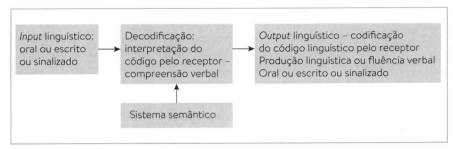

Figura 2   Síntese do processamento da linguagem.

componente produtivo (afasia de Broca) ou compreensivo (afasia de Wernicke). A Figura 2 apresenta uma síntese do processamento da linguagem[5-7].

A linguagem é organizada de forma hierárquica em múltiplos níveis, regularmente estruturada e constantemente atualizada pela interação social. Essas características estão associadas aos níveis de análise do processamento linguístico: (1) lexical; (2) sintático; (3) semântico e (4) pragmático[1,7].

Nível de análise do léxico

A linguagem pode ser decomposta em unidades menores que se iniciam em um som vocal chamado fone (estalido da língua, por exemplo), seguido dos fonemas (sons de vogais e consoantes) e, posteriormente, dos morfemas, que constituem a primeira unidade com significado. O léxico é o conjunto de morfemas de uma língua. A análise lexical explora o repertório de morfemas de uma pessoa. O vocabulário é formado lentamente com a combinação de morfemas gerando um número elevado de palavras com significados diferenciados[1,3,4,7].

Nível de análise da sintaxe

A linguagem tem uma estrutura regular composta de uma organização de palavras que formam sentenças. A sintaxe é o modo que as pessoas arranjam as palavras para construir as sentenças. A análise sintática é fundamental para o processo de compreensão verbal. As frases podem ser classificadas como nominais, que incluem o sujeito, e verbais, que incluem o verbo e o seu complemento[1,3,4,7].

Nível de análise do semântico

O nível semântico constitui a análise dos significados das palavras isoladas ou organizadas em frases, parágrafos ou no próprio discurso. Essa análise ativa o sistema semântico da memória de longo prazo, construindo um repertório conceitual linguístico de uma pessoa. A sintaxe e a semântica associadas são essenciais para a compreensão verbal[1,3,4,7].

Nível de análise pragmático

Nessa análise, o foco está no contexto social[2], ou seja, como as pessoas utilizam a linguagem no seu cotidiano. As pessoas mudam os seus padrões de linguagem para adaptar-se a novos contextos sociais. Nesse sentido, o discurso ou diálogo tem uma intencionalidade compartilhada, visando uma melhor interação social. Essa relação entre os personagens de uma conversa deve estar de acordo com a quantidade e a qualidade das informações trocadas. A cognição social ou teoria da mente possibilita a inferência de crenças, ideias, pensamentos dos outros e dos nossos, bem como a interpretação de metáforas, piadas e ironias. O desenvolvimento da cognição social está intimamente associado à análise pragmática da linguagem[2,4].

AQUISIÇÃO DA LINGUAGEM

Atualmente, a literatura aponta que a aquisição de uma língua depende de um componente inato alterado pela interação com o ambiente[1,3,4]. A interação social na criança é pré-requisito essencial na aquisição da linguagem. Essa teoria é reforçada pela universalidade do modo que as crianças aprendem a sua primeira língua, passando por etapas muito semelhantes independentemente do local do mundo onde nasceram. Essas etapas estão descritas na Tabela 2[1,4]. Os recém-nascidos respondem preferencialmente pela voz da mãe ou dos seus cuidadores diretos. A atenção é compartilhada mais fortemente em bebês quando escutam a sua futura língua materna do que quando escutam outra língua ou outros sons[3,4].

O dilema inato e adquirido no processo de aquisição de linguagem está longe de ser resolvido[1]. Os seres humanos têm um Dispositivo de Aquisição de Linguagem que mostraria que nascemos pré-configurados biologicamente para a prontidão linguística[1,3,4,6]. As crianças aprendem de forma implícita as diferentes regras da estrutura da língua e, dessa forma, conseguem aplicar a um novo vocabulário e novos contextos. A metacognição que consiste no entendimento da própria cognição possibilita aplicar a estrutura linguística que conhecemos para a aprendizagem de uma nova língua com características semelhantes[1,4,6]. Existe um período crítico para a aquisição da primeira língua que ocorre nos primeiros anos de vida, e é nessa fase que os aspectos neurofisiológicos estão em maturação e, nesse momento, a estimulação para a aquisição da linguagem

Neuropsicologia clínica

Tabela 2 Fases da aquisição da linguagem

Fase	Idade	Definição
Arrulhamento	Do nascimento até 6 meses	Sons vocálicos, especialmente de vogais. Conseguem diferenciar e explorar todos os fones independentemente de ser da sua própria língua.
Balbucio	6 meses a um ano	Fones (sons de vogais e consoantes) preferenciais da sua língua materna. Aumento gradual da relação entre os fones e significados. Primeira linguagem da criança.
Holofrases	12 a 18 meses	Emitem palavras únicas com intenção de comunicar um desejo ou nomear o que observam. As palavras são substantivos.
Fala telegráfica	18 a 36 meses	Uma palavra longa ou duas ou três palavras combinadas de forma telegráfica, mostrando o primeiro rudimento de sintaxe. Modelo simplificado de sentenças com verbo e substantivo que comunica necessidades da criança.
Estrutura básica	3 a 4 anos	Estrutura básica de sentenças com ampliação do vocabulário e das regras de sintaxe. Erros por uso de regularização excessiva.
Estrutura avançada	Acima de 5 anos	Estrutura semelhante aos adultos. Uso da metacognição para ampliar estratégias de aquisição de vocabulário.

torna-se fundamental. O inato e o aprendido operam juntos. A criança tem hipóteses sobre o funcionamento da língua e testa essas hipóteses na interação com o ambiente[1,4,6].

Existem três métodos de aprendizagem da linguagem: (1) imitação, (2) modelagem e (3) condicionamentos[1]. No caso da imitação, as crianças repetem os padrões de linguagem de outras pessoas, especialmente seus cuidadores mais próximos. Em relação à modelagem, os pais simplificam a sua fala e usam uma fala infantilizada para que a criança consiga compreender e gradualmente imitar. Esse processo se inicia com sentenças bem simples, que vão se complexificando gradativamente conforme a criança vai adquirindo a linguagem. As crianças vão modelando os diferentes aspectos da linguagem do adulto, inclusive a própria interação verbal. E o terceiro método é o condicionamento operante, no qual as crianças ouvem sons e associam a determinados objetos ou situações do ambiente. Ao produzir esses sons específicos, eles são reforçados pelo seu meio social. Esse reforço aumenta a probabilidade de a criança emitir esse som associado novamente, ampliando o seu repertório verbal. Inicialmente, a criança fala algo não muito claro, mas por aproximações sucessivas os pais vão reforçando sons cada vez mais semelhantes às palavras da língua até atingir uma fala semelhante à do adulto. Esses métodos de aprendizagem, apesar de coerentes e praticados, não são suficientes para explicar o fenômeno complexo e produtivo da linguagem. As crianças falam palavras e constroem redes de vocabulário que, na maior parte das vezes, não foram modeladas ou reforçadas diretamente pelos pais. As crianças adquirem a linguagem de forma automática com baixo esforço utilizando mecanismos implícitos da memória e atenção.

Dessa forma, o aparato inato e os métodos de aprendizagem proporcionam uma aprendizagem automática da língua. O desenvolvimento da linguagem segue algumas etapas específicas que são descritas na Tabela 2.

LINGUAGEM E ESTRUTURAS CEREBRAIS

A neuropsicologia cognitiva sustenta uma visão convergente, do tipo monista e interacionista sobre a linguagem. Nesse modelo, ambos os hemisférios cerebrais contribuem de forma específica[5,7-9]. O conceito de centros de linguagem passou a identificar áreas instrumentais da linguagem localizadas no córtex cerebral tanto do hemisfério esquerdo como do direito e moduladas por estruturas subcorticais[3,5,6,10]. Os hemisférios cerebrais têm funções qualitativamente distintas no funcionamento da linguagem[7]. A Tabela 3 diferencia as funções dos hemisférios cerebrais na linguagem. A Tabela 4 mostra a relação entre as áreas do cérebro e o processamento linguístico.

Tabela 3 Funções da linguagem nos hemisférios cerebrais

	Hemisfério esquerdo (destros)	Hemisfério direito (destros)
Fala expressiva – produção	Sim	Não
Compreensão verbal	Sim	Não
Prosódia	Não	Sim
Semântica	Sim	Sim
Pragmática	Não	Sim
Léxico	Sim	Não
Sintaxe	Sim	Não

Tabela 4 Relação entre organização do sistema nervoso e o processamento linguístico

Funções	Conceitos	Áreas do cérebro
Produção	Codificação oral, escrita e sinalizada	Esquerdo – área de Broca
Compreensão	Decodificação oral, escrita e sinalizada	Esquerdo – área de Wernicke
Prosódia	Uso de entonação para expressar emoções e acentuações acústicas	Predominantemente no hemisfério direito
Semântica	Formação de conceitos e significados de palavras	Bilateral
Pragmática	Produção e compreensão do discurso conforme o contexto ou seu uso. Dificuldade nos aspectos emocionais.	Direito
Léxica	Conjunto de palavras e formação de vocabulário	Hemisfério esquerdo
Sintática	Estrutura das sentenças e aspectos gramaticais	Hemisfério esquerdo

A área de Wernicke localiza-se no lobo temporal lateral posterior do hemisfério esquerdo (em destros), essencial para a compreensão da fala[3-5]. No córtex pré-motor de hemisfério esquerdo (destros), encontra-se a área de Broca, fundamental para a fala expressiva[3-5]. A área associativa parieto-occipital está associada à leitura e escrita, e a porção superior do parietal, às atividades gestuais[11,12]. O hemisfério direito está associado à prosódia, semântica-lexical e pragmática[2,8,9]. O Capítulo 4 descreve de forma detalhada a relação entre linguagem e a organização cerebral.

AVALIAÇÃO DA LINGUAGEM

A avaliação da linguagem no contexto da neuropsicologia clínica utiliza questionários estruturados para verificar a sua função comunicativa, bem como realiza observações sistemáticas naturalísticas para investigar a pragmática da língua com base em situações de conversas e interação social[4,6,13,14]. Além desses aspectos de observação livre e dirigida, baterias de testes normatizados e padronizados podem ser utilizadas com a finalidade de identificar sintomas e diagnosticar os distúrbios da linguagem[6,13,14], tais como: dislexia, disgrafia e os diferentes tipos de afasias. A Tabela 5 apresenta os instrumentos mais utilizados na avaliação da linguagem.

As metodologias de avaliação da linguagem investigam os diferentes aspectos da produção e da compreensão nos diferentes níveis de processamento (lexical, semântico, sintático, pragmático). Os testes mais utilizados no contexto de uma avaliação neuropsicológica no Brasil são[6, 15-32]: (1) teste de fluência verbal (produção oral de palavras únicas); (2) teste de nomeação de Boston (produção

Tabela 5 Testes e tarefas utilizadas para avaliar linguagem

Nome do teste ou tarefa	Função cognitiva	Objetivo	Descrição
CETI Índice de efetividade comunicativa[6,15]	Funcionalidade da comunicação Aspectos pragmáticos	Perguntas feitas a um cuidador sobre a efetividade da comunicação em situações naturais	Questionário de 16 perguntas sobre a efetividade da comunicação em situações naturais. O cuidador deve comparar a situação atual com uma situação prévia. A aplicação é rápida e baseada na observação de terceiros que convivem com o paciente.
Avaliação funcional de Habilidades Comunicativas[6,16]	Funcionalidade da comunicação Aspectos pragmáticos	Perguntas que avaliam diferentes domínios da funcionalidade comunicativa: comunicação social; necessidades básicas; leitura, escrita e conceitos numéricos e, ainda, planejamento diário.	O questionário é composto de 43 itens, nos quais o cuidador relata o grau de assistência oferecido para a realização de rotinas verbais e não verbais. O grau de assistência varia de 1 a 7 pontos. As perguntas envolvem domínios de comunicação social, necessidades básicas, leitura/escrita/cálculo, planejamento diário.
Observações diretas de situações naturais[6,13]	Aspectos pragmáticos	Gerar uma conversação analisada segundo critérios e métodos previamente especificados	Essa estratégia de avaliação da pragmática da linguagem envolve realizar uma observação sistemática do discurso da pessoa durante uma interação comunicativa. Essa estratégia permite classificar ocorrências relacionadas a diferentes aspectos dos atos da fala, tais como: organização global da conversa; iniciação de um tópico; manutenção e transferência de turno; perceber, ajustar, monitorar e corrigir os seus erros.

(continua)

Tabela 5 Testes e tarefas utilizadas para avaliar linguagem (*continuação*)

Nome do teste ou tarefa	Função cognitiva	Objetivo	Descrição
Vocabulário[17,18]	Compreensão Memória semântica	Definição oral do significado de uma palavra	Essa tarefa é um subteste verbal do WAIS-III e WISC-IV e do WASI. O examinador abre o livro de estímulos, aponta para uma palavra e pergunta o que significa a palavra específica que está lendo em voz alta. Usar os exemplos do manual para orientar a pontuação: 2 pontos – significado correto; 1 ponto – ideia vaga do significado; 0 ponto – descrição ou exemplo ou significado errado. Exemplo: O que significa a palavra centavo: 2 pontos: dinheiro, moeda, centésima parte de um real 1 ponto: é usado para troco 0 ponto: mesma coisa que real, é redondo, tem uma figura
Semelhanças[17,18]	Formação de conceitos Compreensão Memória semântica	Descobrir as semelhanças entre duas palavras que representam conceitos ou objetos comuns	Essa tarefa é um subteste verbal do WAIS-III e do WISC-IV e do WASI. O examinador deve ler um par de palavras e perguntar o que elas têm um comum. Ele deve avaliar as respostas com base em exemplos que constam no manual, julgando a partir de princípios gerais: 2 pontos para classificação abrangente; 1 ponto para classificação mais específica, que constitui uma semelhança secundária ou menos relevante; e 0 ponto, que não seja relevante para as duas palavras ou muito geral, ou que haja diferença entre as palavras. Exemplo: O que a maçã e a banana têm em comum? 2 pontos: são frutas 1 ponto: têm gosto doce 0 ponto: a maçã é vermelha e a banana, amarela

(continua)

Tabela 5   Testes e tarefas utilizadas para avaliar linguagem (*continuação*)

Nome do teste ou tarefa	Função cognitiva	Objetivo	Descrição
Conceitos figurativos[18]	Formação de conceitos Compreensão Memória semântica	Escolher figuras que têm características conceituais em comum	Essa tarefa é um subteste da bateria WISC-IV. O examinador mostra duas ou três fileiras de figuras no livro de estímulos. A pessoa é solicitada a apontar uma figura de cada fila que forme um conjunto com características em comum. As semelhanças podem ser físicas ou conceituais. Analisar as respostas com base no manual. Atribuir um ponto se todas as figuras escolhidas fizerem parte do grupo conceitual. Atribuir zero ponto se incluir figura errada ou omitir figura correta. Exemplo: Primeira fila: esquilo e guarda-chuva Segunda fila: pássaro e giz de cera Escolha da primeira fila e da segunda fila: que figuras combinam? Resposta correta: esquilo e pássaro Conceito: animais
Teste de Boston[19,20]	Compreensão e produção oral e escrita Hemisfério esquerdo	Avaliar conversação e fala espontânea; compreensão auditiva; expressão oral; leitura; escrita. Classificar as afasias quanto à fluência, compreensão e repetição.	O teste de Boston é abrangente e envolve 34 subtestes. Etapa 1: avaliação da conversação e fala espontânea - Respostas sociais simples - Conversação livre - Descrição de figuras - Discurso narrativo Etapa 2: avaliação da compreensão auditiva - Compreensão de palavras - Compreensão de ordens - Compreensão de material ideacional complexo - Processamento sintático

(continua)

Tabela 5 Testes e tarefas utilizadas para avaliar linguagem (*continuação*)

Nome do teste ou tarefa	Função cognitiva	Objetivo	Descrição
			Etapa 3: avaliação da expressão oral
			- Agilidade oral
			- Agilidade verbal
			- Geração de sequências automatizadas
			- Repetição de palavras e não palavras
			- Repetição de sentenças
			- Nomeação por confrontação visual
			Etapa 4: avaliação da leitura
			- Reconhecimento de símbolos básicos
			- Emparelhamento de letras e números
			- Identificação de palavras
			- Leitura oral de sentenças
			- Compreensão da leitura
			Etapa 5: avaliação da escrita
			- Mecânica da escrita
			- Habilidades básicas de codificação
			- Soletração oral
			- Nomeação escrita
			- Ditado de palavras e sentenças
			- Formulação escrita

(continua)

Tabela 5 Testes e tarefas utilizadas para avaliar linguagem (*continuação*)

Nome do teste ou tarefa	Função cognitiva	Objetivo	Descrição
Teste de nomeação de Boston[21]	Linguagem expressiva e produtiva Avaliação de anomia	Nomeação de desenhos de objetos por confrontação visual	Essa tarefa faz parte da Bateria de Boston de avaliação de linguagem. O teste consiste na nomeação de 60 desenhos de objetos com aumento gradual de dificuldade. A pessoa tem 20 segundos para realizar a nomeação por confrontação visual. Pistas definidas são oferecidas quando ocorrem erros perceptuais. Quando, ainda assim, o examinando não é capaz de nomear, são oferecidas pistas fonêmicas (primeira sílaba do nome do desenho) para facilitar o acesso lexical. A pontuação total é o número de respostas espontâneas e as respostas com pistas. Os erros perceptuais auxiliam na identificação de agnosias visuais para objetos.
Bateria Montreal de Avaliação da Comunicação (MAC)[22]	Componentes do discurso e da pragmática Hemisfério direito	Avaliar o discurso, aspectos pragmáticos, aspectos lexicais-semânticos e prosódicos	A bateria MAC é composta pelas seguintes tarefas: · Questionário sobre consciência das dificuldades · Examinar o comportamento verbal e o não verbal em situação de conversa · Verificar a compreensão de sentenças metafóricas · Fluência verbal · Investigar a compreensão e a produção de duas entonações, interrogativa, afirmativa e imperativa · Investigar a compreensão e a produção de entonações de alegria, cólera e tristeza · Examinar o reconto integral e parcial de um discurso narrativo · Verificar a compreensão de atos de fala indiretos · Analisar o julgamento semântico entre palavras

(continua)

Tabela 5 Testes e tarefas utilizadas para avaliar linguagem (*continuação*)

Nome do teste ou tarefa	Função cognitiva	Objetivo	Descrição
Teste Token[13,23]	Compreensão	Avaliar a compreensão da linguagem por meio da execução de comandos simples ditados pelo examinador	O teste Token avalia a resposta da pessoa em obedecer a um comando que envolve manipulação de peças de quadrados e círculos que variam em relação ao tamanho (pequenos e grandes) e à cor (preto, branco, verde, amarelo ou vermelho). A versão original tem 62 comandos e a reduzida, 36 comandos.

A versão reduzida, que têm estudos no Brasil, é dividida em seis partes.
Parte 1: o comando é tocar em uma das peças; nessa etapa todas são apresentadas
1) Toque em um círculo; 2) toque em um quadrado; 3) toque em uma peça amarela; 4) toque em uma vermelha; 5) toque em uma preta; 6) toque em uma verde; 7) toque em uma branca.
Parte 2: inclui somente as peças grandes
8) Toque o quadrado amarelo; 9) toque o círculo preto; 10) toque o círculo verde; 11) toque o quadrado branco.
Parte 3: inclui todas as peças
12) toque o círculo branco pequeno; 13) toque o quadrado amarelo grande; 14) toque o quadrado verde grande; 15) toque o círculo preto pequeno.
Parte 4: inclui somente as peças grandes
16) toque o círculo vermelho e o quadrado verde
17) toque o quadrado amarelo e o quadrado preto
18) toque o quadrado branco e o círculo verde
19) toque o círculo branco e o círculo vermelho

(continua)

Tabela 5   Testes e tarefas utilizadas para avaliar linguagem (*continuação*)

Nome do teste ou tarefa	Função cognitiva	Objetivo	Descrição
			Parte 5: inclui todas as peças
			20) toque o círculo branco grande e o quadrado verde pequeno
			21) toque o círculo preto pequeno e o quadrado amarelo grande
			22) toque o quadrado verde grande e o quadrado vermelho grande
			23) toque o quadrado branco grande e o círculo verde pequeno
			Parte 6: inclui somente as peças grandes
			24) coloque o círculo vermelho em cima do quadrado verde
			25) toque o círculo preto com o quadrado vermelho
			26) toque o círculo preto e o quadrado vermelho
			27) toque o círculo preto ou o quadrado vermelho
			28) coloque o quadrado verde longe do quadrado amarelo
			29) se existir um círculo azul, toque o quadrado vermelho
			30) coloque o quadrado verde perto do círculo vermelho
			31) toque o quadrado devagar e os círculos de pressa
			32) coloque o círculo vermelho entre o quadrado amarelo e o quadrado verde
			33) toque todos os círculos menos o verde
			34) toque o círculo vermelho e não o quadrado branco
			35) em vez do quadrado branco, toque o círculo amarelo
			36) além do círculo amarelo, toque o círculo preto
			Atribui-se um ponto para cada comando executado corretamente. As peças são dispostas em uma ordem fixa.

(continua)

Tabela 5   Testes e tarefas utilizadas para avaliar linguagem (*continuação*)

Nome do teste ou tarefa	Função cognitiva	Objetivo	Descrição
NEUPSILIN[24] Módulo linguagem	Linguagem oral e escrita	A linguagem oral é avaliada pela nomeação, repetição, compreensão oral, inferências. A linguagem escrita é avaliada pela leitura, compreensão, escrita espontânea, escrita copiada e ditada	O teste Neupsilin tem um módulo de avaliação da linguagem que se divide em oral e escrita. Parte 1: linguagem oral - A pessoa deve nomear dois objetos e duas figuras (nomeação) - Repetição de oito palavras e duas pseudopalavras (repetição) - Contagem de um a dez (automática) - Evocação de todos os meses do ano em ordem (automática) - Indicação de figuras correspondentes a palavras ou frases faladas pelo examinador (compreensão oral) - Explicação do significado de um provérbio e duas metáforas (inferência) Parte 2: linguagem escrita - Leitura em voz alta de 10 palavras reais e duas pseudopalavras (leitura) - Indicação de figuras correspondentes ao significado de palavras ou frases lidas (compreensão escrita) - Escrita de uma sentença (escrita espontânea) - Cópia de uma sentença (cópia) - Escrita por ditado de 10 palavras e duas pseudopalavras (ditado)

(continua)

Tabela 5   Testes e tarefas utilizadas para avaliar linguagem (*continuação*)

Nome do teste ou tarefa	Função cognitiva	Objetivo	Descrição
BALE (Bateria de Avaliação de Linguagem no envelhecimento)[25]	Linguagem oral e escrita	Avaliação de hábitos de leitura e escrita atual, compreensão de frases, compreensão de textos, discurso oral, narrativa oral, nomeação de figuras, associação semântica, conhecimento semântico e fluência verbal	A bateria é composta de diferentes subtestes relacionados com linguagem e memória. Parte 1: avaliação dos hábitos de leitura e escrita atuais Perguntas sobre se costuma ler revistas, jornais, livros e redes sociais, em que frequência e qual formato (impresso ou digital). Comparar com o passado. Perguntas sobre se costuma escrever textos, mensagens, em que frequência, em que forma (manual ou no digital). Parte 2: compreensão de frases Ler uma frase escrita na folha e obedecer Responder sim ou não para uma pergunta Parte 3: discurso oral Contar uma estória engraçada que aconteceu com a pessoa ou que lhe contaram Contar uma notícia ou fato recente que ouviu no rádio ou assistiu na TV ou leu no jornal. Parte 4: narrativa oral Contar uma estória baseado em uma sequência de figuras Parte 5: fluência verbal Falar o maior número de animais que consegue em um minuto Falar o maior número de palavras iniciadas com o som da letra P Parte 6: nomeação, designação e reconhecimento Nomear 60 figuras

(continua)

Tabela 5   Testes e tarefas utilizadas para avaliar linguagem (*continuação*)

Nome do teste ou tarefa	Função cognitiva	Objetivo	Descrição
			Mostrar figuras e pedir para a pessoa apontar mediante comando verbal. Exemplo: aponte a pera, aponte a moto. Mostrar uma folha com várias figuras e pedir para a pessoa mostrar os animais e os utensílios que não estavam no exercício de nomeação anterior. Parte 7: associação semântica Mostrar quatro desenhos em uma folha, um na primeira linha e três na segunda linha. Apontar o desenho da segunda linha que tem relação com o desenho da primeira linha. Pode relação de função, grupo que pertence, características semelhantes, entre outras. Depois, explicar por que se relacionam. Exemplo: Primeira linha: maçã Segunda linha: cenoura, uva e abóbora Resposta certa: uva Relação: frutas Parte 8: conhecimento semântico de provérbios e metáforas
Fluência verbal[13,26-29]	Produção oral	Produção espontânea de palavras começando com uma letra específica ou uma categoria semântica em um tempo limitado, usualmente um minuto	Essa tarefa tem duas formas principais: fonêmica e semântica Fonêmica: a pessoa é solicitada a produzir oralmente quantas palavras conseguir começando com uma letra determinada em um minuto. As letras F, A, S são as mais frequentemente utilizadas. No Brasil, temos uma versão para criança que usa F, A, M.

(continua)

Tabela 5 Testes e tarefas utilizadas para avaliar linguagem (*continuação*)

Nome do teste ou tarefa	Função cognitiva	Objetivo	Descrição
			Semântica ou associativa: a pessoa é solicitada a produzir oralmente quantas palavras conseguir pertencentes a uma classe ou categoria semântica. A versão mais frequente é com a categoria animais. Outras formas podem incluir nomes de alimentos, itens de supermercado, frutas, peças de roupas, entre outros. No Brasil, temos uma versão para crianças que utiliza animais, frutas e roupas. O número de palavras produzidas e as estratégias de geração das palavras são analisados.
Bateria de avaliação da linguagem escrita, leitura para crianças Seabra[30]	Compreensão auditiva e de leitura Avaliação de dislexia, disortografia e distúrbio de linguagem	Escrita de palavras isoladas sob ditado e escolha de um desenho entre quatro itens que corresponde ao conteúdo de uma frase que pode ser apresentada de forma oral ou escrita	Tarefa 1: Escrita sob Ditado, versão reduzida A tarefa é composta de 36 palavras distribuídas em diferentes níveis de regularidade (palavras regulares, irregulares e regra), comprimento (dissílabas ou trissílabas), frequência na língua (alta ou baixa) e pseudopalavras. O examinador dita a palavra e a criança deve escrever em uma folha de papel pautada. Tarefa 2: Teste contrastivo de compreensão auditiva e de leitura Subteste Compreensão de sentenças escritas que avalia a compreensão da leitura Subteste Compreensão de sentenças faladas que avalia a compreensão auditiva Cada subteste tem quatro itens de treino e 40 itens de teste. Aumento gradual de dificuldade. Em cada item são apresentados uma frase e cinco figuras alternativas. A criança deve escolher a figura que corresponde à frase. Cada item correto vale um ponto. O instrumento pode ser aplicado a crianças do ensino fundamental com idades entre 6 a 11 anos.

(continua)

Tabela 5 Testes e tarefas utilizadas para avaliar linguagem (*continuação*)

Nome do teste ou tarefa	Função cognitiva	Objetivo	Descrição
Bateria de avaliação de linguagem oral[31]	Produção e compreensão da linguagem oral	Discriminar entre palavras que variam em apenas um fonema; nomeação por confrontação visual. Repetição de palavras e pseudopalavras; consciência fonológica por produção oral ou escolha de figuras.	Tarefa 1: teste de discriminação fonológica O examinador fala em voz alta uma palavra e o examinado deve apontar a figura correspondente a essa palavra. As palavras variam em relação a um fonema. São apresentados 23 pares de figuras. A instrução oferecida é a seguinte: "Você verá 23 pares de figuras. Em cada par, eu direi um nome de uma figura. Ouça com atenção e aponte a figura que eu nomear." Um ponto para cada item correto. Exemplo: tem uma figura de um milho e outra de um filho. Se o examinador disser filho, o examinado deve apontar para filho e não milho. Tarefa 2: teste infantil de nomeação O examinado deve nomear em voz alta uma figura apresentada. As instruções são: "Você verá algumas figuras e deverá dizer o nome de cada uma delas." Um ponto para cada figura nomeada corretamente. Total de 60 itens. Exemplo: mostrar a figura de um telefone e a criança deve dizer em voz alta "telefone". Tarefa 3: teste de repetição de palavras e pseudopalavras Pronunciar cada sequência de palavras e pseudopalavras uma única vez com um intervalo de um segundo entre as palavras. O examinando deve repetir os itens na mesma ordem. Se a pessoa errar dois itens consecutivos, interromper. As sequências vão de duas a seis palavras ou pseudopalavras.

(continua)

Nome do teste ou tarefa	Função cognitiva	Objetivo	Descrição
			Tarefa 4: teste de consciência fonológica por produção oral O examinando deve unir as sílabas faladas pelo aplicador dizendo a palavra resultante dessa união. Exemplo: o examinador fala /pa/ /pel/ e o examinando deve falar papel. Na outra etapa, o examinador fala o som das letras e o examinando deve falar a palavra que resulta da união. Exemplo: o examinador fala /f/ /o/ /i/ e o examinado fala "foi". Na etapa de rima, o examinando deve julgar entre três palavras quais são as duas que terminam com o mesmo som. Exemplo: o examinador fala /bolo/ /mala/ /rolo/, e o examinando deve falar bolo e rolo. Na etapa de aliteração, a criança deve julgar, dentre três palavras, quais são as duas que se iniciam com o mesmo som. Exemplo: o examinador fala /fada/ /face/ /vila/, o examinando deve falar fada e face. Na etapa segmentação silábica, a criança deve separar a palavra falada em sílabas componentes. Exemplo: o examinador fala /livro/ e o examinando deve falar /li/ /vro/. Na etapa de segmentação fonêmica, a criança deve separar a palavra nos fonemas componentes. Exemplo: o examinador fala /dia/ e o examinando deve falar /d/ /i/ /a/. Na etapa de manipulação silábica, a criança deve subtrair ou adicionar sílabas na palavra falada. Exemplo: o examinador pede para a criança adicionar /rrão/ no final de /maca/ e a criança deve dizer /macarrão/. Na etapa de manipulação fonêmica, a criança de deve adicionar ou subtrair um fonema. Exemplo: a criança deve adicionar /r/ no final de /come/ e deve falar comer. Na etapa transposição silábica, a criança deve inverter a posição da sílaba e descobrir a palavra formada. Exemplo: /tapa/ vira /pata/. E, finalmente, a etapa de transposição fonêmica, a criança deve inverter a posição dos fonemas e descobrir a palavra formada. Exemplo: /és/ /sé/.

(continua)

Tabela 5 Testes e tarefas utilizadas para avaliar linguagem (*continuação*)

Nome do teste ou tarefa	Função cognitiva	Objetivo	Descrição
Teste de Desempenho Escolar[32]	Produção escrita e leitura de palavras isoladas	Escrita e leitura de palavras isoladas	Escrita do nome próprio e de 45 palavras isoladas sob forma de ditado. O examinador lê uma palavra, depois lê uma frase com a palavra inserida nela e depois lê a frase novamente. A tarefa tem um aumento gradual de complexidade ortográfica. Leitura de XX palavras em uma folha de papel com aumento gradual de dificuldade em termos de regularidade, comprimento e frequência na língua portuguesa.

oral de palavras únicas); (3) Teste de Token (compreensão em níveis semântico e sintático); (4) Módulo de linguagem do NEUPSILIN (produção e compreensão); (5) Teste de Boston de diagnóstico de Afasia (produção e compreensão); (6) Subtestes Vocabulário, Semelhanças, Conceito figurativos do WAIS-III ou WISC-IV (compreensão nível semântico); (7) para crianças, podem-se utilizar subtestes da Bateria de avaliação de linguagem oral, leitura, escrita e aritmética desenvolvidos por Seabra et al.[31] (produção) e (8) Teste de desempenho escolar, que avalia leitura, escrita e aritmética de forma estruturada (produção).

DISTÚRBIOS DA LINGUAGEM

Os distúrbios podem estar relacionados com a linguagem oral e escrita. Nesse sentido, podem decorrer de um atraso no desenvolvimento ou aquisição da língua falada e escrita ou, ainda, em decorrência de lesão nos circuitos neurais associados à linguagem[3,4,5,9]. Os distúrbios de neurodesenvolvimento podem aparecer no Transtorno do Espectro Autista, Distúrbio Específico da Linguagem, Dislexia e Disortografia[4,7,12]. Os distúrbios adquiridos por lesão são as afasias, alexia e agrafia[3-5,9]. As lesões podem ocorrer nos circuitos corticais e subcorticais, predominantemente do hemisfério esquerdo[5]. Doenças neurológicas como doença de Alzheimer[33,34], Parkinson[35,36] e epilepsia[4] também causam distúrbios de linguagem.

Distúrbios da linguagem oral

Os distúrbios da linguagem oral se caracterizam por alterações em diferentes aspectos da fala, tais como: (1) fluência; (2) repetição; (3) morfossintático; (4) lexicais; (5) fonológicos; (6) compreensão; e (7) motores[3-5]. Existem distúrbios associados a um único aspecto da produção oral ou a uma combinação de diferentes aspectos, que constituem as afasias[3,4]. As afasias são distúrbios de linguagem que resultam de doenças neurológicas ou lesões adquiridas[3,4]. As lesões geralmente estão associadas ao hemisfério esquerdo em indivíduos destros[5]. Existem diferentes tipos de afasias: (1) Broca; (2) Wernicke; (3) Condução; (4) transcortical motora; (5) transcortical sensorial; (6) global; e (7) anômica[3-5]. As afasias se diferenciam em relação à presença e ausência de características associadas à fluência da fala, compreensão, repetição, nomeação, leitura e escrita. A Tabela 6 faz um quadro comparativo entre as principais características dos tipos de afasia para facilitar o diagnóstico diferencial.

Tabela 6 Características dos diferentes tipos de afasia

Tipo de afasia	Fluência	Repetição	Lexical	Fonológica	Morfossintática	Fonética/ articulatória	Compreensão
Broca	Não	Não	Não	Não	Não	Não	Sim
Wernicke	Sim	Sim	Não	Sim	Não	Sim	Não
Condução	Sim	Não	Não	Não	Sim	Não	Sim
Transcortical motora	Não	Sim	Não	Não	Sim	Sim	Sim
Transcortical sensorial	Sim	Sim	Não	Sim	Sim	Sim	Não
Anomica	Sim	Sim	Não	Sim	Sim	Sim	Sim
Global	Não	Não	Não	Não	Não	Não	Não
Subcortical	Não	Não	Não	Sim	Sim	Não	Sim
Afasia progressiva primária	Não	Sim	Não	Não	Não na fase avançada	Sim	Sim

Sim: característica presente; Não: característica ausente

Alterações da fluência

As alterações na fluência são rupturas no fluxo de emissão da fala. Objetivamente, pode-se medir a fluência utilizando algumas estratégias, tais como: número de palavras por unidade de tempo; prosódia; agilidade articulatória; extensão da frase; esforço para iniciar palavras; número total de palavras em uma amostra de informações; escolha de palavras; número e extensão de pausas; número de palavras entre pausas; perseverações; parafasias e uso de termos gramaticais. A disfluência se caracteriza predominantemente pela dificuldade na articulação e esforço para iniciar a produção oral. A supressão e a redução quantitativa da produção oral são denominadas mutismo, e o outro extremo é o aumento excessivo do número de palavras emitidas, que se caracteriza como logorreia. Essas alterações podem ocorrer de forma súbita e transitória decorrente de um acidente vascular cerebral, por exemplo, ou ainda em quadros permanentes, como nas afasias de Broca e transcortical motora[3-5].

Alterações na repetição

A repetição se caracteriza pela emissão de palavras ou pseudopalavras mediante um modelo oral. Os distúrbios da repetição dependem da análise do estímulo (fonêmica ou semântica) e da saída oral. Algumas alterações extremas e muito evidentes de alterações da repetição são:

- Palilalia: repetição progressivamente mais rápida de uma sílaba, palavra ou frase curta.
- Ecolalia: repetições fora do contexto e com pouco propósito interativo; tendência a repetir a fala do interlocutor.
- Estereotipia: emite sílabas, um único item lexical, segmentos de frases e tem controle da emissão.

Essas alterações podem ocorrer em pacientes com afasias de Broca, transcorticais sensoriais, síndromes frontais ou, ainda, lesões em áreas motoras suplementares que regulam as áreas motoras. Esses sintomas são comuns em crianças com autismo e deficiência intelectual[3-5].

Alterações morfossintáticas

Os distúrbios no nível morfossintático também chamados de paragramatismo e, em casos extremos, agramatismo consistem na produção operacional do léxico com transgressões das regras combinatórias e gramaticais da língua. Observa-se um discurso com redução de morfemas e um estilo enumerativo e telegráfico. Os pacientes suprimem a organização hierárquica das frases, marcas morfológicas e temporais. Esses quadros podem aparecer após evolução nas afasias de Wernicke e Broca[3-5].

Alterações lexicais

Os distúrbios podem decorrer do acesso do léxico ou da sua produção. Tarefas de nomeação por confrontação visual, tátil ou auditiva são estratégias utilizadas para avaliar as alterações lexicais. A análise dos erros, sensibilidade a pistas, frequência do estímulo na língua, categoria semântica que pertence e modalidade sensorial apresentada são fatores essenciais no estudo desses distúrbios de nomeação. O extremo dessas alterações é denominado anomia[3-5].

Alterações fonológicas

Os distúrbios no nível fonológico são denominados parafasias fonêmicas e se definem como substituições de palavras influenciadas pelo contexto de produção e pela proximidade entre o fonema a ser emitido e o fonema propriamente produzido; podem ocorrer transposições ou adições. Por exemplo: /lua/ /rua/. Essas dificuldades são frequentes em pacientes com afasia de condução[3-5].

Alterações na compreensão

Os distúrbios da compreensão dependem dos aspectos perceptuais e semânticos, bem como atenção e memória. A compreensão auditiva pode ser avaliada ao ouvir uma palavra isolada ou em um discurso narrativo. A alteração mostra um discurso desconectado da fala do interlocutor[3-5].

Alterações fonéticas e articulatórias

O distúrbio está associado aos aspectos relacionados à articulação dos fonemas, mostrando distorções, omissões, adição de traços não correspondentes aos fonemas esperados. A disartria relaciona-se principalmente com a qualificação da força, velocidade, direção e precisão dos movimentos articulatórios e produção vocal. Esses quadros estão associados à afasia de Broca e subcorticais[3-5].

Afasia de Broca

Na afasia de Broca, o paciente apresenta uma fala não fluente, ou seja, telegráfica, dificuldade de encontrar palavras no discurso espontâneo (acesso lexical), anomia e prejuízo na repetição. A compreensão de comandos simples está preservada, contudo, quando as frases são gramaticalmente complexas, observa-se comprometimento. Esse distúrbio linguístico é consequência de falhas no planejamento e expressão motora da fala. Essa afasia ocorre em decorrência da disfunção na região de Broca, que inclui lobo frontal inferior posterior do hemisfério esquerdo[3-5].

Afasia de Wernicke

Na afasia de Wernicke, a fala é fluente, porém observa-se um aumento no fluxo da produção oral desprovida de interação com o interlocutor. Ocorrem produções sem ou palavras repetidas várias vezes com alterações na sintaxe. A compreensão está gravemente prejudicada mesmo em situações básicas do cotidiano. Em casos mais leves ou após a evolução do quadro agudo, o paciente inicia um processo de conscientização dos seus déficits e melhora do fluxo da produção com diminuição das frases sem significado, tentativas de reformulações e latência aumentada de acesso por palavras mais adequadas. O quadro clínico mostra rupturas ou desvios das estruturas morfossintáticas. Essa afasia decorre de lesão no lobo temporal lateral superior posterior do hemisfério esquerdo[3-5].

Afasia de condução

A afasia de condução é marcada por presença de parafasias fonêmicas, bem como comprometimento da repetição, nomeação e articulação. A fluência e a compreensão estão relativamente preservadas. Esse distúrbio resulta de lesão no fascículo arqueado, córtex auditivo, ínsula e giro supramarginal, desconectando as áreas receptivas e motoras da linguagem[3-5].

Afasia transcortical motora

A afasia transcortical motora se caracteriza por uma fala não fluente com perseverações, ecolalias e redução da produção. Os pacientes têm dificuldade de compreensão para frases e discurso complexo. A repetição e a compreensão global estão preservadas. Essas alterações decorrem de lesão em estruturas próximas à área de Broca (incluindo esta área também), provocando desconexão com o lobo parietal[3-5].

Afasia transcortical sensorial

A afasia transcortical sensorial se caracteriza por prejuízo acentuado da compreensão, dificuldade de acesso ao significado das palavras e nomeação. O fluxo de produção oral e repetição estão intactos. Essas alterações resultam de lesão de áreas próximas à região de Wernicke[3-5].

Afasia global

A afasia global ocorre em lesões extensas do lobo frontal e temporoparietal ou na região perisilviana do hemisfério esquerdo. Nesses casos, observam-se dificuldades graves tanto na produção como na compreensão da linguagem oral e escrita. Apresentam prejuízo em todos os aspectos do processamento linguístico[3-5].

Afasia anômica

Essa afasia é marcada por dificuldades específicas de nomeação, ou seja, de acesso a nomes de estímulos visuais, táteis ou auditivos com compreensão e repetição intacta. As lesões mais frequentes estão no giro perisilviano e no lobo parietal inferior[3-5].

Afasias subcorticais

As manifestações clínicas das afasias subcorticais são variadas. Pierre Marie, em 1906, relatou alterações da fala decorrentes de lesões subcorticais chamadas, na época, de anartria. Essa região incluiu o núcleo caudado, putâmen, cápsula interna e tálamo do hemisfério esquerdo. Pacientes que realizaram neurocirurgias com ressecção dessas estruturas revelam alterações na produção da fala como disartria, disfluência, palilalia, hipofonia, fala monótona e aprosódica, diminuição da espontaneidade da fala e, em alguns casos, pode chegar ao mutismo. Alterações como anomia, perseveração, parafasias e dificuldades de compreensão também podem estar presentes. A repetição geralmente está preservada. Na maior parte dos casos, os distúrbios de linguagem são transitórios e regridem rapidamente[3-5]. Alterações de linguagem com esse perfil podem ser geradas decorrentes de demências subcorticais, como Doença de Parkinson e de Huntington[5,33,35,36].

Afasia epileptiforme adquirida

Crises epilépticas em regiões próximas às áreas instrumentais da linguagem no cérebro resultam em um tipo de afasia adquirida denominada síndrome de Landau-Kleffner. Essa afasia se caracteriza por uma regressão na aquisição da linguagem depois de dias ou semanas em crianças com um desenvolvimento linguístico típico até o dado momento. A dificuldade de compreensão e agnosia auditiva são marcadores cognitivos. A idade de início ocorre entre 3 e 7 anos de idade com variabilidade de sintomas e evolução clínica[4].

Afasia progressiva primária

Essa afasia é uma forma de demência que envolve inicialmente um declínio específico e progressivo da linguagem. Na maior parte dos casos é não fluente e o sintoma mais comum é a anomia circunscrita em determinadas categorias semânticas. A gravidade da anomia gera redução da expressão oral. Presença de parafasias semânticas e fonêmicas. Repetição preservada. Alguns pacientes evoluem para agramatismo[5,37].

Distúrbios de linguagem na doença de Alzheimer

As manifestações dos distúrbios de linguagem na doença de Alzheimer variam em função do estágio e gravidade da doença. Na fase inicial, o sintoma mais evidente é a anomia que se observa tanto em situações de avaliação formal (tarefas de confrontação visual e fluência verbal) como em interação social em conversas. Os pacientes utilizam alta frequência de interlocuções, circunlóquios, repetição de ideias e termos vagos no discurso espontâneo. Preservação das habilidades fonológicas e sintáticas. Essas estratégias geram uma produção fluente e, em alguns casos, alta quantidade de palavras, mas com limitação de conteúdo semântico. O declínio gradual do sistema semântico gera dificuldades de compreensão e produção de itens lexicais. Os pacientes na fase inicial podem apresentar dificuldades pragmáticas presentes na iniciativa de introduzir novos tópicos e manter coerência na interação social. À medida que a doença evolui, os demais aspectos linguísticos serão gradualmente comprometidos até chegar na fase final, com uma intensa redução da produção oral com uso frequente de automatismos, respostas perseverativas, ecolalia e prejuízo acentuado na compreensão auditiva[33].

Distúrbio da leitura e escrita

Os distúrbios da leitura e escrita podem aparecer durante o processo de alfabetização associados ao desenvolvimento ou adquiridos tardiamente em decorrência de lesões ou doenças neurológicas[5,11,12]. A avaliação desses distúrbios ocorre a partir da análise perceptual também denominada periférica e da análise do processamento linguístico chamada de central das habilidades de leitura e escrita de palavras isoladas ou inseridas em frases, sentenças ou textos[5,11,12]. Os distúrbios das habilidades de leitura são denominados dislexia e da escrita, disortografia[4,5,11,12].

Dislexias

As dislexias de superfície envolvem o comprometimento da via lexical com o uso excessivo da via de conversão grafema-fonema[3,4,11,12]. Assim, as pessoas fazem regularizações e falhas na leitura de palavras irregulares (por exemplo, /próximo/, lê o /x/ com som de /x/ e não com som de /s/). Nas dislexias fonológicas ou profundas ocorre a incapacidade de leitura de não palavras em oposição à habilidade de leitura de palavras mostrando uma falha na conversão grafema-fonema. Nesse quadro clínico, observam-se paralexias semânticas e maior facilidade de leitura de palavras concretas e frequentes de forma global[11,12].

As dislexias periféricas são consequências de fatores atencionais e perceptuais. Os pacientes conseguem ler palavras isoladas, mas não conseguem ler quando colocadas de forma sequencial com outras palavras, o que está associado à lesão no lobo parietal esquerdo. Quando a lesão é no hemisfério direito, podem ocorrer quadros de heminegligência, em que as pessoas não são capazes de ler no hemicampo esquerdo. Na dislexia literal ou pura, a pessoa consegue ler cada letra individualmente, mas não consegue juntar para formar a palavra. Esse sintoma está associado a distúrbios visuoperceptuais pós-lesão no occipital esquerdo. As dislexias periféricas envolvem distúrbios de processamento perceptual[11,12].

Disgrafias

A produção da escrita se manifesta de forma diferenciada por intermédio da cópia, ditado e espontânea. Os modelos explicativos de produção da escrita são semelhantes aos da produção da leitura. Existem, também, duas vias de processamento usadas, uma fonológica de conversão fonema-grafema e a via lexical. As disgrafias centrais decorrem desse processamento linguístico, enquanto as periféricas são relativas a quadros decorrentes de habilidades visuoespaciais e construtivas (apraxias)[11,12].

As disgrafias fonológicas ocorrem quando o sistema fonema-grafema está prejudicado. A pessoa consegue escrever palavras reais, mas não consegue escrever pseudopalavras. Quando a disgrafia atinge o sistema lexical, a pessoa tem dificuldade de escrever palavras irregulares ou pouco familiares. Provas de avaliação de escrita de palavras e pseudopalavras auxiliam na identificação da disgrafia fonológica ou lexical[3,4,11,12].

No caso das disgrafias periféricas, os pacientes podem apresentar distúrbio espacial, como duplicação de traços e dificuldade de escrever em uma linha horizontal. A apraxia na escrita é caracterizada por dificuldade para desenhar grafemas na escrita espontânea e sob ditado[4,5].

REABILITAÇÃO NEUROPSICOLÓGICA DA LINGUAGEM

A reabilitação foca no treinamento do déficit de um processamento específico da linguagem oral e escrita. Na afasia, por exemplo, após a identificação das características e sintomatologia, o terapeuta deve treinar mecanismos de fluência, repetição, nomeação, sintaxe, compreensão e articulação[38,39]. A reabilitação da dislexia e disgrafia também ocorre com treinamentos específicos, levando em conta as dificuldades de conversão grafema-fonema ou fonema-grafema, respectivamente[11,12]. Os fonoaudiólogos e neuropsicólogos cognitivos definem programas de treinamento individualizados para cada paciente em função do grau de acometimento e do perfil de evolução clínica[39-41].

Além desse treinamento mais focado em estratégias de estimulação, os neuropsicólogos vêm utilizando técnicas para o desenvolvimento de habilidades comunicativas nos pacientes com distúrbio de linguagem[39]. Em primeiro lugar, o terapeuta deve compreender junto ao paciente quais suas capacidades e desafios no processo comunicativo. Essa análise pode ocorrer por intermédio de vídeos de conversas verificando aspectos como: contato visual, linguagem corporal, expressões faciais, capacidade de escuta, distância entre os interlocutores, tom e volume da voz, foco no objetivo e tema da conversa[40].

Os terapeutas podem utilizar algumas estratégias de treinamento ensinando o paciente a clarificar as ideias na conversa utilizando frases-chave ("Eu gostaria de esclarecer esse ponto", "O que você disse foi....", "O meu entendimento foi ...."), sintetizar as ideias principais da conversa com perguntas iniciadas como: quem, o que, quando, onde, por que e como[40].

Muitos pacientes apresentam dificuldade de iniciar, manter, flexibilizar e finalizar uma conversa[39]. Os terapeutas podem ajudar em estratégias para cada etapa desse processo comunicativo. O terapeuta pode treinar temas interessantes e itens a serem evitados. Listas de perguntas-chave, dicas verbais e não verbais podem ser fornecidas. Após o treino do repertório comunicativo, simulações são criadas com o terapeuta e depois testadas em condições naturais.

 RESUMO

- A linguagem é uma função cognitiva complexa que permite a aquisição de uma ou mais línguas, servindo como um instrumento para compartilhar informações de forma voluntária.
- A linguagem é fundamental para a interação social.
- As propriedades gerais da linguagem são: comunicativa, regularmente e hierarquicamente estruturada, generativa, produtiva, dinâmica, aprendida, forma oral, escrita ou sinalizada.
- O processador linguístico é composto pela compreensão (decodificação) e produção (codificação).
- O processamento linguístico pode ser analisado no nível lexical (palavras e vocabulário), sintático (estrutura e gramática), semântico (significado e conceitos) e pragmático (uso e contexto).
- A aquisição da língua envolve um componente inato alterado pela interação com o ambiente social.
- As fases da aquisição da linguagem são: arrulhamento, balbucio, holofrases, fala telegráfica, estrutura básica seguida pela avançada.
- Os hemisférios cerebrais contribuem de forma especializada para a linguagem. A produção e a compreensão estão associadas ao hemisfério esquerdo (destros), e a prosódia, semântica-lexical e pragmática, ao direito (destros).
- Os testes mais utilizados para avaliação da linguagem no Brasil são: teste de fluência verbal; nomeação de Boston; subtestes verbais do WISC-IV e WAIS-III;

NEUPSILIN, Bateria de avaliação de linguagem oral, leitura e escrita para criança e teste do desempenho escolar.

- As afasias são distúrbios da linguagem adquiridos por lesão em áreas instrumentais da fala ou doenças neurológicas. As principais afasias são: Broca, Wernicke, condução, transcortical motora, transcortical sensorial, global, anômica, subcortical. Elas se diferenciam em relação à presença ou ausência de sintomas associados à fluência, repetição, nomeação, gramática, compreensão e articulação.
- As dislexias de superfície usam de forma exacerbada a conversão grafema-fonema, gerando falhas na leitura de palavras irregulares. As dislexias profundas são a incapacidade de conversão grafema-fonema, gerando dificuldade de leitura de não palavras e uso de estratégia de leitura global.
- As disgrafias de superfície geram falhas de escrita de palavras irregulares. As disgrafias profundas são a incapacidade de conversão fonema-grafema, gerando dificuldade de escrita de não palavras. As disgrafias periféricas têm causa no déficit de habilidades visuoespaciais e construtivas. Observa-se apraxia da escrita, duplicação de traços e dificuldade de escrever em uma linha.
- A reabilitação foca no treinamento das habilidades linguísticas comprometidas e em estratégias de aprimoramento das capacidades de comunicação.

QUESTÕES

1. A linguagem humana tem propriedades gerais, entre elas a função comunicativa. Selecione a afirmativa correta sobre a relação entre linguagem e comunicação:

    a) Comunicar significa transmitir uma mensagem de uma fonte para um receptor usando apenas sistemas de sinais linguísticos.

    b) Comunicar significa transmitir uma mensagem de uma fonte para um receptor usando sistemas de sinais verbais e não verbais.

    c) Comunicar significa transmitir uma mensagem de uma fonte para um receptor usando apenas sistemas de sinais do tipo gestos, olhares e expressões faciais e corporais.

    d) Comunicar significa transmitir uma mensagem de uma fonte para um receptor usando apenas sistemas escritos e gestuais.

2. Classifique como verdadeiro (V) ou falso (F) as afirmativas sobre as propriedades gerais da linguagem humana.

    ( ) A linguagem cria uma relação arbitrária entre um símbolo e um referente.

    ( ) A linguagem é estruturada de forma hierárquica em sons, sílabas, palavras e frases.

( ) A linguagem é inata e universal. Fatores ambientes têm pouca influência na aquisição e na dinamicidade da língua.

( ) A linguagem é aprendida por intermédio da imitação, condicionamentos e interação com o ambiente. Não existem aspectos inatos.

3. Relacione as colunas com base na análise do processamento linguístico:
   I.   Compreensão
   II. Produção
   III. Léxico
   IV. Sintaxe
   V.   Semântico
   VI. Pragmático

   ( ) A forma que as pessoas utilizam a linguagem no seu contexto social
   ( ) Arranjo de palavras para construir sentenças
   ( ) Significado das palavras
   ( ) Fluência verbal
   ( ) Decodificação do código linguístico
   ( ) Conjunto de morfemas que geram vocabulário da língua

4. A aquisição da linguagem segue etapas específicas mediadas por metodologias de aprendizagem e um aparato inato.

   I – A fase de balbucio envolve a emissão de sons vocálicos independente de ser da língua materna.

   II – A fase da fala telegráfica mostra um arranjo de duas ou três palavras, criando precursores das sentenças.

   III – Acima dos 5 anos de idade, a criança tem uma estrutura avançada da língua semelhante à dos adultos.

   a) I e II são verdadeiras.
   b) Apenas a III é verdadeira.
   c) Todas são verdadeiras.
   d) II e III são verdadeiras.
   e) Todas são falsas.

5. Os hemisférios cerebrais têm funções qualitativamente distintas no funcionamento da linguagem. Classifique as funções relacionadas com o hemisfério esquerdo – HE (dominante para destros) e direito – HD (não dominante para destros).

( ) Prosódia
( ) Análise lexical
( ) Análise da sintaxe
( ) Pragmática
( ) Fluência verbal
( ) Compreensão auditiva-verbal

6. Pacientes com transtorno do espectro autista (TEA) podem apresentar alguns distúrbios da linguagem oral, tais como:
   a) Ecolalia, estereotipias e afasias.
   b) Dificuldade no nível pragmático.
   c) Ecolalia e afasia de Wernicke.
   d) Dificuldade no nível pragmático, articulatório e afasia de condução.

7. As alterações de acesso ou produção lexical são observadas em afasias, no transtorno cognitivo leve amnéstico e nos estágios iniciais das demências.
   I – O teste de nomeação de Boston é uma tarefa para avaliar acesso e produção lexical.
   II – A anomia é um distúrbio linguístico frequente nos estágios iniciais da doença de Alzheimer.
   III – As dificuldades de acesso lexical estão presentes na afasia de Broca, subcorticais e na transcortical sensorial.
   a) Apenas a I é verdadeira.
   b) Apenas a II é verdadeira.
   c) I e II são verdadeiras.
   d) Todas são verdadeiras.
   e) Todas são falsas.

8. Tarefas de leitura de palavras e não palavras são utilizadas para o diagnóstico de dislexia central. Selecione a alternativa errada.
   a) A dislexia de superfície envolve erros na leitura de palavras irregulares.
   b) A dislexia profunda decorre de uma falha na conversão grafema-fonema.
   c) A dislexia profunda impõe maior dificuldade na leitura de palavras concretas e familiares.
   d) A dislexia profunda envolve dificuldade na leitura de não palavras.
   e) A dislexia profunda envolve o treino da leitura global minimizando o efeito dos erros na conversão grafema-fonema.

9. Uma bateria breve para avaliar linguagem deve incluir:
a) O teste Token para avaliar compreensão e o teste de fluência verbal para avaliar produção.
b) O teste Token para avaliar compreensão e o teste de fluência verbal para avaliar os aspectos pragmáticos da língua.
c) O teste Token para avaliar produção e o teste de fluência verbal para avaliar compreensão.
d) O teste de nomeação e Token para avaliar produção e o teste de fluência verbal para avaliar compreensão e funções executivas.

10. A avaliação da escrita pode ser medida por intermédio de cópia, ditado e forma espontânea. Na disgrafia periférica, as pessoas apresentam dificuldade:
a) Nas habilidades linguísticas de conversão grafema-fonema.
b) Nas habilidades visuoespaciais e construtivas.
c) Nas habilidades linguísticas de conversão fonema-grafema.
d) Nas habilidades articulatórias.
e) Em desenhar as letras de forma isolada em uma linha e na escrita de letras com sons semelhantes como /F/ e /V/.

REFERÊNCIAS BIBLIOGRÁFICAS

1. Sternberg RJ. Linguagem: natureza e aquisição. Psicologia cognitiva. 5.ed. São Paulo: Cengage Learning; 2010.
2. Sternberg RJ. Linguagem no contexto. Psicologia cognitiva. 5.ed. São Paulo: Cengage Learning; 2010.
3. Lezak MD, Howieson DB, Bigler ED, Tranel D. Basic concepts. Neuropsychological assessment. 5.ed. New York: Oxford University Press; 2012.
4. Baron IS. Language. Neuropsychological evaluation of the child: domains, methods and case studies. 2.ed. New York: Oxford University Press; 2018.
5. Mansur LL, Senaha MLH. Distúrbios de linguagem oral e escrita e hemisfério esquerdo. In: Nitrini R, Caramelli P, Mansur LL. Neuropsicologia: das bases anatômicas à reabilitação. São Paulo: Grupo de Neurologia Cognitiva e do Comportamento, Departamento de Neurologia da USP, Faculdade de Medicina da USP; 2003.
6. Mansur LL, Da Costa TMG, Silagi ML. Linguagem. In: Malloy-Diniz LF, et al. Avaliação neuropsicológica. 2.ed. Porto Alegre: Artes Médicas; 2018.
7. Trevisan BT, Hipólito R, Martoni AT, Ferracini F, Dias NM, Seabra SG. Teoria e pesquisa para avaliação de aspectos da linguagem oral. In: Seabra AG, Dias NM. Avaliação neuropsicológica cognitiva: linguagem oral. São Paulo: Menon; 2013.
8. Walsh K. Hemispheric asymmetry of function in neuropsychology: a clinical approach. New York: Churchill Livingstone; 1994.
9. Joanette Y, Goulet P, Hannequim D. Déficits de comunicação verbal por lesão no hemisfério direito. In: Nitrini R, Caramelli P, Mansur LL. Neuropsicologia: das bases anatômicas à reabilitação. São Paulo: Grupo de Neurologia Cognitiva e do Comportamento, Departamento de Neurologia da USP, Faculdade de Medicina da USP; 2003.

10. Mendonça LIZ. Distúrbios de linguagem em lesões subcorticais. In: Nitrini R, Caramelli P, Mansur LL. Neuropsicologia: das bases anatômicas à reabilitação. São Paulo: Grupo de Neurologia Cognitiva e do Comportamento, Departamento de Neurologia da USP, Faculdade de Medicina da USP; 2003.

11. De Salles JF, Rodrigues JC, Corso HV. Leitura e Escrita. In: Malloy-Diniz LF, et al. Avaliação neuropsicológica. 2.ed. Porto Alegre: Artes Médicas; 2018.

12. Dias NM, Oliveira DG. A linguagem escrita para além do reconhecimento de palavras: considerações sobre processos de compreensão e escrita. In: Seabra AG, Dias NM, Capovilla FC. Avaliação neuropsicológica cognitiva: leitura, escrita e aritmética. São Paulo: Menon; 2013.

13. Lezak MD, Howieson DB, Bigler ED, Tranel D. Verbal functions and Language Skills. Neuropsychological Assessment. 5.ed. New York: Oxford University Press; 2012.

14. Miotto EC, Souza de Lucia MC, Scaff M. Avaliação neuropsicológica e funções cognitivas. Neuropsicologia Clínica. 2.ed. Rio de Janeiro: Roca; 2017.

15. Lomas J, Pickard L, Bester S, Elbard H, Finlayson A, Zoghaib C. The communicative effectiveness index: development and psychometric evaluation of a functional communication measure for adult afasia. Journal of Speech and Hearing Disorders. 1989;54:113-24.

16. Frattali CM, Holland AL, Thompson C, Wpjl C, Ferketic M. Fuctional Assessment of Communication Skills for Adults. Rockville: American Speech-Language-Hearing Association; 2004.

17. Wechsler D. WAIS-III - Escala de Inteligência Wechsler para Adultos. São Paulo: Pearson Clinical; 2017.

18. Wechsler D. WISC-IV - Escala de Inteligência Wechsler para Crianças. 4.ed. São Paulo: Casa do Psicólogo; 2013.

19. Goodglass H, Kaplan E, Barresi B. The Boston Diagnostic Aphasia Examination (3 eds). San Antonio: Pearson; 2000.

20. Mansur LL, Radanovic M, Taquemori L, Greco L, Araújo GC. A study of the abilities in oral language comprehension of the Boston Diagnostic Aphasia Examination – portuguese version: a reference guide for the brazilian population. Braz J Med Biological Res. 2005;38(2):277-92.

21. Mansur LL, Radanovic M, Araújo GC, Taquemori LY, Greco LL. Teste de nomeação de Boston: desempenho de uma população de São Paulo. Pró-fono revista de Atualização Científica. 2006;18(1):13-20.

22. Fonseca RP, Parente MAM, Côté H, Ska B, Joanette Y. Bateria Montreal de Avaliação da Comunicação. São Paulo: Pro-Fono; 2008.

23. Moreira L, Daniel MT, Alencar AP, Cazita VM, Salgado JV, Malloy-Diniz LF. Teste Token - versão reduzida. In: Malloy-Diniz LF, et al. Avaliação Neuropsicológica. 2.ed. Porto Alegre: Artes Médicas; 2018.

24. Fonseca RP, Salles JF, Parente MAMP. NEUPSILIN: Instrumento de avaliação neuropsicológica breve. São Paulo: Vetor; 2009.

25. Hübner LC, Loureiro FS, Smidarle AD, Tessaro B, Siqueira ECG, Jerônimo GM, et al. Bateria de Avaliação da linguagem no Envelhecimento (BALE). In: Zimmermann N, Delaere FJ, Fonseca RP. Tarefas de avaliação neuropsicológica: avaliação da memória episódica, percepção, linguagem e componentes executivos para adultos. São Paulo: Menon; 2019.

26. Bertola L, Mota NB. Fluência verbal. In: Malloy-Diniz LF, et al. Avaliação Neuropsicológica. 2.ed. Porto Alegre: Artes Médicas; 2018.

27. Oliveira RM, Mograbi DC, Gabrig IA, Charchat-Fichman H. Normative data and evidence validity for the Rey Auditory Verbal Learning Test, Verbal Fluency Test and Stroop Test with brazilian children. Psychology and Neuroscience. 2016;9:54-67.

28. Araújo VC, Lima CMB, Barbosa EB, Charchat-Fichman H. Impact of age and schooling on performance on the Brief Cognitive Screening Battery. A study of elderly residents in city of Rio de Janeiro, Brazil. Psychology &Neuroscience. 2018;11:317-28.

29. Charchat-Fichman, H, Miranda CV, Fernandes CS, Mograbi D, Oliveira RM, Novaes R, Aguiar D. Brief Cognitive Screening Battery is a very usefull tool for diagnosis of probable mild Alzheimer's Disease in a geriatric clinic. Arquivos de Neuropsiquiatria. 2015;74:149-54.

30. Dias NM. Avaliação Neuropsicológica Cognitiva: linguagem oral. São Paulo: Menon, 2013.

31. Seabra AG, Dias NM, Capovilla FC. Avaliação neuropsicológica cognitiva: leitura, escrita e aritmética. São Paulo: Menon; 2013.
32. Stein LM. TDE: teste de desempenho escolar: manual para aplicação e interpretação. São Paulo: Casa do Psicólogo; 1994.
33. Caramelli P, Mansur LL, Nitrini R. Distúrbios de linguagem nas demências. In: Nitrini R, Caramelli P, Mansur LL. Neuropsicologia: das bases anatômicas à reabilitação. Grupo de Neurologia Cognitiva e do Comportamento, Departamento de Neurologia da USP, Faculdade de Medicina da USP, São Paulo; 2003.
34. Baron IS. Sensory-Perceptual Examination. Neuropsychological evaluation of the child: domains, methods e case studies. 2.ed. New York: Oxford University Press; 2018.
35. Miotto EC, Souza de Lucia MC, Scaff M. Doença de Alzheimer. Neuropsicologia clínica. 2.ed. Rio de Janeiro: Roca; 2017.
36. Miotto EC, Souza de Lucia MC, Scaff M. Demências subcorticais. Neuropsicologia clínica. 2.ed. Rio de Janeiro: Roca; 2017.
37. Vasconcelos LF, Pereira JS, Adachi M, Grecca D, Cruz M, Malak AL, Charchat-Fichman H. Volumetric Brain Analysis as a predictor of a worse cognitive outcome in Parkinson Disease. J Psychiatry Res. 2018;267:12-8.
38. Sapolsky D, Bakkour A, Negreira A, Nalipinski P, Weintraub S, Mesulan MM, et al. Cortical neuroanatomic correlates of symptom severity in primary progressive aphasia. Neurology. 2010;75(4):358-66.
39. Wilson BA. Cases studies in neuropsychological rehabilitation. New York: Oxford University Press; 1999.
40. Wilson B. Cognitive Rehabilitation: How it is and how it might be. J Int Neuropsychol Soc. 1997;3(5):487-96.
41. Keohane C, Prince L. Communication. In: Winson R, Wilson B, Bateman A. The Brain Injury Rehabilitation Workbook. New York: Guilford Press; 2017.

10
Habilidades visuoespaciais e construtivas

Helenice Charchat Fichman

INTRODUÇÃO

A percepção conduz a entrada de informações do mundo exterior para os outros processos cognitivos, sendo o conjunto de processos usados para reconhecer, organizar e interpretar as sensações[1-3]. Por meio da percepção, identificamos e reconhecemos estímulos de diferentes modalidades sensoriais de forma isolada ou associada. A percepção pode ser visual, auditiva, gustativa, olfativa, somatossensorial e espacial[1-3].

Os processos perceptuais estão associados às áreas corticais sensoriais e espaciais associativas. As áreas visuais associativas (lobo occipital) são responsáveis pelas habilidades visuoperceptuais que têm como função análise e síntese dos estímulos visuais do ambiente que ativam representações armazenadas na memória semântica, promovendo reconhecimento de objetos, faces e cores. As áreas visuais e espaciais associativas (parieto-occipital) são responsáveis pelas habilidades visuoespaciais perceptuais, e fazem a análise e síntese de estímulos visuais e espaciais associados que têm como função orientação topográfica, localização de pontos no espaço, juízo de direção e distância. Após análise e síntese dos estímulos, ocorre uma representação mental e uma tradução dessa percepção para um ato motor. Essa habilidade é denominada construtiva e produtiva, sendo essencial para a fala expressiva, escrita, cópia e elaboração de desenhos, construção com cubos, montar e desmontar objetos, quebra-cabeças, realização de atividades instrumentais e básicas da vida diária[1-6].

Este capítulo abordará inicialmente as teorias da percepção e, em seguida, os conceitos das habilidades visuoperceptuais, visuoespaciais e construtivas. Na segunda parte do capítulo serão apresentados os testes ou tarefas utilizados para avaliar essas habilidades visuoespaciais e construtivas. Na terceira parte, serão descritos os principais distúrbios visuoespaciais e construtivos, entre eles: (1) agnosias; (2) desorientação espacial; (3) apraxias construtivas; e (4) negligência espacial unilateral. Finalmente, serão apresentadas algumas estratégias utilizadas para a reabilitação neuropsicológica dos distúrbios visuoespaciais e construtivos.

TEORIAS DA PERCEPÇÃO

A teoria ascendente (*bottom-up*) é iniciada pelos estímulos sensoriais (dados do ambiente), que são fundamentais para a percepção das formas e padrões[1]. Uma das teorias explicativas dessa via perceptual é a dos gabaritos ou padrões. Ela refere-se à comparação de um conjunto de estímulos observados com os modelos já armazenados. Nessa perspectiva, armazenamos uma grande quantidade de modelos que serão utilizados para reconhecer as formas e padrões observados. O objetivo é encontrar a comparação perfeita. Exemplo: comparação de uma letra armazenada com a observada. A principal limitação dessa teoria são as variações dos estímulos, como, por exemplo, letras incompletas ou de tamanhos diferentes[1,7].

Em função da rigidez da teoria dos gabaritos, surgiu a teoria dos protótipos, que integra as principais características de uma classe de estímulos observados. A correspondência não precisa ser perfeita como na de gabaritos. Nessa teoria, é possível identificar uma letra nos seus diferentes formatos e tamanhos. Uma outra forma alternativa para minimizar a limitação da teoria dos gabaritos é o indivíduo estabelecer correspondência entre características de um padrão observado, e não o modelo ou protótipo completo. Esta é chamada de teoria das características. Nessa teoria, a análise pode ser em nível local (detalhe) ou em nível global (todo)[1].

As teorias descendentes são também denominadas teorias construtivas. A percepção é gerada a partir de três fatores: (1) informações sensoriais observadas no ambiente (sensações); (2) informações já armazenadas (memória semântica); (3) inferências e expectativas baseadas no contexto. Esse modelo explica como entendemos uma palavra em um texto mesmo sem identificar todas as letras. As expectativas contextuais permitem uma dedução de qual é a palavra[1,7].

Atualmente, a literatura aponta a complementariedade dessas teorias ascendentes e descendentes. Ao mesmo tempo em que o estímulo está sendo analisado em termos de suas características sensoriais, informações já armazenadas na memória estão sendo consideradas. Essa combinação é fundamental para identificação, análise, interpretação e reconhecimento das formas e padrões observados no ambiente[1,7,8].

HABILIDADES PERCEPTUAIS VISUAIS

As habilidades perceptuais visuais referem-se à capacidade de identificar, analisar e reconhecer padrões e formas observados no ambiente[1-3].

As informações visuais do mundo são inicialmente processadas na retina (olho), onde se localizam os receptores sensoriais visuais que transformam os estímulos do ambiente em códigos químicos e elétricos. Esse primeiro nível é denominado sensação. O nervo óptico conduz essas informações para as áreas visuais primárias, secundárias e associativas (lobo occipital) responsáveis pela análise e síntese dos estímulos visuais. As áreas associativas se conectam com o sistema de memória semântico (lobo temporal lateral), que armazena os conceitos e conhecimento sobre o mundo adquiridos ao longo da vida. Assim, esse sistema de memória possibilita a interpretação e o reconhecimento dos estímulos visuais. Essa é a via ascendente da percepção visual (*bottom-up*). Outro caminho descrito na literatura é a via descendente (*top-down*), que se inicia na memória semântica oferecendo um contexto que, quando comparado com o estímulo que atinge as áreas sensoriais visuais, produz uma interpretação global e mais rápida. Nesse contexto, a percepção é feita de forma associativa[1,2,3,7,8]. Esses mecanismos são utilizados para o reconhecimento de objetos, faces e cores. Quando esse circuito neural é interrompido, a pessoa apresenta agnosia visual[9-13]. As agnosias podem ser aperceptivas, quando a lesão é nas áreas sensoriais, e associativas, quando a lesão é nas áreas do lobo temporal de memória[11-13].

HABILIDADES PERCEPTUAIS VISUOESPACIAIS

As habilidades visuoespaciais têm como finalidade possibilitar à pessoa se movimentar e manipular objetos de forma adequada no espaço. Assim, a pessoa deve conseguir identificar a distância entre os estímulos e a relação espacial entre eles. Existem dois tipos de percepção espacial: (1) categorial e (2) coordenada[14]. O primeiro envolve propriedades gerais do objeto no espaço sem referência à sua posição absoluta. Os objetos são classificados em categorias espaciais gerais, tais como: à direita, à esquerda, dentro, fora, sobre, entre outros. No entanto, a percepção coordenada é mais precisa e depende de informações adicionais que mostram a distância real dos estímulos entre si. Esse modelo é chamado de coordenado, porque envolve os eixos componentes das redes espaciais definindo não apenas se o objeto está ao lado ou sobre outro objeto, e sim a distância (em centímetros ou metros) que se encontra do outro objeto. No nível categorial, usamos facilmente palavras para descrever a relação espacial entre os estímulos, mas na coordenada essa precisão em palavras é uma tarefa muito mais difícil. Evidências teóricas e clínicas sustentam que as percepções espaciais categoriais estão mais associadas ao lobo parietal esquerdo, enquanto as coordenadas, ao direito[5,14,15]. A percepção visuoespacial parece depender de áreas parieto-occipitais bilaterais de forma complementar[14]. Quando o paciente apresenta lesão parietal, desenvolve distúrbio na orientação espacial, ou seja, dificuldade de se localizar em um espaço (cidades, bairros, na própria casa). A pessoa pode reconhecer e descrever os marcos visuais no trajeto, mas ter dificuldade de utilizá-los para chegar ao local de destino[2,3].

HABILIDADES VISUOESPACIAIS CONSTRUTIVAS

As habilidades visuoespaciais construtivas consistem na transformação de uma percepção visual em uma ação[14,16-18]. A pessoa utiliza essas habilidades para realizar atividades como juntar, montar e construir e manipular estímulos a fim de atingir uma finalidade específica[14,16]. A escrita, desenho e cópia de figuras são atos que dependem das habilidades visuoconstrutivas[19]. Essas capacidades requerem inicialmente uma percepção visual (lobo occipital), seguida de uma representação do estímulo no sistema de memória semântica (lobo temporal lateral), ativação de áreas associativas visuais e cinestésicas (lobo parieto-occipital) e, finalmente, conexão com áreas pré-motoras e motoras (lobo frontal posterior)[17]. Pessoas com lesão ao longo desse circuito neural especialmente nas regiões parieto-occipitais apresentam apraxia construtiva[14,17].

AVALIAÇÃO DAS HABILIDADES VISUOESPACIAIS E CONSTRUTIVAS

A avaliação das habilidades visuoespaciais e construtivas se divide na investigação de diferentes domínios não verbais[3,19,20]. O primeiro grupo de tarefas testa habilidades perceptuais, sondagem e discriminação visual[19-22]. Nesse domínio, são incluídos os testes de tempo de reação de escolha e simples (CompCog), testes de cancelamento, trilhas e os subtestes do WAIS-III e WISC-IV código e procurar símbolos. O segundo grupo de tarefas baseia-se na avaliação da percepção visual de objetos, tais como teste de nomeação por confrontação visual, bateria de testes de percepção visual e espacial de objetos (VOSP) e completar figuras do WAIS-III e WISC-IV. O terceiro grupo baseia-se na percepção, no processamento e na orientação espacial com base em paradigmas, como o teste de julgamento de linhas e análise de rotas em mapas de bairros, cidades ou mesmo na própria casa. O quarto grupo são tarefas que avaliam discriminação figura-fundo, organização visuoespacial, rotação mental e planejamento. Entre as tarefas mais utilizadas para medir essas funções estão o Teste de Organização Visual de Hooper e arranjo de figuras do WAIS-III. O quinto e último grupo avalia o domínio de integração da percepção visuoespacial e as habilidades motoras, ou seja, as funções construtivas. Nesse grupo, encontram-se os testes de cópia, desenho, montagem e construção. Os testes mais utilizados são a cópia da figura complexa de Rey, Desenho do Relógio, Cópias ou desenhos de casa, flor, bicicleta, cubos, Subtestes construção com cubos e armar objetos do WAIS-III e WISC-IV e o teste Bender. A Tabela 1 descreve em detalhes os testes que avaliam os diferentes domínios das habilidades visuoespaciais e construtivas[23-39].

DISTÚRBIOS DAS HABILIDADES VISUOESPACIAIS E CONSTRUTIVAS

Os distúrbios das habilidades da percepção visual, espacial e da integração perceptual e motora, chamada de habilidade construtiva, estão associados à lesão ou disfunção da via de processamento visual dorsal e da via de processamento visual ventral[4,5,6,17,40]. A Figura 1 representa essas vias no córtex cerebral.

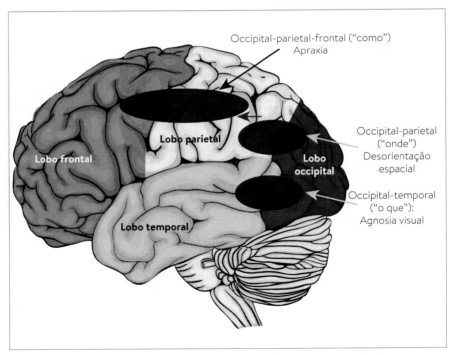

Figura 1   Vias neurais dos distúrbios das habilidades visuoespaciais e construtivas.

Tabela 1 Testes e tarefas utilizados para avaliar habilidades visuoespaciais e construtivas

Nome do teste ou tarefa	Função cognitiva	Objetivo	Descrição
CompCog[23] Tempo de reação simples	Processamento de informação e habilidade visuoperceptual	Detectar o estímulo visual (retângulo) o mais rápido que aparece na tela.	A pessoa é solicitada a tocar em um retângulo que aparece na parte inferior da tela sempre que um outro retângulo aparecer no centro da tela. Deve fazer o mais rápido possível. O teste tem 100 tentativas. Mede tempo de reação (milissegundos), tipo de resposta (correta e errada). Aplicado em um computador e nova versão *tablet*.
CompCog[23] Tempo de reação de escolha	Habilidade visuoperceptual	Escolher entre dois estímulos (retângulos coloridos) o mais rápido que aparecem na tela.	A pessoa é solicitada a tocar em um dos dois retângulos que aparecem na parte inferior da tela correspondente à cor do retângulo que aparece no centro da tela. Se aparecer um retângulo amarelo deve tocar no retângulo amarelo. Deve fazer o mais rápido possível. O teste tem 100 tentativas. Mede tempo de reação (milissegundos), tipo de resposta (correta e errada). Aplicado em um computador e nova versão *tablet*.
CompCog[23] sondagem	Sondagem	Escolher um estímulo (retângulo) com uma cor específica entre vários estímulos com cores diferentes.	A pessoa é solicitada a tocar em um retângulo de cor específica (amarelo) enquanto aparecem retângulos de cores diferentes (branco, azul, verde, amarelo). A apresentação dos estímulos é randomizada. Deve fazer o mais rápido possível. O teste tem 100 tentativas. Mede tempo de reação (milissegundos), tipo de resposta (correta e errada). Aplicado em um computador e nova versão *tablet*.

(continua)

Tabela 1 Testes e tarefas utilizados para avaliar habilidades visuoespaciais e construtivas (*continuação*)

Nome do teste ou tarefa	Função cognitiva	Objetivo	Descrição
Testes de cancelamento[24,25]	Atenção sustentada Sondagem visual Avaliação de negligência unilateral	Escolher letras ou números ou desenhos ou símbolos-alvo e não selecionar os outros em uma folha. Podem aparecer de forma organizada em linhas e colunas ou de forma desorganizada na folha ou tela do computador.	A pessoa deve fazer um traço no estímulo-alvo específico e ignorar os outros estímulos. Deve fazer o mais rápido possível. Mede tempo de reação ou execução total da tarefa. Número de acertos. Número de erros de omissão ou de ação. Existem diferentes formas e testes utilizados para avaliar esse modelo de tarefa.
Teste de Trilhas[21,22] Trilhas coloridas[26]	Atenção alternada Sondagem Atenção seletiva Velocidade de processamento	Na primeira etapa, desenhar linhas conectando números em ordem crescente espalhados em uma folha de papel. Na segunda etapa, desenhar linhas conectando números e letras em ordem crescente e alfabética (1-A-2-B) espalhados em uma folha de papel.	O teste é composto de duas fases. Fase A: uma folha de papel é apresentada com os números de 1 a 25 inseridos em círculos distribuídos aleatoriamente no espaço da folha. A pessoa é solicitada a desenhar uma linha conectando os números seguindo uma ordem crescente (1-2-3...25). Fase B: uma folha de papel é apresentada com os números de 1 a 13 e as letras de A a L inseridos em círculos distribuídos aleatoriamente no espaço da folha. A pessoa é solicitada a desenhar uma linha conectando um número com uma letra seguindo uma ordem crescente para os números e alfabética para as letras (1-A-2-B-3-C...13). Em cada etapa são medidos os tempos de execução e os erros. Existe forma infantil com cores e oral para pacientes com limitações motoras.

(continua)

Tabela 1 Testes e tarefas utilizados para avaliar habilidades visuoespaciais e construtivas (*continuação*)

Nome do teste ou tarefa	Função cognitiva	Objetivo	Descrição
Código[27,28]	Atenção sustentada Sondagem Percepção visual Discriminação visual	Copiar um símbolo em um quadrado em branco seguindo um código de pareamento número-símbolo ou formas geométricas/símbolos apresentados em uma linha no topo da folha. Cada número tem um símbolo correspondente.	Essa tarefa tem a forma A para crianças entre 6 e 7 anos de idade e a forma B para crianças acima de 8 anos até idosos. Forma A: a pessoa copia símbolos correspondentes a formas geométricas simples. A criança desenha o símbolo na forma correspondente. Durante a tarefa, a criança consulta o modelo com as formas e os símbolos correspondentes. Forma B: a pessoa copia símbolos correspondentes a números de 0 a 9. A pessoa desenha o símbolo abaixo do número correspondente. Durante a tarefa, a pessoa consulta um modelo que tem todos os números e símbolos correspondentes. O tempo de execução da tarefa é medido. O tempo máximo de execução é de 120 minutos.
Procurar símbolos[27,28]	Atenção sustentada Discriminação visual Sondagem	Indicar se um elemento do grupo de estímulos está presente ou ausente em um tempo determinado.	Essa tarefa tem a forma A para crianças entre 6 e 7 anos de idade e a forma B para crianças acima de 8 anos até idosos. Forma A: em uma linha um símbolo-alvo e um conjunto de três símbolos para busca são apresentados. Se o alvo estiver presente no grupo de busca, a pessoa deve marcar a palavra sim. Se o símbolo não estiver presente, marcar a palavra não. Forma B: em uma linha, dois símbolos-alvo e um conjunto de cinco símbolos para busca são apresentados. Se pelo menos um símbolo-alvo estiver presente no grupo de busca, a pessoa deve marcar a palavra sim. Se o símbolo não estiver presente, marcar a palavra não. O tempo de execução da tarefa é medido. O tempo máximo de execução é de 120 minutos.

(continua)

Tabela 1 Testes e tarefas utilizados para avaliar habilidades visuoespaciais e construtivas (*continuação*)

Nome do teste ou tarefa	Função cognitiva	Objetivo	Descrição
Armar objetos[27,28]	Habilidades visuoconstrutivas	Montar quebra-cabeças de objetos comuns	Esse é subteste do WAIS-III no qual o examinado recebe peças de um quebra-cabeça em uma posição determinada. A tarefa consiste em arrumar as peças para que formem objetos comuns dentro de um tempo limite. Nessa tarefa são apresentados cinco quebra-cabeças em ordem crescente de dificuldade. Os objetos que devem ser formados são: homem, perfil de um homem, elefante, casa e borboleta. A pontuação depende da precisão e do tempo de execução.
Arranjo de figuras[27,28]	Habilidades visuoperceptuais Identificação de detalhes em cenas	Organizar estórias usando cartões ilustrados identificando detalhes nas cenas.	Esse é um subteste executivo do WAIS-III; consiste em organizar um conjunto de cartões ilustrados para retratar uma estória. Para tal, a pessoa deve perceber os detalhes de cada cena dos cartões, colocar em uma ordem lógica para representar uma estória dentro de um tempo determinado. Nesta tarefa são apresentados 11 conjuntos de cartões que indicam estórias diferentes com aumento gradual de dificuldade. A pontuação depende de o arranjo dos cartões estar correto e do tempo de execução.
Completar figuras[27,28]	Habilidade visuo-perceptuais Identificação de detalhes em uma figura	Nomear ou apontar a parte que está faltando em uma figura.	Esse é um subteste executivo de organização perceptual do WAIS-III e WISC-IV. No livro de estímulos, a pessoa vê uma figura e aponta ou nomeia o que está faltando no tempo limite de 20 segundos. Um exemplo: mostra-se a face de um homem sem o nariz; a pessoa deve apontar para a região onde deveria estar o nariz e indicar que essa parte do rosto está faltando. No WAIS-III são mostradas 25 figuras e no WISC-IV, 38 figuras, com aumento gradual de dificuldade.

(*continua*)

Tabela 1 Testes e tarefas utilizados para avaliar habilidades visuoespaciais e construtivas (*continuação*)

Nome do teste ou tarefa	Função cognitiva	Objetivo	Descrição
Desenho do relógio[29][32] (versão do Sunderland)[23][25,34,35]	Habilidades visuoespaciais e construtivas	Desenhar um relógio incluindo os números e ponteiros marcando uma hora específica, usualmente 2 horas e 45 minutos.	A pessoa é solicitada a desenhar um relógio com os números e ponteiros marcando duas horas e quarenta e cinco minutos em uma folha de papel. O tempo de execução é registrado. Existem várias formas de pontuação do Desenho do Relógio utilizando métodos quantitativos, semiquantitativos e qualitativos. A análise do processo de construção é uma evidência interessante como avaliação das funções executivas de planejamento (citar o artigo da Bárbara – histórico e tese).
Cópia da figura de Rey[33][36]	Habilidades visuoespaciais e construtivas	Copiar a figura complexa de Rey em uma folha de papel consultando o modelo impresso	Colocar uma folha de papel na mesa com um lápis. Apresenta-se um cartão com a figura complexa de Rey impressa e solicita-se que a pessoa copie a figura de forma cuidadosa. A ordem dos itens que estão sendo copiados deve ser registrada. Dois métodos podem ser utilizados: (1) dar lápis coloridos e trocar a cada etapa finalizada e anotar a ordem; (2) ir reproduzindo o que a pessoa está copiando em uma folha separada e numerando cada etapa. Esses métodos são essenciais para analisar o processo de construção da cópia e as estratégias utilizadas. O tempo total de execução é registrado. Existem critérios detalhados de pontuação com base na precisão, distorção e localização da reprodução. A pontuação para cada item pode variar de 0,5 a 2 pontos. No total são avaliados 18 itens. Os critérios qualitativos classificam a figura em estratégias de construção e nível de organização.

(continua)

Tabela 1 Testes e tarefas utilizados para avaliar habilidades visuoespaciais e construtivas (*continuação*)

Nome do teste ou tarefa	Função cognitiva	Objetivo	Descrição
Construção com cubos[27,28]	Habilidades visuoespaciais e construtivas	Reprodução de um modelo construído pelo examinador ou impresso utilizando cubos em um tempo limitado	O examinador mostra um modelo construído com cubos ou impresso no livro de estímulos pintados de branco e vermelho. A pessoa deve reproduzir esse modelo utilizando cubos iguais com dois lados brancos, dois vermelhos e dois metade branco e metade vermelho. A pessoa pode usar 2 ou 4 ou 9 cubos. No total são 14 modelos diferentes na versão adulta do WAIS-III e de criança/adolescente, WISC-IV. Os modelos têm aumento gradual de dificuldade e aumento da possibilidade de tempo de execução. O tempo e os acertos são medidos.
Teste de julgamento de orientação de linhas[20]	Habilidades perceptivas visuoespaciais	Parear duas linhas com inclinação equivalente.	Esse teste consiste na apresentação de duas linhas com inclinação variável que devem ser pareadas com suas linhas equivalentes em uma série de 11 possibilidades.
Bateria de Percepção Visual de Objetos e de Espaço (VOSP)[37]	Habilidades perceptivas visuoespaciais	Identificação de letras incompletas, Nomeação de objetos reais e imaginários apresentados em forma de silhuetas	A bateria de Percepção Visual de Objetos e de Espaço (VOSP) inclui nove tarefas, sendo quatro delas com a finalidade de avaliar reconhecimento e percepção de objetos. As tarefas são: (1) Letras incompletas; (2) Silhuetas; (3) Decisão de objetos; e (4) Silhuetas progressivas[19-21]. 1) Letras incompletas: as letras incompletas foram fotografadas por meio de um padrão aleatório de forma que 30% ou 70% das letras eram degradadas. O teste é composto de dois itens de treinamento com as letras degradadas a 30% e 20 letras degradadas a 70%. As respostas podem ser emitidas oralmente ou de forma escrita ou por mímica. Os pacientes com lesão no hemisfério direito têm um desempenho pior nessa tarefa quando comparados com os com lesão no hemisfério esquerdo e controles pareados21. A Figura 2 ilustra as letras degradadas.

(continua)

Nome do teste ou tarefa	Função cognitiva	Objetivo	Descrição
			2) Silhuetas: as silhuetas foram desenhadas rodando o contorno de cada objeto no seu eixo lateral. A apresentação dos estímulos segue um aumento gradual de dificuldade. O teste consiste em 15 silhuetas de animais e 15 de objetos inanimados. O paciente pode nomear, descrever ou fazer mímica. Os pacientes com lesão no hemisfério direito têm um desempenho pior nessa tarefa quando comparados com os com lesão no hemisfério esquerdo e controles pareados21. A Figura 3 ilustra o teste Silhuetas.
			3) Decisão de objetos: desenhos de silhuetas bidimensionais construídas por intermédio de imagens de sombras originais em 3D por meio de um contorno projetado de um objeto em ângulo de rotação que aproximadamente 75% de um grupo controle normal conseguem identificá-lo. Os itens distratores são formas semelhantes a objetos, mas que de fato são imaginárias (não existem no mundo real). O teste é composto de 20 conjuntos, cada um apresentando um estímulo real com três estímulos imaginários. Os pacientes com lesão no hemisfério direito têm um desempenho pior nessa tarefa quando comparados com os com lesão no hemisfério esquerdo e controles pareados21. A Figura 4 ilustra a decisão de objetos.
			4) Silhuetas progressivas: duas séries de dez silhuetas de objetos foram construídas variando de ângulo de visão de rotações de noventa graus a zero grau no eixo lateral. Os objetos foram um revólver e um trompete. As silhuetas são apresentadas das mais difíceis para as mais fáceis. O paciente pode nomear ou usar mímica para reconhecer o objeto. Os pacientes com lesão no hemisfério direito têm um desempenho pior nessa tarefa quando comparados com os com lesão no hemisfério esquerdo e controles pareados21. A Figura 5 ilustra as silhuetas progressivas.

(continua)

Tabela 1 Testes e tarefas utilizados para avaliar habilidades visuoespaciais e construtivas (*continuação*)

Nome do teste ou tarefa	Função cognitiva	Objetivo	Descrição
Teste de organização visual de Hooper[38,21,22]	Habilidades de reorganização perceptual visuoespacial e nomeação	Organizar mentalmente fragmentos de desenhos de objetos familiares e depois nomear.	O teste de Hooper consiste na apresentação de 30 desenhos de objetos familiares recortados em pedaços dispostos de uma forma desorganizada. A pessoa deve analisar mentalmente os pedaços do desenho e reintegrá-los na forma de um objeto. O examinando deve nomear cada desenho sem modificar o ângulo da imagem. Os desenhos são apresentados com um aumento gradual de dificuldade. As respostas devem ser analisadas conforme o manual variando de 1 ponto a meio ponto.
Teste de nomeação de Boston[39]	Habilidades visuoperceptuais e nomeação Avaliação de agnosia	Nomeação de desenhos de objetos por confrontação visual	Essa tarefa faz parte da Bateria de Boston de avaliação de linguagem. O teste consiste na nomeação de 60 desenhos de objetos com aumento gradual de dificuldade. A pessoa tem 20 segundos para realizar a nomeação por confrontação visual. Pistas definidas são oferecidas quando ocorrem erros perceptuais. Quando, ainda assim, o examinando não é capaz de nomear, são oferecidas pistas fonêmicas (primeira sílaba do nome do desenho) para facilitar o acesso lexical. A pontuação total é o número de respostas espontâneas e as respostas com pistas. Os erros perceptuais auxiliam na identificação de agnosias visuais para objetos.
Cópias Teste Gestalt-Bender[16,19]	Habilidades visuoespaciais e construtivas	Copiar um conjunto de desenhos abstratos	O teste de Bender é rápido, simples. Ele consiste na cópia de nove desenhos apresentados em cartões separados. A análise da organização perceptual é realizada verificando a exatidão da cópia e a presença de distorções. Exemplos de distorções são encontrados no manual do teste. Outras cópias podem ser utilizadas para avaliação das habilidades visuoconstrutivas, como a de um cubo tridimensional ou a de uma figura humana.

(continua)

Tabela 1 Testes e tarefas utilizados para avaliar habilidades visuoespaciais e construtivas (*continuação*)

Nome do teste ou tarefa	Função cognitiva	Objetivo	Descrição
Desenho livre[16,19]	Habilidade visuoespacial e construtiva	Desenhar espontaneamente uma figura específica	A pessoa é solicitada a fazer um desenho sobre um tema específico ou desenhar uma figura determinada sem a presença de um modelo. O examinador solicita à pessoa que desenhe uma casa, um relógio, uma figura humana, uma flor, uma estrela e até imagens mais complexas, como uma bicicleta. A análise da organização perceptual do todo, estrutura e detalhes, posição do desenho na página, proporcionalidade, distorções, omissões, negligência unilateral.

A via ventral é responsável pelo sistema do "o quê", fundamental para análise e discriminação das características dos objetos, formas, faces, cores e letras. Essa via é essencial para o reconhecimento. Inicia na retina e se projeta para o núcleo geniculado lateral do tálamo para áreas visuais primárias, secundárias e terciárias, seguindo para o lobo temporal posterior e anterior inferior. Esse sistema é fundamental para entender a relação dos estímulos como um todo e seus detalhes. Falhas nessa via geram dificuldades em tarefas que avaliam organização perceptual e reconhecimento semântico dos objetos. Os distúrbios associados a essa via são as agnosias visuais[9,40,41].

A via dorsal é responsável pela análise do "onde" e "como", essencial para localizar o objeto no espaço e integração visuomotora[5,6,17,41]. Essa via se inicia na retina, projeta-se para o núcleo geniculado lateral do tálamo e segue para a área visual primária, secundária, terciária, atingindo regiões do lobo parietal posterior e dividindo-se em três áreas associativas: (1) a região temporal medial superior, responsável pela memória de longo prazo; (2) pré-frontal dorsolateral associada à memória de trabalho; e (3) área frontal pré-motora, responsável pelo planejamento motor. Essa via está associada primariamente às habilidades espaciais (onde) e construtivas. Assim, a ruptura nessa via promove quadros de alterações espaciais, dificuldade de localizar objetos, orientação espacial e apraxia construtiva. Aspectos associados à memória e ao planejamento motor interferem nas habilidades construtivas[1-3,41].

Estudos apontam especialização hemisférica; o direito está associado à análise global do processamento visuoespacial e o esquerdo, aos detalhes e características mais específicas do objeto. O hemisfério direito, estruturas da região parietal, afeta a atenção visuoespacial do lado esquerdo, distúrbio denominado heminegligência unilateral[15].

Agnosia visual para objetos

As agnosias visuais se referem ao déficit no reconhecimento de estímulos pela via visual, mas mantêm preservado o reconhecimento por intermédio de outros sistemas sensoriais (audição, tato, olfato)[9,12,13,40]. Por exemplo, no caso de um paciente com agnosia visual, caso mostre a ele um peixe exposto em uma feira, ele não reconhece visualmente, mas se for capaz de tocar, morder, sentir o cheiro, consegue nomear o estímulo mostrado como peixe. O acesso ao estímulo por outras vias sensoriais e contextuais permite ao paciente associar o peixe (objeto em si) com a definição que é um animal marinho (conceito que a pessoa tem do objeto). Se o paciente apresentar anomia, ao visualizar o peixe, consegue descrever que é um animal marinho (conceito que a pessoa tem do objeto), mas não é capaz de verbalizar a palavra peixe (nome arbitrário atribuído ao objeto, acesso e produção lexical). A agnosia é um distúrbio de percepção visual, enquanto a anomia é um distúrbio de linguagem em nível lexical[12,13].

Existem duas formas de agnosia, a aperceptiva e a associativa[10,13]. A aperceptiva é baseada em um déficit no processamento ascendente da percepção. O paciente não é capaz de descrever as características tridimensionais, estrutura, forma do estímulo. A agnosia associativa é baseada em um déficit no processamento descendente. O paciente não é capaz de acessar o sistema semântico do estímulo visual. No exemplo do paciente que não reconhece o peixe, na agnosia aperceptiva, ele não seria capaz de desenhar o peixe baseado na confrontação visual ou descrever sua estrutura e forma. Na agnosia associativa, é capaz de afirmar que o estímulo é branco, copia o estímulo por confrontação visual, mas não consegue acessar que é um animal marinho que pode ser consumido assado, cozido ou cru em uma comida japonesa.

A fim de diferenciar esses tipos de agnosia, pode-se utilizar tarefas simples com aumento gradual de complexidade de processamento visual e semântico. Os pacientes com agnosia aperceptiva têm dificuldade de realizar as seguintes tarefas[9,10,13]:

- Parear figuras iguais.
- Diferenciar um quadrado de um retângulo com as mesmas dimensões.
- Discriminar uma figura com respeito ao fundo.
- Discriminar pares de figuras que se diferenciam por detalhes mínimos.
- Traçar com um lápis um contorno de uma figura.
- Copiar figuras simples e complexas.
- Identificar figuras sobrepostas.
- Identificar figuras incompletas.
- Parear fotografias do mesmo objeto em diferentes perspectivas.
- Não é capaz de nomear uma figura por confrontação puramente visual.

No entanto, um paciente com agnosia associativa consegue realizar as tarefas mencionadas, mas não é capaz de executar os seguintes procedimentos listados a seguir[9,13]:

- Nomear uma figura por confrontação visual, descreve apenas o formato. Quando se oferece pistas verbais de descritores semânticos, consegue acertar. O examinador fala que é um animal marinho, então ele consegue acessar que é um peixe.
- Realizar mímica da utilização do objeto.
- Definir a categoria semântica a que o objeto pertence.

- Fazer pareamento semântico com base no significado entre objetos.
- Definir atributos não aparentes na figura.

Um paciente com um distúrbio específico no acesso lexical (dificuldade de nomeação) é capaz de realizar os procedimentos mencionados, apresenta dificuldade de nomear um objeto por confrontação visual, mas é capaz de atribuir um significado e fazer a mímica do objeto, apenas não acessa o léxico (a palavra que corresponde ao objeto). Quando é fornecida uma pista fonológica, por exemplo, como a palavra se inicia, muitas vezes, a pessoa consegue nomear perfeitamente o objeto. O distúrbio é linguístico e não perceptual ou semântico[9,13].

Prosopagnosia

Os pacientes não reconhecem uma face familiar baseada na fisionomia ou pistas exclusivamente visuais[9,42,43]. Não conseguem reconhecer a face de um familiar ou amigo e, em alguns casos mais graves, o seu próprio rosto no espelho[44]. Os pacientes sabem que face é uma face, identificam olho, cabelo, ouvido, nariz, gênero, idade e raça. Eles são capazes de identificar a pessoa por outros canais sensoriais, especialmente pela voz, modo de se vestir e sinais particulares (bigode, barba, cabelo)[9,42,44]. É uma falha na agnosia associativa. Esse sintoma decorre de lesão bilateral no lobo occipital na junção entre a região occipital medial e o giro para-hipocampal[9].

Agnosia para cores

Os pacientes não reconhecem cores com o uso de estímulos visuais. Eles sabem que é uma cor, mas não conseguem identificar a cor específica[9]. Existe, como na agnosia, de objetos uma forma aperceptiva e outra associativa[9].

Na aperceptiva, os pacientes não conseguem realizar as seguintes tarefas:

- Parear cores iguais e discriminar diferentes,
- Ordenar cores com tons levemente diferentes.

Na associativa, os pacientes não conseguem evocar as cores dos objetos ou estímulos específicos. A falha está na memória semântica. Conseguem realizar as tarefas de pareamento entre as cores, contudo não são capazes de realizar esses outros procedimentos:

- Nomear a cor de um objeto específico, não consegue nomear a cor do mar.

- Comparar se dois objetos têm a mesma cor ou cores diferentes com base nos atributos semânticos, não consegue saber se o morango e a banana têm a mesma cor.
- Pintar um estímulo com a sua cor correspondente, pintar a banana de amarelo.
- Verificar se o estímulo está pintado com a cor correta.

Os pacientes com anomia para cores conseguem realizar as tarefas descritas, mas não conseguem acessar o léxico, a palavra correspondente à cor específica. A falha está na associação visual-verbal[45,46].

Apraxia construtiva

A apraxia construtiva demonstra dificuldade de executar movimentos com base em um modelo ou representação visuoespacial[1-3,14,16]. Os pacientes apresentam prejuízo na capacidade de traduzir uma percepção visuoespacial em uma ação correspondente. Observa-se um distúrbio nas habilidades de juntar, construir, montar, copiar e desenhar uma forma visuoespacial[16,19]. A pessoa consegue perceber ou executar partes, mas é incapaz de agrupá-las como um todo. A via dorsal, especialmente as regiões parietais e pré-motoras, está associada a este distúrbio visuoconstrutivo[17]. Pacientes com lesão nas áreas posteriores do cérebro, comum nas demências do tipo Alzheimer, apresentam esse distúrbio neuropsicológico[14].

Os pacientes apresentam comprometimento em tarefas como[3,16,19,21,22]:

- Desenho livre.
- Desenho baseado em um modelo (cópia).
- Construção com cubos ou blocos bidimensional e tridimensional.
- Montar quebra-cabeças.

A Tabela 1 apresenta algumas tarefas padronizadas para avaliação dessas habilidades.

Distúrbio de orientação espacial

O distúrbio de orientação espacial se refere à análise das relações dos objetos no espaço extrapessoal[15]. Os principais tipos de alterações são[15]: (1) julgamento da localização e orientação dos estímulos entre si e em relação à pessoa; (2) memória para localizações; (3) orientação e memória topográfica; e (4) encontrar rotas e caminhos.

Julgamento da localização e orientação dos estímulos

A dificuldade pode surgir no julgamento absoluto que se refere à localização de um único estímulo no espaço ou relativo que se refere à relação entre dois ou mais estímulos entre si. Esses pacientes podem superestimar ou subestimar distâncias dos estímulos[14,15].

Memória para localizações

O comprometimento de memória para localizações pode estar associado a dificuldades espaciais ou mnemônicas. O paciente apresenta dificuldade de recordar a localização de um estímulo no espaço. Esse distúrbio pode ser avaliado na evocação de figuras com vários estímulos localizados em diferentes partes da figura, como a figura complexa de Rey[14,15]. O paciente apresentará dificuldade de reproduzir os estímulos nas localizações corretas apresentadas no modelo original copiado anteriormente. Outra maneira de avaliar é colocar objetos em diferentes locais de uma casa e depois solicitar que o paciente encontre a localização de cada objeto[14,15].

Orientação e memória topográfica

Esse distúrbio se refere à incapacidade de evocar a posição de objetos ou partes de um ambiente conhecido, como, por exemplo, a localização dos quartos na sua casa ou os móveis na sala. Outra dificuldade evidenciada é a incapacidade de evocar e descrever relações geográficas de locais que o paciente tem familiaridade. Essa é uma alteração na habilidade de revisualização1[14,15,41].

Encontrar rota ou caminhos para locais conhecidos

Esse distúrbio evidencia uma incapacidade de encontrar rotas ou caminhos em ambientes familiares atuais ou de um passado recente. Os pacientes são capazes de descrever verbalmente o caminho, mas não conseguem executá-los na vida real. Nesse sentido, podem se perder no caminho para chegar no local de trabalho ou mesmo para chegar em uma loja do shopping antes conhecida[14,15,41].

Heminegligência unilateral

O distúrbio consiste em uma tendência a negligenciar uma metade do espaço extrapessoal durante a realização de tarefas como desenho, leitura e testes de cancelamento que envolvem uma exploração simétrica do espaço. No cotidiano, esses pacientes deixam comida em um dos lados do prato, colidem em partes em um dos lados e a leitura é apenas de um lado da folha ou pedaços de palavras. O mais frequente é lesão no lobo parietal direito com heminegligência no lado esquerdo. Tarefas de cópia de figuras simétricas e testes de cancelamento podem ser instrumentos válidos para avaliar de forma estruturada a heminegligência unilateral. Esse distúrbio pode ser explicado por déficit na síntese sensorial, na sondagem e vigilância ou, ainda, na representação interna do espaço[14,15,20,41].

REABILITAÇÃO DAS HABILIDADES VISUOESPACIAIS E CONSTRUTIVAS

A reabilitação neuropsicológica dos pacientes com distúrbios visuoespaciais e construtivos depende da especificidade e grau do acometimento apresentado[47-49]. Estratégias de estimulação visam melhorar e treinar as habilidades comprometidas, enquanto estratégias compensatórias pretendem desenvolver formas alternativas de realizar as tarefas minimizando os efeitos dos distúrbios visuoespaciais e construtivos. Alguns jogos e atividades podem ser utilizados para ativar os circuitos neurais comprometidos. As tarefas devem envolver componentes não verbais que estimulem a relação visual-espacial e a integração motora perceptual. As atividades propostas devem ser facilmente aplicadas no cotidiano do paciente[47-49]. A psicoeducação é fundamental para a conscientização da família e do paciente de suas dificuldades e do impacto na sua vida[49].

Estratégias de reabilitação nas agnosias visuais

Uma proposta de reabilitação das agnosias visuais utilizando estratégias de estimulação e compensação poderia seguir os seguintes passos:

1. Faça uma lista com os objetos que o paciente mais utiliza na sua vida diária. Selecione um grupo desses objetos para treinar o reconhecimento por semana.
2. No treinamento, incluir fotos e os objetos reais isolados e no contexto que normalmente estão inseridos (exemplo: foto da escova de dente, a escova de dente e a escova de dente no banheiro).
3. Treinar a percepção de detalhes e da forma que sugerem o reconhecimento do objeto.
4. Parear objetos semelhantes que têm a mesma função (por exemplo: diferentes tipos de escovas de dente).
5. Parear fotos dos objetos em perspectivas diferentes ou mostrar o objeto real em diferentes perspectivas e distâncias.
6. Colar etiquetas com nomes e funções dos objetos mais utilizados na casa (por exemplo: colar uma etiqueta com o nome escova de dente).
7. Ensinar o paciente a usar outras vias sensoriais para reconhecer o objeto além da visual (por exemplo: tocar, sentir o cheiro, sentir o gosto, ouvir o som).

8. Fazer jogos com nomeação rápida de objetos familiares que, mediante o erro, forneçam pistas visuais, de outras modalidades sensoriais, semânticas e fonológicas.

Um treino semelhante pode ser utilizado para reconhecimento de faces familiares e cores, no caso de prosopagnosia ou agnosia de cores.

Estratégias de reabilitação nas apraxias construtivas

Um programa de reabilitação para apraxia construtiva depende de o paciente realizar diariamente atividades sensório-motoras integrativas. Essas atividades exigem uma análise perceptual do modelo, sua representação mental e posterior planejamento de ações coordenadas para sua reprodução. Em algumas situações, o modelo pode não estar presente e ser um estímulo previamente memorizado ou familiar. O nível de dificuldade das atividades propostas deve levar em conta a idade, o nível de escolaridade e o grau de prejuízo cognitivo. No treinamento, deve-se planejar um aumento gradual do esforço do paciente na execução das tarefas.

O programa deve incluir duas a três atividades diárias conforme a preferência e motivação do paciente. Uma gama de passatempos e jogos pode ser utilizada nesses treinamentos. No início do treinamento, o neuropsicólogo deve guiar a análise perceptual do modelo e auxiliar o paciente a monitorar se a construção está semelhante ou diferente da original, oferecer feedbacks e possibilitar ajustes e flexibilidade para novas ações. O tempo de execução deve ser registrado para avaliar a melhora da habilidade.

Alguns exemplos de atividades que podem ser utilizadas:

- Desenho livre ou seguindo um modelo.
- Ligar pontos ou números para formar uma figura.
- Construção livre ou seguindo modelo com peças de lego e blocos de tamanhos variados.
- Quebra-cabeças.
- Cópia de figuras simples e complexas.
- Cópia de textos em revistas e jornais.
- Criar figuras e imagens usando programas no computador ou tablete.
- Jogos digitais com o objetivo de criar objetos, casas, cidades dispostas em um espaço específico.

Estratégias de reabilitação nos distúrbios de orientação espacial

Em primeiro lugar, é importante realizar uma avaliação e identificar quais são os problemas de orientação espacial que mais interferem no cotidiano do paciente. O programa de reabilitação conforme o modelo holístico proposto por Barbara Wilson deve incluir atividades que melhorem a funcionalidade e a qualidade de vida.

Nos pacientes com dificuldade de julgamento da localização, orientação e distância dos objetos no espaço, o terapeuta pode colocar vários objetos dispostos em uma mesa ou em uma sala e fazer perguntas sobre os aspectos espaciais do objeto isolado e da relação dele com outros objetos. Solicitar que o paciente julgue e depois teste a realidade. Pode se utilizar filmes ou fotografias de cenas.

Uma queixa recorrente de pacientes com distúrbio de orientação espacial é não recordar onde estava localizado um objeto específico. O paciente coloca o celular no sofá do escritório e depois não recorda onde colocou. Esse pode ser um déficit de memória ou de orientação espacial. O treinamento envolve, ao colocar um objeto em um lugar específico, criar uma imagem mental do objeto no espaço, falar em voz alta onde está colocando o objeto e se for muito importante anotar ou desenhar onde colocou. Essas estratégias reforçam a codificação espacial da localização do objeto. Após um período de tempo, solicitar que o paciente procure o objeto ou verbalize onde colocou. Para o treinamento, pode escolher diferentes objetos e colocar em lugares atípicos da casa. Outra maneira de treinar essa habilidade é mostrar cenas com objetos escondidos e pedir que o paciente memorize onde está escondido um estímulo específico e, depois de um período de tempo, encontrar o estímulo previamente escondido.

Outra dificuldade pode estar associada a um comprometimento da revisualização da localização de espaços em um ambiente familiar como casa ou local de trabalho ou, ainda, pontos de referência em regiões da cidade. O paciente pode ser solicitado a estudar um espaço específico, construir com a ajuda da terapeuta um mapa da localização dos espaços, andar por esses espaços olhando o mapa, fazer uma representação descritiva com palavras e textos.

Pacientes com desorientação espacial apresentam dificuldade para encontrar caminhos para chegar em locais conhecidos. Esses pacientes conseguem descrever verbalmente, mas não executar. Relatam queixa de se perder com frequência dentro da própria casa, no prédio onde trabalham, no shopping que frequentam há anos. Esses pacientes devem usar aplicativos que guiem as rotas passo a passo para chegar a determinado lugar. Outra estratégia é fazer um passo a passo com um pareamento de informações espaciais e descritores verbais (nome de ruas, nome de lojas, número de quadras para virar à direita ou esquerda). O uso de guias com instruções verbais auxilia a orientação espacial.

Estratégias de reabilitação na heminegligência unilateral

As síndromes de heminegligência tendem a ter uma recuperação espontânea nos primeiros meses após a lesão cerebral, especialmente em casos de acidentes vasculares[15]. Quando o déficit persiste, o prognóstico de melhora após reabilitação é limitado[15]. Estímulos motivacionais no lado da heminegligência podem ser utilizados para aumentar a vigilância e sondagem de alguns pacientes. Sugere-se colocar comidas que o paciente mais gosta no lado negligenciado do prato, colocar uma cor diferente no lado negligenciado do corredor, colocar letras maiores e cores na folha. Estimular o paciente a jogar jogos que exigem simetria na escolha de estímulos, ou seja, que os estímulos apareçam em ambos os lados da tela do computador de forma aleatória.

 RESUMO

- A percepção é a função cognitiva usada para identificar, reconhecer e interpretar estímulos sensoriais de diferentes modalidades.
- As duas teorias explicativas dos processos perceptivos são a ascendente e a descendente.
- A ascendente inicia na análise das características dos estímulos ambientais e compara com padrões existentes na memória. A descendente parte de padrões já armazenados na memória, gera expectativas associadas ao contexto e compara com os estímulos do ambiente. Existe uma complementariedade dessas teorias.
- As habilidades visuoperceptuais têm como função de análise e síntese de estímulos visuais do ambiente comparar com representações na memória semântica, possibilitando reconhecimento de objetos, faces e cores. Os distúrbios nessas habilidades são denominados agnosias visuais.
- As habilidades visuoespaciais perceptuais têm como função análise e síntese da integração visual-espacial. O uso dessas habilidades possibilita orientação espacial, que se refere à análise das relações dos estímulos no espaço extrapessoal. Os distúrbios nessa área geram desorientação espacial.
- As habilidades construtivas traduzem a representação mental da percepção em um ato motor complexo. Essa habilidade é essencial para cópia, desenhos, construção com cubos, montar e desmontar objetos e quebra-cabeças. O distúrbio nessa função é chamado de apraxia construtiva.
- As habilidades visuoespaciais e construtivas são mediadas por duas vias neurais. A via ventral é responsável pelo sistema "o que", envolvendo as habilidades de percepção visual associadas ao reconhecimento de objetos, faces e

cores. Essa via conecta o sistema visual periférico (retina) com o central (áreas visuais do lobo occipital) e com o lobo temporal (memória). A via dorsal é responsável pelo sistema "onde", que envolve habilidades de integração visuoespacial e motora essenciais para entender a localização dos objetos, orientação espacial e tradução dessas percepções em movimentos. Essa via conecta o sistema visual periférico com o central, atingindo o lobo parietal (espacial) e seguindo para três possibilidades de conexão no lobo temporal medial (memória), área pré-frontal (memória de trabalho) e área frontal pré-motora.

- Um conjunto de testes e tarefas pode ser utilizado para avaliar as habilidades visuoespaciais e construtivas. Entre eles destacam-se os subtestes das baterias Weschler como código, procurar símbolos, completar figuras, arranjo de figuras, construção com cubos, bateria de testes de percepção visual e espacial de objetos (VOSP), teste de nomeação por confrontação visual, teste de organização visual de Hooper, cópia da figura de Rey e o desenho do relógio.

- A reabilitação neuropsicológica dos pacientes com distúrbios visuoespaciais e construtivos é delineada de forma particularizada e dependente do tipo e gravidade do comprometimento observado. Inicialmente, após a lesão adquirida o foco está no treinamento e estimulação da função comprometida; em seguida a ênfase se estabelece nas estratégias compensatórias de ensinar o paciente a realizar as habilidades de forma alternativa com o uso das funções preservadas e com reorganizações ambientais. A estimulação utiliza tarefas visuoespaciais e a compensação, outras modalidades sensoriais e linguagem. Sugestões de programas de reabilitação estão descritas ao longo do capítulo.

QUESTÕES

1. Após um acidente de carro com traumatismo craniano na região posterior do cérebro, João começou a ter dificuldade de encontrar o caminho para ir à universidade e se perdia com frequência para chegar ao prédio onde estuda engenharia. Selecione a alternativa correta sobre o distúrbio cognitivo de João.
   a) João apresenta apraxia construtiva.
   b) João apresenta heminegligência unilateral.
   c) João apresenta desorientação espacial.
   d) João apresenta agnosia visual.

2. Após um acidente vascular cerebral na região parietal direita, Maria passou a ter dificuldade de ler a parte esquerda da folha do jornal, e mesmo encontrar os ícones específicos que estavam no lado esquerdo da tela do computador. Selecione a alternativa correta sobre o distúrbio cognitivo de Maria.
   a) Maria apresenta apraxia construtiva.

b) Maria apresenta heminegligência unilateral.
c) Maria apresenta desorientação espacial.
d) Maria apresenta agnosia visual.

3. Após uma encefalite viral que atingiu o lobo occipital, Marcelo passou a olhar objetos, como o seu celular, e não conseguir reconhecer o que era ou qual era sua função. Quando tocava ou ouvia o som da chamada, conseguia reconhecer que o objeto era um celular. Selecione a alternativa correta sobre o distúrbio cognitivo de Marcelo.
   a) Marcelo apresenta apraxia construtiva.
   b) Marcelo apresenta heminegligência unilateral.
   c) Marcelo apresenta desorientação espacial.
   d) Marcelo apresenta agnosia visual.

4. Roberta apresenta uma demência do tipo Alzheimer. Quando foi ao neuropsicólogo realizar avaliação das funções cognitivas, apresentou dificuldade acentuada para realizar cópias e fazer o desenho de um relógio com números e ponteiros. Selecione a alternativa correta sobre o distúrbio cognitivo de Roberta.
   a) Roberta apresenta apraxia construtiva.
   b) Roberta apresenta heminegligência unilateral.
   c) Roberta apresenta desorientação espacial.
   d) Roberta apresenta agnosia visual.

5. Existem duas vias neurais principais para explicar as habilidades visuoespaciais e construtivas.
   I. A via ventral é o sistema "o que" responsável pelo reconhecimento de estímulos sensoriais.
   II. A via dorsal é o sistema "onde" responsável pela localização e orientação de estímulos no espaço.
   III. Lesão na via ventral causa apraxia construtiva.
   IV. Lesão na via dorsal causa agnosia visual.

   a) I e IV são verdadeiras.
   b) I e III são verdadeiras.
   c) I, II e III são verdadeiras.
   d) I e II são verdadeiras.

6. Os testes de cancelamento podem ser utilizados para avaliar diferentes domínios cognitivos. Selecione a alternativa que indica um domínio que não é avaliado por esse tipo de tarefa.
   a) Atenção, função de sondagem.
   b) Heminegligência unilateral.
   c) Habilidades construtivas.
   d) Integração perceptual visual e espacial.

7. O teste de nomeação de figuras com confrontação visual pode ser utilizado para a avaliação da nomeação de objetos com base no processamento visual, semântico e lexical. A análise qualitativa dos erros possibilita entender a especificidade da falha em um desses tipos de processamento.
   I – O paciente com agnosia aperceptiva não consegue identificar a forma da figura.
   II – O paciente com agnosia associativa identifica a forma, mas não consegue fazer a mímica da função do objeto.
   III – O paciente com anomia identifica a forma, consegue fazer a mímica da função do objeto, mas não consegue acessar o nome dele.
   IV – A anomia é um distúrbio específico da percepção.

   a) Todas as alternativas estão corretas.
   b) I, II e III estão corretas.
   c) II e III estão corretas.
   d) II, III e IV estão corretas.

8. Selecione quais atividades os pacientes com agnosia associativa conseguem realizar:
   a) Parear figuras iguais, identificar figuras incompletas.
   b) Copiar figuras simples, realizar mímica do objeto.
   c) Traçar com um lápis um contorno da figura e definir atributos não aparentes da figura.
   d) Parear figuras iguais e realizar mímica do objeto.

9. Jorge apresentou prosopagnosia após acidente de carro com traumatismo craniano. Selecione a alternativa que representa a dificuldade de Jorge.
   a) Dificuldade de reconhecer que uma face é uma face.
   b) Dificuldade de reconhecer uma face de uma pessoa familiar com base em pistas visuais.

c) Dificuldade de reconhecer uma face de uma pessoa familiar com base na sua voz.

d) Dificuldade de identificar olho, cabelo, nariz em uma face.

10. A reabilitação neuropsicológica de pacientes com distúrbio de habilidades visuoespaciais e construtivas envolve estratégias de treinamento da função comprometida e compensatórias, ensinando o paciente a realizar as atividades de forma alternativa com o uso de funções cognitivas preservadas. Classifique as afirmativas em verdadeiro (V) e falso (F).

( ) Na agnosia visual, os pacientes na reabilitação podem aprender a utilizar pistas auditivas, táteis, gustativas e olfativas para reconhecer objetos como estratégia compensatória.

( ) Na desorientação espacial, os pacientes não conseguem descrever verbalmente o caminho para chegar em um lugar familiar, como casa, trabalho, padaria do bairro.

( ) Na heminegligência unilateral à esquerda, os pacientes não conseguem ler no lado esquerdo da folha. Quando as palavras nesse lado são escritas em vermelho, tamanho aumentado e sugerem um assunto de interesse do paciente, alguns pacientes conseguem ler o lado esquerdo da folha. Essa pode ser uma estratégia adotada na reabilitação.

( ) Na apraxia construtiva, os pacientes conseguem fazer com facilidade desenhos livres, mas têm dificuldade acentuada na cópia de figuras tridimensionais. Quando o neuropsicólogo oferece pistas visuais e modelos visuoespaciais, o paciente consegue realizar a cópia.

REFERÊNCIAS BIBLIOGRÁFICAS

1. Sternberg RJ. Percepção. Psicologia cognitiva. 5.ed. São Paulo: Cengage Learning; 2010.
2. Lezak MD, Howieson DB, Bigler ED, Tranel D. Basic concepts. Neuropsychological Assessment. 5.ed. New York: Oxford University Press; 2012.
3. Baron IS. Sensory-Perceptual Examination. Neuropsychological evaluation of the child: domains, methods e case studies. 2.ed. New York: Oxford University Press; 2018.
4. Mesulam MM. Principles of behavioral and cognitive neurology. New York: Oxford University Press; 2000.
5. Milner AD, Goodale MA. Visual pathways to perception and action. Progress in Brain Research. 1993;95:317-37.
6. Kravitz DJ, Saleem KS, Baker CI, Mishkin M. A new neural framework for visuospatial processing. Nature Reviews Neuroscience. 2011;12(4):217-30.
7. Wolfe JM, Butcher SJ, Lee C, Hyle M. Changing your mind: on the contribuition of top-down and botton up guidance in visual search for features sigletons. Journal of Experimental Psychology: Human Perception and Performance. 2003;29(2):483-502.
8. Goodale MA. Perception and action in the human visual system. In: Gazzaniga M. The new cognitive neuroscience. Cambridge: MIT Press; 2000.

9. De Renzi E. Agnosias Visuais. In: Nitrini R, Caramelli P, Mansur LL. Neuropsicologia: das bases anatômicas à reabilitação. São Paulo: Grupo de Neurologia Cognitiva e do Comportamento, Departamento de Neurologia da USP, Faculdade de Medicina da USP; 2003.
10. Milner AD, Cavina-Pratesi C. Perceptual deficits of object identification: aperceptive agnosia. Handbook of Clinical Neurology.2018;151:269-286.
11. Walsh K. Occipital Lobes. Neuropsychology: A Clinical Approach. New York: Churchil Livingstone; 1994.
12. Behrmann M, Plaut DC. Hemispheric organization for visual object recognition: a theoretical account and empirical evidence. Perception. 2020;49(4):373-404.
13. De Renzi E, Scotti E, Spinnler H. Perceptual and associative disorders of visual recognition: relationship to site of lesion. Neurology. 1969;19:634-642.
14. Bertolucci PH. Distúrbios vísuo-espaciais e vísuo-construtivos. In: Nitrini R, Caramelli P, Mansur LL. Neuropsicologia: das bases anatômicas à reabilitação. São Paulo: Grupo de Neurologia Cognitiva e do Comportamento, Departamento de Neurologia da USP, Faculdade de Medicina da USP; 2003.
15. Walsh K. The parietal lobes in Neuropsychology: a clinical approach. New York: Churchill Livingstone; 1994. p. 133-95.
16. Levévre B, Avaliação neuropsicológica dos distúrbios vísuo-construtivos. In: Nitrini R, Caramelli P, Mansur LL. Neuropsicologia: das bases anatômicas à reabilitação. São Paulo: Grupo de Neurologia Cognitiva e do Comportamento, Departamento de Neurologia da USP, Faculdade de Medicina da USP; 2003.
17. Goldenberg G. Apraxia and the parietal lobes. Neuropsychologia. 2009;47(6):1449-59.
18. Baron IS. Visuoperceptual, visuospatial, and visuoconstructional function. Neuropsychological evaluation of the child: domains, methods e case studies. 2.ed. New York: Oxford University Press; 2018.
19. Lezak MD, Howieson DB, Bigler ED, Tranel D. Construction and motor performance. Neuropsychological Assessment. 5.ed. New York: Oxford University Press; 2012.
20. Lezak MD, Howieson DB, Bigler ED, Tranel D. Perception. Neuropsychological Assessment. 5.ed. New York: Oxford University Press; 2012.
21. Strauss E, Sherman E MS, Spreen O. A compendium of neuropsychological tests: administration, norms, and comentary. 3.ed. New York: Oxford University Press; 2006.
22. Mitrushina MN, Boone KB, D'Elia LF. Handbook of normative data for Neuropsychological Assessment. New York: Oxford University Press; 1999.
23. Charchat-Fichman H, Nitrini R, Caramelli P, Sameshima K. A new brief computarized cognitive screening battery (CompCog) for early diagnosis of Alzheimer´s Disease. Dementia e Neuropsychologia. 2008;2:13-19.
24. Cambraia SV. Teste de Atenção Concentrada. São Paulo: Vetor; 2003.
25. Rueda FJM. Bateria Psicológica para Avaliação da Atenção. São Paulo: Vetor; 2013.
26. Rabelo IS, Pacanaro SV, Rosseti MO, Leme IFAS. Teste de Trilhas Coloridas. Manual. São Paulo: Casa do Psicólogo; 2010.
27. Wechsler D. WAIS-III - Escala de Inteligência Wechsler para Adultos. São Paulo: Pearson Clinical; 2017.
28. Wechsler D. WISC-IV - Escala de Inteligência Wechsler para Crianças. 4.ed. São Paulo: Casa do Psicólogo; 2013.
29. Spenciere B, Charchat-Fichman H. Strategies Classification of the Clock Drawing Test Construction. Am J Gerontol Geriatrics. 2018;1:article 1010.
30. Spenciere B, Mendes-Santos L, Borges-Lima C, Charchat-Fichman H. Qualitative analyses and identification of pattern of erros in Clock Drawing Test of community-dwelling older adults. Dementia e Neuropsychologia. 2018;12:181-8.
31. Araújo VC, Lima CMB, Barbosa EB, Charchat-Fichman H. Impact of age and schooling on performance on the Brief Cognitive Screening Battery. A study of elderly residents in city of Rio de Janeiro, Brazil. Psychology &Neuroscience. 2018;11:317-28.

32. Charchat-Fichman, H, Miranda CV, Fernandes CS, Mograbi D, Oliveira RM, Novaes R, Aguiar D. Brief Cognitive Screening Battery is a very usefull tool for diagnosis of probable mild Alzheimer's disease in a geriatric clinic. Arq Neuropsiquiatria. 2015;74:149-154.
33. Rey A. L'Exam psychologue. 2.ed. Paris: Presses Universitaires de France; 1964.
34. Oliveira MS. Figuras Complexas de Rey: teste de cópia e reprodução de memória de figuras geométricas complexas. Manual André Rey. São Paulo: Casa do Psicólogo; 1999.
35. Silva AM, Peçanha E, Charchat-Fichman H, Oliveira RM, Correa J. Estratégias de cópia da figura complexa de Rey por crianças. Neuropsicologia Latinoamericana. 2016;8:12-21.
36. Peçanha E, Fichman HC, Oliveira R, Correa J. Estratégias de evocação tardia da Figura Complexa de Rey por crianças. Neuropsicologia Latinoamericana. 2019;11:15-23.
37. Caparelli-Daquer E, Manhães A, Schmidt S. Bateria de Percepção Visual de Objetos e de Espaço (VOSP). Manual brasileiro versão traduzida e adaptada. Rio de Janeiro: Cognição; 1999.
38. Hooper HE. The Hooper Visual Organization Test: Manual. Los Angeles: Western Psychological Services; 1983.
39. Mansur LL, Radanovic M, Araújo GC, Taquemori LY, Greco LL. Teste de nomeação de Boston: desempenho de uma população de São Paulo. Pró-Fono. 2006;18(1):13-20.
40. Martinaud O, Pouliquen D, Parain D, Goldenberg A, et al. Impaired functional differentiation for categories of objects in the ventral visual stream: a case of developmental visual impairment. Neuropsychologia. 2015;77:52-61.
41. Moreira L, De Paula JJ. Praxia e visioconstrução. In: Malloy-Diniz, et al. Avaliação Neuropsicológica. 2.ed. Porto Alegre: Artes Médicas; 2018.
42. Damasio AR, Damarsio R, Van Hoesen GW. Prosopagnosia: anatomic basic and behavioral mechanisms. Neurology. 1982;32:331-41.
43. McMullen PA, Fisk JD, Phillips SJ, Maloney WJ. Apperceptive agnosia and face recognition. Neurocase. 2000;6(5):403-14.
44. Monti C, Sozzi M, Bossi F, Corbo M, Rivolta D. Atypical holistic processing of facial identity and expression. In a case of acquired prosopagnosia. Cognitive Neuropsychology. 2020;1-25.
45. Damasio AR, McKee J, Damasio H. Determinants of performance in color anomia. Brain and Language. 1979;7:74-85.
46. Varney NR. Color association and color amnesia in aphasia. J Neurology, Neurosurgery, and Psychiatry. 1982;45:248-52.
47. Wilson BA. Cases studies in neuropsychological reabilitation. New York: Oxford University Press; 1999.
48. Wilson B. Cognitive Rehabilitation: How it is and how it might be. J Int Neuropsychol Soc. 1997;3(5):487–96.
49. Winson R, Wilson B, Bateman A. The Brain Injury Reabilitation Workbook. New York: the Guilford Press; 2017.

11
Neuropsicologia do desenvolvimento: o que muda da infância ao envelhecimento

Rosinda Martins Oliveira
Jane Correa

INTRODUÇÃO

O desenvolvimento humano é um processo rico e complexo, influenciado por múltiplos fatores que podem variar em diferentes períodos da vida. Falar de desenvolvimento é, sobretudo, falar sobre mudanças, quer sejam quantitativas, quer qualitativas, que acontecem ao longo da vida. Apesar de tais mudanças seguirem uma ordenação, segundo sua complexidade, não significa que haja sempre continuidade entre elas. São observadas descontinuidades, que integram as conquistas da fase anterior, ao mesmo tempo em que inauguram novas possibilidades de organização estrutural e de funcionamento que diferem radicalmente em natureza da fase precedente. Assim, a integração das diferentes fases de desenvolvimento não é meramente somativa, mas implica a ressignificação das qualidades precedentes, segundo a potência do presente. Em outras palavras, as mudanças que se observam no desenvolvimento acontecem de maneira interativa, integrativa e recursiva.

O desenvolvimento, porém, não se realiza sempre por progresso constante ao longo da vida. Há também rupturas e declínios. Esse processo não ocorre da mesma forma ou na mesma velocidade para todas as funções ou habilidades. No entanto, estas se influenciam mutuamente: o desenvolvimento de umas pode dar origem, potencializar ou limitar o desenvolvimento de outras[1].

O desenvolvimento dos indivíduos tem múltiplas fontes que interagem e interatuam ao longo dos ciclos de vida: a hereditariedade, a maturação e o ambiente (físico, social e cultural). A herança genética vincula os indivíduos biologicamente aos seus antepassados. Mudanças no desenvolvimento dependem também da maturação do corpo e do cérebro, como, por exemplo, as habilidades para reconhecer faces ou andar. As habilidades são constituídas ainda em função dos contextos sócio-históricos dos quais os indivíduos participam. Os padrões culturais afetam a maneira como se educa as crianças e, portanto, como se desenvolvem psicossocialmente. A aprendizagem cria desenvolvimento, assim como o desenvolvimento torna novas aprendizagens possíveis, em uma relação de causalidade recíproca. A escolarização, por exemplo, está associada ao desenvolvimento das habilidades metacognitivas, como também ao aprimoramento das habilidades analíticas, ou seja, as habilidades para analisar, comparar ou avaliar.

A ciência do desenvolvimento humano se utiliza de variados métodos e técnicas, por meio de ramos da ciência como psicologia, neuropsicologia, neurociência e outros, que abordam diferentes níveis de análise (cultural, social, cognitivo, neural e molecular) para compreender esse processo[1]. Além disso, muitos desses modelos buscam dar conta não apenas das mudanças que ocorrem na infância e na adolescência, mas também na vida adulta e no envelhecimento.

Na clínica neuropsicológica, algumas funções podem se apresentar alteradas, enquanto outras estão mais ou até inteiramente preservadas. Durante uma avaliação neuropsicológica será necessário examinar a integridade dessas funções e compreender o perfil neuropsicológico para fins de diagnóstico, acompanhamento de evolução e intervenção.

Neste capítulo, foram selecionados aspectos gerais que caracterizam o desenvolvimento ao longo da vida e que são de particular importância e interesse para a neuropsicologia clínica. Buscou-se trazer o padrão de mudanças, ao longo da vida, observado pela ciência do desenvolvimento humano para as funções executivas, memória, atenção e linguagem. Foram incluídos marcos temporais na ontogênese desses processos, desde a infância até o envelhecimento, assim como, sempre que possível, mudanças observadas em medidas padronizadas utilizadas na clínica, visando ampliar a aplicabilidade desses conhecimentos à prática clínica da neuropsicologia.

FUNÇÕES EXECUTIVAS

Um dos aspectos cruciais do desenvolvimento psicológico humano é o aumento da capacidade de autorregulação dos processos cognitivos, emoções e comportamentos. No início da vida essa regulação depende muito da história de aprendizagens do sujeito e de determinações neurológicas, que fazem com que determinados estímulos e respostas sejam mais fortes. Porém, desde cedo, e principalmente ao longo da infância e adolescência, há um incremento gradual da capacidade do próprio sujeito de modular a influência que estímulos internos e externos exercem sobre ele. Funções executivas consistem de uma série de processos mentais de importância central para a autorregulação da cognição, emoção e comportamentos, a partir de objetivos e intenções do sujeito[2].

Embora existam diferentes modelos teóricos sobre as funções executivas, aquele proposto por Diamond[2] mostra consistência com evidências experimentais ao longo de várias etapas do desenvolvimento[3]. Esse modelo identifica três funções executivas básicas: controle inibitório, memória de trabalho e flexibilidade. Essas funções alicerçam funções executivas de alto nível, que incluem planejamento e automonitorização, fundamentais para processos de pensamento como resolução de problemas e tomada de decisão, compreendidos no âmbito do conceito de inteligência fluida[2].

O desenvolvimento das funções executivas segue um curso de progressiva especialização ao longo da infância, como observado para vários outros aspectos do desenvolvimento neurocognitivo. Mesmo com o aumento da diferenciação, há mútua e grande influência entre elas durante todo o percurso da vida, e na autorregulação em situações do dia a dia[4]. Desde o primeiro ano de vida até a vida adulta, há ganhos em termos das funções executivas, que se refletem no alcance das outras funções cognitivas, assim como no funcionamento socioemocional.

As três funções executivas de base apresentam trajetórias de desenvolvimento diferenciadas. A inibição apresenta incremento mais acentuado nos anos pré-escolares, embora continue mudando de forma mais gradual ao longo de fases posteriores da infância e adolescência. Por outro lado, o incremento da memória de trabalho e da flexibilidade é mais gradual ao longo dessas fases.

De forma mais geral, pode-se dizer que as funções executivas apresentam curva de desenvolvimento na forma de U invertido. Há incremento dessas funções ao longo da infância, que se estende até a juventude, alcançando maior estabilidade no início da vida adulta, decaindo desde meados da vida adulta e, de forma mais marcante, no envelhecimento. Ressalta-se que essa queda de desempenho, que antecede o envelhecimento propriamente dito, pode não ser observada em situações mais ecológicas, nas quais o sujeito pode se apoiar na experiência pregressa. O percurso de desenvolvimento das funções executivas básicas está resumido na Tabela 1.

Diamond[2] sintetiza as mudanças no funcionamento executivo ao longo da vida em termos de um retorno, por parte de adultos mais velhos, a um padrão observado em crianças mais jovens, de maior recrutamento das funções executivas em resposta às demandas do ambiente (de forma reativa). Em contraposição, crianças mais velhas e adultos jovens se mostram mais ativos, recrutando essas funções proativamente.

Controle inibitório

O controle inibitório possibilita a inibição dos efeitos de informações irrelevantes para o comportamento em curso[2]. No primeiro ano de vida, já se observa desenvolvimento da capacidade de inibição, quando há pouca demanda de memória de trabalho, como em tarefas nas quais a criança deve parar uma atividade interessante diante de uma regra simples de proibição[5].

Além dos progressos precoces no controle inibitório observados no bebê, maiores mudanças têm sido vistas dos 3 aos 6 anos. Nesse período, além do aumento da própria capacidade de resistir à força de uma resposta mais automática, o controle inibitório é potencializado pelo desenvolvimento da memória de trabalho. Inibir uma resposta requer manter uma regra (nova e/ou arbitrária) em mente, para responder de acordo com essa regra e inibir uma outra resposta mais prepotente.

Paradigmas que recrutam processos e habilidades cognitivas que se desenvolvem mais tardiamente, com processamentos mais complexos, como o *Stroop* de palavras e cores, mostram que o aumento da capacidade inibitória se prolonga pela adolescência e início da vida adulta[4]. O escore de impulsividade no teste Torre de Londres sugere a existência de mudanças entre 8 e 13 anos, assim como na adolescência e na vida adulta[3, 6].

Na transição para a vida adulta, o desenvolvimento da metacognição contribui para um passo a mais na capacidade de autorregulação. Jovens adultos demoram mais para responder do que adolescentes quando percebem que cometem erros em situações de conflito, controlando a impulsividade e aumentando a eficiência da resposta[3].

O autocontrole segue percurso de desenvolvimento semelhante ao do controle inibitório cognitivo até aqui abordado. Paradigmas de adiamento de satisfação e medidas de autocontrole requerem que o sujeito adie uma satisfação em nome de um bem maior para si ou para outrem. Por exemplo, a criança é informada de que pode comer um doce agora, mas, se esperar alguns minutos e abrir mão de comê-lo imediatamente, ganhará dois doces no final da espera. Crianças de 3 anos sucumbirão a comer logo o doce, mas aos 4 anos já poderão esperar e ter uma recompensa maior[5].

Aspectos quentes do controle inibitório parecem demorar mais a maturar do que os frios, evidenciado linhas de desenvolvimento relativamente independentes, que se afetam de forma mútua[4]. Na adolescência, período de acentuadas mudanças no autocontrole, as mudanças nos aspectos frios do controle inibitório se mostram mais tímidas. Isso poderia explicar em parte a dissonância muitas vezes observada entre o conhecimento teórico que os adolescentes têm das consequências de suas ações, e as escolhas impulsivas que fazem no dia a dia em situações de alto teor emocional[6].

Ressalta-se que o controle inibitório medido no início da vida pode ser preditor da mesma função na adolescência e na vida adulta, com efeitos sobre a saúde física, mental e até sobre o desenvolvimento profissional. Evidências como essas têm impulsionado os estudos de estimulação precoce dessa e outras funções executivas quentes e frias, inclusive por meio de currículos escolares[4].

Adultos mais velhos encontram mais dificuldade em inibir o efeito de distrações e de suprimir informações irrelevantes[7], como apontado também no teste de Stroop[8]. No envelhecimento, Diamond[2] ressalta o declínio no controle inibitório como primário, dele decorrendo os prejuízos observados em outros processos executivos.

Tabela 1 Mudanças nas funções executivas básicas no desenvolvimento

Funções executivas		
Função	Aspectos da função	Mudanças no desenvolvimento
Inibição	Inibir resposta diante de comando externo, em atividade com pouca demanda de memória de trabalho	Aumenta ao longo do primeiro ano de vida
	Inibir por conta própria resposta a partir de uma regra (demanda de memória de trabalho). Essa regra envolve dois tipos de respostas que podem ou não envolver conflito entre si	Aumenta de 3 anos em diante
	Adiamento de satisfação, diante de um bem maior para si ou outrem, mais tardio	Aumenta de 3 para 4 anos e daí em diante
	Inibir por conta própria respostas a partir de uma regra que envolve duas ou mais respostas altamente conflitantes e/ou requerem habilidades que se desenvolvem mais tardiamente	Aumenta de 6 a 8 anos em diante, continua aumentando na adolescência e início da vida adulta. Decai entre a terceira e a quinta décadas de vida e novamente depois da sexta década.
Memória de trabalho	Armazenagem passiva de informações	Aumento (desde os 6 meses de vida pelo menos) de quantidade de informações retidas e intervalo de tempo de retenção das informações
	Manutenção de informações ativas enquanto opera com elas mentalmente	Aumento da quantidade de informação de 15 meses em diante. Redução a partir dos 50 anos
Flexibilidade	Flexibilidade na atenção e na ação – mudança no direcionamento da atenção de um estímulo para outro, ou de uma resposta para outra.	Aumento a partir de 6 meses. Queda a partir da quarta década de vida

Memória de trabalho

A memória de trabalho viabiliza a manutenção de representações ativas durante o processamento mental. Diferentemente da trajetória observada para o controle inibitório, o desenvolvimento da memória de trabalho parece mais linear desde a pré-escola até o final da adolescência[3]. A capacidade de manter representações em mente (armazenagem passiva) está presente antes dos 6 meses de vida. Depois dessa idade, o que parece aumentar é a duração e a quantidade de informações retidas[5].

O desenvolvimento da capacidade de operação na memória de trabalho tem início mais tardio do que a armazenagem passiva, entretanto ambas seguem mostrando incremento ao longo da infância, adolescência e início da vida adulta. Essas mudanças são observadas para a capacidade de operação com material verbal e visuoespacial na memória de trabalho, medida com tarefas de span direto e inverso – span de dígitos, span de blocos e números e letras das baterias de Wechsler de Inteligência[3, 9].

Embora reconhecidas no modelo de Diamond[2] como funções independentes, memória de trabalho e controle inibitório parecem estar intimamente relacionados. Agir contra um impulso inicial ou inibir a ação de um estímulo ou de um comportamento super apreendido, em favor de uma meta estabelecida pelo próprio sujeito, demanda manter a representação da meta ativa na memória de trabalho. Se houver limitação nessa capacidade, enquanto tenta atingir a meta, o sujeito poderá ter dificuldade de inibir estímulos irrelevantes para o seu objetivo[4].

Por outro lado, levando em conta a capacidade limitada da memória de trabalho, dificuldades inibitórias poderiam inundá-la com informações irrelevantes, trazendo prejuízo ao processamento adequado da informação naquele sistema. O controle inibitório contribui para a disponibilidade de recursos para a realização de operações na memória de trabalho[2].

No envelhecimento, há perda na capacidade da memória de trabalho, que se evidencia nos subtestes de memória de trabalho do WAIS III, como sequência de números e letras[9]. A capacidade de estocagem na memória de trabalho apresenta menor perda com a idade do que a capacidade de operação, e essa mudança é mais marcante para material visuoespacial do que verbal. No entanto, muito dessa perda tem sido atribuído ao declínio no controle inibitório[2].

Flexibilidade cognitiva

A flexibilidade permite ao indivíduo lidar com novas situações, encontrar novas soluções e alternar seu foco atencional, não se apegando a padrões rígidos de qualquer natureza[2,10]. Mudanças na flexibilidade cognitiva iniciam um pouco mais tardiamente do que observado para o controle inibitório e a memória de trabalho. Mudar o foco atencional de um estímulo para outro ou de uma resposta para outra, ou mesmo o modo de abordar um problema, demanda capacidade de inibir o efeito do estímulo, da resposta ou da abordagem anteriormente prevalente, em favor da nova alternativa escolhida voluntariamente pelo sujeito. É também necessário que essa escolha seja mantida ativa na memória de trabalho[3]. Assim, para que algum nível de flexibilidade seja possível, é necessário o desenvolvimento prévio, em algum nível, de controle inibitório e de memória de trabalho[2].

Dentre os paradigmas usados na investigação de flexibilidade cognitiva, destaca-se a Classificação de Cartas com Mudança Dimensional. Nesse paradigma, o sujeito deve, inicialmente, classificar um conjunto de cartas empregando uma das características das cartas (por exemplo, cor ou forma), para, em seguida, realizar nova classificação, empregando um critério diferente daquele utilizado anteriormente. Crianças de 3 anos fazem uma classificação inicial por um dos critérios. Porém, apresentam enorme dificuldade em mudar de critério para uma nova classificação, perseverando no critério anterior. Por volta de 4 anos e meio a 5 anos essa capacidade já pode ser observada[4]. Entre 7 e 9 anos há incremento dessa habilidade; em tarefa semelhante, mas com a diferença de que o critério de classificação muda a cada carta, as crianças nessa faixa etária conseguem sucesso[3].

A flexibilidade cognitiva continua a se desenvolver ao longo da adolescência e início da vida adulta, conforme evidenciado pela maior eficiência, em termos de precisão e velocidade, quando mudanças sucessivas de abordagem de um problema são solicitadas[2]. E, assim como para o controle inibitório, o desenvolvimento da metacognição durante a adolescência e início da vida adulta parece favorecer o aumento da precisão em tarefas de flexibilidade[6].

A flexibilidade cognitiva tende a decair com a idade e, em particular, quando a alternância entre dois ou mais modos de pensar ou de lidar com as informações deve ser feita rapidamente e em sucessão[11]. Segundo Wasylyshyn et al.[11], indivíduos mais velhos conseguem alternar entre dois planos mentais, embora tenham dificuldade em manter e se guiar por dois planos mentais simultaneamente. Salthouse[9] observou queda da flexibilidade cognitiva também em medidas como Teste de Trilhas e Teste das Cartas de Wisconsin.

Funções executivas de alto nível

As funções executivas de alto nível, relacionadas à inteligência fluida (planejamento, raciocínio e resolução de problemas), passam por mudanças substanciais ao longo da vida. Em parte, tais mudanças dependem do desenvolvimento das funções executivas elementares[2].

As tarefas de torres, medidas de planejamento, requerem que o sujeito reproduza um modelo de torre, deslocando elementos (bolas ou discos) entre hastes, obedecendo determinado conjunto de regras restritivas (por exemplo, um disco maior nunca pode ser colocado sobre um disco menor). Os escores relacionados com planejamento incluem número de torres reproduzidas corretamente, tempo de execução e número de torres resolvidas com o menor número de movimentos possível. De modo geral, observa-se mudanças nesse paradigma ao longo da infância, mais acentuadas por volta de 11 e 12 anos. O nível de funcionamento adulto será atingido em tarefas mais complexas, na fase final da adolescência, entre 17 e 19 anos, na Torre de Londres, quando os sujeitos apresentam maior habilidade em resolver problemas complexos com o menor número de erros[6].

Além das diferenças entre os modelos que têm sido propostos em relação a tais mudanças, o envelhecimento cognitivo prototípico compreende o decaimento de processos envolvidos na inteligência fluida – capacidades cognitivas envolvidas no processamento mental eficiente e flexível, com informações novas, em contraposição à preservação da inteligência cristalizada –, funções cognitivas que dependem de habilidades superaprendidas ou conhecimento acumulado ao longo da vida[8].

As funções executivas são cruciais para a inteligência fluida. O decaimento tanto das funções elementares quanto de alto nível tem sido observado em pessoas com mais idade e entendido, por muitos, como central no envelhecimento cognitivo típico (hipótese do lobo frontal). O desempenho em testes como Cubos e Matrizes do WAIS III e Matrizes Progressivas de Raven já decresce desde a quarta ou a quinta década de vida[8,9].

A lentificação do processamento mental com a idade é consenso, e é visível em medidas como Códigos do WAIS III já a partir dos 20 anos de idade[9]. Discute-se o quanto o declínio da memória de trabalho e do funcionamento executivo em geral seriam decorrentes da redução na velocidade de processamento mental – hipótese da velocidade global, ou se o déficit primário não seria das funções executivas (hipótese do lobo frontal). Diamond[2] assinala a existência de evidências que suportam ambas as hipóteses.

MEMÓRIA DE LONGO PRAZO

A memória de longo prazo apresenta mudanças significativas ao longo da vida, tanto em termos de processos quanto de seus sistemas. Aqueles que requerem menos esforço cognitivo, uso de estratégias e organização (processos de controle) têm trajetória de desenvolvimento mais longa na infância, e decaem mais cedo na vida adulta e no envelhecimento.

Processos de memória

O processamento da memória pode ser dividido em três etapas: codificação, estocagem e recuperação. Codificação se refere ao registro de novas memórias por meio da formação de representações mentais de estímulos percebidos ou mesmo de informações provenientes de outros processos mentais. A fase de estocagem diz respeito à manutenção da informação na memória para uso posterior. Na recuperação, as informações armazenadas são trazidas novamente à consciência[12].

O processamento nessas etapas pode ser mais ou menos estratégico, requerendo a participação de processos de controle e esforço cognitivo, por parte do sujeito, em maior ou menor escala[13]. Na etapa de codificação, quanto mais profundo o nível de processamento da informação, mais robusto é o novo traço de memória. Assim, para formar memórias mais duradouras e mais facilmente recuperáveis, processar estratégica e intencionalmente as informações em termos dos seus significados (semântico) é mais eficiente do que apenas codificá-las em termos de suas características perceptuais (principalmente se isso ocorrer de forma incidental)[12].

O uso espontâneo de estratégias na codificação raramente é observado antes dos 6 anos de idade, sobretudo de estratégias de alto nível, como o estabelecimento de nexos semânticos. E mesmo quando se tenta treinar esse uso, as crianças só passam a se beneficiar entre 5 e 6 anos de idade; antes disso raramente empregam as estratégias ensinadas[14].

A partir dos 6 anos, ao longo dos anos escolares e da adolescência, os processos de memória se tornam rapidamente cada vez mais estratégicos e os métodos de organização da informação, mais abstratos e elaborados. Essa mudança parece estar relacionada ao desenvolvimento tanto da base semântica (vocabulário e conhecimento semântico das palavras) quanto das funções executivas requeridas no controle dos processos de memória (tanto as de baixo quanto as de alto nível)[14]. O desenvolvimento da metamemória, isto é, do conhecimento sobre o funcionamento da própria memória, também contribui nesse processo[13].

O declínio da eficiência dos processos de memória na vida adulta e no envelhecimento segue o mesmo gradiente observado na infância, na ordem inversa. As diferenças de idade são maiores para testes nos quais a recuperação de informação é feita por meio de evocação livre (que requer mais esforço cognitivo e uso de estratégias), seguidos dos testes com recuperação das informações por evocação a partir de pistas e por reconhecimento[9]. Estes últimos requerem menos em termos de organização, de profundidade de codificação e de esforço cognitivo[12].

Em idosos, a instrução para o uso de estratégias melhora o desempenho nas fases de codificação e evocação, reduzindo o impacto da idade sobre a memória episódica. No entanto, nesses indivíduos parece haver um decaimento da memória de longo prazo episódica além do efeito da queda dos processos executivos de controle[13]. Diferenças entre idosos e jovens aparecem também em testes mais ecológicos, embora em muitos estudos se mostrem menores do que em testes de laboratório. Nessas situações, a experiência anterior com a tarefa pode apoiar o desempenho, reduzindo as demandas executivas. Porém, ainda assim, ao longo da vida adulta, uma queda primária nos mecanismos associativos da própria memória pode permanecer evidente[9,13].

A perda de eficiência dos processos de controle da memória na vida adulta e no envelhecimento não se manifesta apenas por meio do menor uso de estratégias, mas também pelo aumento de efeitos de interferência decorrente de reduzido controle inibitório. Dentre outros achados, a interferência proativa durante o acesso a registros de memória aumenta com a idade[13].

Memória explícita *versus* memória implícita

Na infância, o desenvolvimento da memória implícita antecede o dos sistemas de memória explícita. Há evidências de *priming* perceptual já aos 3 anos de idade e, nessa modalidade (que depende menos do desenvolvimento da memória semântica do que o *priming* semântico), há pouco efeito de idade, mesmo quando as crianças são comparadas a adultos[14].

O desenvolvimento da memória explícita, que depende mais do acúmulo de conhecimentos e de funções executivas de controle, se prolonga por mais tempo, ao longo da infância e adolescência[14]. O conceito de memória explícita inclui memória semântica (armazenamento de conhecimentos e conceitos formados ao longo da vida) e memória episódica (retenção de informações sobre eventos únicos localizados em um lugar e momento determinados). As memórias autobiográficas são memórias episódicas de especial relevância, que compõem sua história pessoal.

Até meados dos anos 1980, acreditava-se que bebês e pré-escolares não eram capazes de lembrar de episódios específicos e, assim, formar memórias autobiográficas, fenômeno conhecido como amnésia infantil ou amnésia da infância. Essa ideia era alimentada pelo fato de que os adultos lembram pouco do que ocorreu no início de suas vidas, e lembram menos do que seria esperado apenas pelo esquecimento que normalmente ocorreria no período[15]. Assim, a amnésia dos adultos era atribuída a não formação de memórias episódicas pelas crianças. Essa ideia era reforçada pela crença na pouca capacidade simbólica que viabilizasse a representação mental e escassez de estruturas que lhes permitissem organizar os eventos para lembrá-los.

Estudos com metodologias diferentes das listas de palavras e materiais pouco estruturados, utilizados até então, possibilitaram identificar memória episódica e autobiográfica em estágios iniciais da vida. Crianças bem pequenas são sensíveis a estruturas inerentes a histórias, de modo que quanto mais organizadas elas são, melhor é a lembrança delas. Estudos envolvendo episódios do dia a dia das crianças, como ir à lanchonete ou como foi o dia na escola (no primeiro dia em que foram para a escola na vida), mostraram que pré-escolares registram muito mais dos episódios do que se pensava[14].

Estudos com imitação imediata ou diferida, que não dependem tanto de capacidade de linguagem, mostram que, já entre 6 e 9 meses de vida, bebês são capazes de imitar uma ação simples vista 24 horas antes. Aos 14 meses, conseguem imitar uma sequência de ações após o mesmo intervalo de tempo. Nos primeiros 2 anos de idade e no período subsequente, há um grande aumento no tempo de duração das memórias, da capacidade de lembrar da ordenação temporal dos eventos e da robustez das memórias de episódios específicos[14].

A monitorização (e lembrança) da fonte de informações memorizadas, isto é, lembrar onde e quando houve o encontro com determinada informação, é um dos aspectos da memória episódica que apresenta desenvolvimento mais tardio. Crianças antes dos 6 anos têm, inclusive, dificuldade em julgar se fizeram ou imaginaram uma ação[13].

Ao longo da pré-escola, observam-se narrativas mais longas e detalhadas de eventos vividos pela criança. Os relatos de memórias também ganham profundidade. Se, inicialmente, a criança reporta um evento em que caiu, mais tarde ela acrescenta como se sentiu e até fala do ressentimento experimentado quando os colegas riram de sua queda. A contribuição do desenvolvimento da linguagem para o enriquecimento da memória continua a se avolumar ao longo dos anos escolares e da adolescência[16]. Além disso, o incremento das funções executivas potencializa os processos de memória, viabilizando o uso de estratégias e o autocontrole dos processos cognitivos e das ações a partir da intenção.

Diferenças nas mudanças ao longo da vida adulta também têm sido apontadas entre tipos e sistemas de memória de longo prazo, sendo que aqueles que envolvem maior participação de funções executivas de controle que se desenvolvem mais tarde decaem mais cedo. Assim, na vida adulta e no envelhecimento, as modalidades de memória implícita (*priming*, condicionamento, memória procedural) decaem menos do que os sistemas de memória explícita/declarativa (memórias episódica e semântica). Dentre os últimos, há indicadores de diferenças de idade na memória episódica em termos de codificação e recuperação, assim como no acesso eficiente aos conteúdos da memória semântica[9,17].

Um dos aspectos da memória episódica que mais decai com a idade é a informação referente ao contexto, à fonte, de um episódio. As diferenças de idade são sempre menores quando se trata de reconhecer uma informação, mas se acentuam dramaticamente quando a tarefa envolve o contexto em que a informação estava inserida. Enquanto o reconhecimento da informação em si mostra mudanças a partir dos 40 anos, tarefas que demandam lembrança do contexto evidenciam mudanças já entre 20 e 30 anos de idade[17].

Tabela 2 Mudanças na memória de longo prazo no desenvolvimento

Memória de longo prazo		
Processos/sistemas	Caracterização	Mudanças no desenvolvimento
Processos de memória	Codificação, armazenagem e recuperação, sob ação de processos de controle: uso de estratégias, organização, profundidade de representação (semântica)	Aumento a partir de 5 anos de idade Declínio no envelhecimento
Memória implícita	*Priming* perceptual	Presente desde os 3 anos de idade em diante e pouco efeito de idade
Memória explícita semântica	Conhecimentos e conceitos construídos e armazenados ao longo da vida	Incremento desde o nascimento, que continua na vida adulta e mesmo no envelhecimento O acesso tende a se tornar menos fácil na maturidade e no envelhecimento
Memória explícita episódica	Episódios situados no tempo e no espaço	Incremento desde os 6 meses de vida pelo menos Decaimento entre segunda e quarta décadas de vida, e mais marcante no envelhecimento

Salthouse[9] estudou as mudanças na memória na vida adulta e no envelhecimento a partir de dados de normatização de várias baterias de testes de memória (*Wechsler Memory Scale* – WMS III, *Neuropsychological Assessment Battery, Kaplan Baycrest Neurocognitive Assessment, Reynolds Intellectual Assessent Scales and Doors and People*). Apesar de alguma variação entre as medidas de memória episódica imediata e após intervalo, com diversos materiais e paradigmas, há uma queda monotônica e contínua do desempenho desde cedo (para alguns testes desde os 20 e 30 anos e, para outros, a partir dos 40 anos). Entre os 60 e 70 anos, a diferença em relação aos 20 anos é de cerca de um desvio-padrão.

Evocação de listas de palavras e aprendizagem de pares verbais associados já mostram queda entre 20 e 30 anos.

A memória semântica, outra modalidade de memória explícita, mostra incremento de seus conteúdos ao longo da vida, que pode se sustentar até mais tarde na vida adulta. Essa expansão da base de conhecimentos sobre o mundo contribui inclusive para a capacidade de formar novas memórias episódicas e de recuperá-las. Há a hipótese de que os registros incorporados à memória semântica não se apagam, no desenvolvimento típico, e se fala até em permamemória (memória permanente). No entanto, o aumento na idade é acompanhado por mudanças na acessibilidade a esses traços de memória, em particular quando o acesso é intencional. Adultos mais velhos tendem a ter dificuldade em acessar nomes próprios e a experimentar o fenômeno de estar com a palavra na ponta da língua, mas não conseguir acessar. E, mesmo quando esse acesso é possível, muitas vezes apresenta-se lentificado[13]. A trajetória do desenvolvimento da memória de longo prazo está resumida na Tabela 2.

ATENÇÃO

A atenção é uma função cognitiva que possibilita formas de selecionar informações, seja a partir de estímulos que adentram a mente ou que estão na memória. Além da atenção para a percepção, há ainda a atenção para a ação, que se refere à seleção de respostas. Assim como a memória, a atenção não parece ser um constructo unitário. O modelo neurocognitivo da atenção, proposto por Posner et al., inclui três redes ou sistemas: alerta, orientação e atenção executiva[18]. Esses diferentes sistemas ou redes atencionais, apesar de inter-relacionados, mostram cursos de desenvolvimento diferentes. Novamente, como observado para a memória episódica, as mudanças nos processos de controle da atenção pelo sujeito são mais tardias na infância e decaem na vida adulta e no envelhecimento.

Alerta e orientação

O sistema de alerta permite atingir e manter um estado de alta sensibilidade a estímulos. O sistema de orientação possibilita a seleção de informações a partir do input sensorial. A atenção executiva se refere à capacidade de orientar a atenção a partir da intenção, sendo fundamental para a autorregulação de pensamentos, sentimentos e comportamentos.

Há diferenças no curso de desenvolvimento desses sistemas atencionais[19]. As mudanças mais precoces são vistas no sistema de alerta. Bebês dormem a maioria do tempo ao nascer, mas, aos 12 meses, eles já passam a maior parte do dia acordados. A dependência, por parte do bebê, em relação às informações sensoriais externas para a regulação do estado de alerta (advindas principalmente da estimulação dos adultos que dele cuidam) diminui ao longo desse período.

O sistema de orientação também mostra sua presença desde cedo, mudando acentuadamente ao longo do primeiro ano de vida. Inicialmente, o controle da orientação é muito dependente de características dos estímulos, como novidade, brilho, movimento e até do tipo de estímulo (por exemplo, faces humanas são estímulos particularmente interessantes para bebês). O direcionamento da atenção pelos cuidadores também tem papel crucial nesse momento. Somente entre 4 e 6 meses de vida os bebês começam a ter controle em desengajar a atenção de um alvo para outro[19].

Atenção executiva

Embora os primórdios da atenção executiva já sejam detectados no primeiro ano de vida, este é o sistema de mais tardio desenvolvimento, mudando, principalmente, entre 2 e 6 anos de idade. A seleção de informações nesse sistema não depende apenas da força dos estímulos, como ocorre no sistema de orientação[18]. No sistema de atenção executiva, a seleção é feita a partir de representações internas, em parte por meio da modulação do sistema de orientação.

Assim, a atenção seletiva já está presente nos primeiros anos de vida, mas ainda é bastante dependente do sistema de orientação, sendo a seleção baseada na força dos estímulos e no direcionamento por outrem. O controle endógeno da atenção começa após os 9 meses de vida. No final do primeiro ano, a atenção vai se tornando mais voluntária, na medida em que aumenta a modulação do sistema de orientação pela atenção executiva[19].

O desenvolvimento da atenção executiva, acelerado nos anos escolares, possibilita maior tempo de sustentação e de modulação da atenção em resposta às necessidades da tarefa. Segundo Posner, Rothbath e Rueda[18], entre 3 e 5 anos é observada mudança na capacidade de focalizar e regular a atenção em tarefas estruturadas, com objetivos mais determinados, em contraposição à capacidade de sustentar e regular a atenção em atividades mais livres e menos complexas.

No envelhecimento, a atenção executiva parece declinar de forma mais ampla e marcante, enquanto a orientação mais automática para um estímulo mostra-se menos afetada primariamente. Com a idade, há maior dificuldade de desengajar a atenção, uma vez que esta tenha sido capturada automaticamente por um estímulo forte[20]. Além disso, discute-se se o sistema de orientação também sofreria o impacto da perda de eficiência da sua modulação pela atenção executiva, que declina.

Vários aspectos da atenção, relacionados à atenção executiva, mostram consistente declínio com a idade[20]: atenção seletiva (direcionamento intencional do foco atencional), atenção dividida (processamento simultâneo de duas ou mais tarefas, processos ou fontes de informação) e atenção alternada (habilidade de mudar rapidamente de uma tarefa, processo ou fonte de informação para outra). O declínio de tais aspectos da atenção e, em particular, da atenção dividida, se refletem na queda da habilidade multitarefa tão elevada nos adolescentes e adultos jovens e tão difícil na maturidade e no envelhecimento. A atenção sustentada (manutenção da vigilância ao longo do tempo), menos pesquisada no envelhecimento, mostra declínio mais tardio (após os 70 anos) do que para os outros aspectos da atenção executiva, sendo particularmente evidente em tarefas mais difíceis. A Tabela 3 apresenta uma síntese da trajetória do desenvolvimento da memória de longo prazo.

Tabela 3 Desenvolvimento da atenção

Atenção		
Sistemas	Caracterização	Mudanças no desenvolvimento
Alerta	Permite atingir e manter um estado de alta sensibilidade a estímulos	Incremento desde o início e ao longo do primeiro ano
Orientação	Possibilita a seleção de informações a partir do *input* sensorial com a força dos estímulos e por direcionamento de cuidadores	Incremento desde o início e ao longo do primeiro ano de vida
Atenção executiva	Capacidade de orientar a atenção a partir da intenção, autorregulação de pensamentos, sentimentos e comportamentos	Incremento desde o final do primeiro ano de vida (9 meses), mas mudanças mais marcantes entre 2 e 6 anos de idade Decai no envelhecimento

LINGUAGEM

A linguagem é um sistema simbólico poderoso para nossa constituição cognitiva e subjetiva. As representações que a linguagem permite contribuem, particularmente, para: (a) o conhecimento que temos de nós mesmos e do mundo por meio do aprendizado, da reflexão e da invenção; (b) a comunicação e interação social; (c) a memória, tanto individual como coletiva, de fatos e conceitos; (d) o pensamento e a ação. O curso das transformações da linguagem, ao longo do desenvolvimento, é visível, mesmo para não especialistas. As famílias reconhecem no atraso da aquisição da fala um indicador de transtorno no curso do desenvolvimento de seus filhos, e para o qual precisam buscar atendimento.

Os seres humanos trazem as condições biológicas para a aquisição da linguagem, o que, no entanto, só se realiza por meio da inserção da criança em contextos sociocomunicativos. As interações sociais são importantes não só para o desenvolvimento linguístico de crianças como o dos adultos. O aumento do vocabulário nos adultos, por exemplo, sofre influência do contexto social, e, em particular, do ambiente profissional[21]. Outro aspecto importante a considerar na interação natureza e cultura é a hipótese de um período sensível para a aquisição da linguagem. No período sensível, abre-se uma janela de oportunidade ótima para o aprendizado, o que no caso da linguagem, parece se estender até a puberdade[22,23]. Nesse tempo biologicamente determinado, com a participação das crianças em contextos sociocomunicativos, o processo de aquisição da fala é potencializado, inclusive, para outras línguas, além daquela de seus familiares.

As habilidades de linguagem oral se desenvolvem de maneira ordenada[22]. O bebê é capaz de distinguir o som da voz humana ao nascer. Passados alguns meses, torna-se mais hábil em discriminar os fonemas de sua primeira língua. Por volta dos 3 meses, o bebê é capaz de brincar com os sons da fala, sendo que por volta de 6 ou 7 meses, pode reconhecer todos os sons de sua comunidade linguística. Em torno de 12 meses, os bebês emitem suas primeiras palavras, expandindo rapidamente seu vocabulário, podendo se expressar por frases muito simples por volta dos 24 meses[23]. A Tabela 4 apresenta os marcos de desenvolvimento da linguagem oral.

É importante observar que a compreensão da fala precede o seu uso. Em outras palavras, antes mesmo de se expressar pela fala, o bebê já é capaz de compreendê-la, possuindo um vocabulário compreensivo, também chamado de receptivo ou passivo. Da mesma maneira que ocorre com o vocabulário, a habilidade sintática da criança aumenta progressivamente. Dos 2 aos 3 anos de idade, as crianças elaboram relatos simples a partir de ações que realizam no aqui e agora[24]. Uma vez que as interações sociocomunicativas são os contextos, por excelência, para o desenvolvimento das habilidades linguísticas, o papel do adulto é muito importante nesse processo. Por meio de perguntas, espelhamento e complementação da fala das crianças ("Criança: Bola" – Adulto: Ah, bola ... O João joga a bola."), o adulto contribui para a atribuição de forma e sentido ao desenvolvimento linguístico da criança, auxiliando a criança a melhor estruturar e desenvolver a sua fala.

As narrativas propriamente ditas são observadas, de maneira geral, por volta dos 4 anos em diante[24]. As crianças passam a iniciar suas histórias sem depender tanto da mediação dos adultos, como ocorria até então. Aos 5 anos, espera-se que as crianças tenham adquirido todo o inventário fonológico de sua primeira língua e, com isso, maior possibilidade de expressão e compreensão da linguagem. Com o passar dos anos, ao longo do desenvolvimento do indivíduo, as narrativas vão se tornando cada vez mais complexas, tanto em sua organização estrutural como linguisticamente.

As narrativas auxiliam na organização e dotação de sentido às experiências vividas ou por vir, o que tem grande importância na construção e expressão da memória episódica. É também por meio de narrativas que podemos compartilhar nossa história pessoal e episódios rotineiros, bem como recontarmos as experiências vividas de outras pessoas. Dessa maneira, o desenvolvimento das habilidades narrativas contribui para articularmos os significados dos eventos individuais e coletivos em nossa memória. Como sistema simbólico, a linguagem permite ao indivíduo se desprender do aqui e do agora, e tornar-se um ser da história, permitindo assim o registro de seu passado, como uma representação do futuro.

Tabela 4 Mudanças no desenvolvimento na aquisição da fala

	Aspectos da aquisição da fala	
Linguagem oral	Reconhecimento da fala	Nascimento
	Começo das vocalizações	3 meses
	Reconhecimento dos sons da língua de sua comunidade linguística	6-7 meses
	Balbúcios: produção de sílabas reconhecíveis; prazer na brincadeira e repetição dos sons	8-10 meses
	Primeiras palavras	10-14 meses
	Rápida expansão do vocabulário, principalmente, relacionada à nomeação	16-24 meses
	Enunciação de frases simples	18-24 meses

Desenvolvimento do vocabulário e da rede semântica

A palavra é uma noção intuitiva em termos linguísticos, na qual se encontram articulados os níveis fonológico e semântico da linguagem. A aquisição do vocabulário é um marco de desenvolvimento, possibilitando quer a comunicação oral da criança, quer a construção do pensamento verbal. Das primeiras palavras compreendidas pelo bebê até a adolescência, o vocabulário ganha extensão e complexidade em ritmo bastante acelerado. Por toda a vida adulta, o vocabulário continua a se expandir, embora em ritmo mais lento do que o observado em períodos anteriores de desenvolvimento. Em idade avançada podem ser observados, durante a fala, lapsos na busca de palavras, erros de substituição ou mesmo de clareza no emprego de algumas palavras, evidenciando prejuízos no acesso e recuperação das palavras no léxico mental[21]. De acordo com a teoria do déficit de processamento[25], seria observada dificuldade na conexão entre a sequência sonora e o conceito associado às palavras, dissociando a recuperação de um e de outro. Dessa forma, seria possível a recuperação do significado, ao mesmo tempo em que há recuperação parcial ou ausência da sequência fonológica correspondente. Tais dificuldades têm sido também associadas à diminuição na velocidade de processamento e, particularmente, aos prejuízos na nomeação automatizada rápida.

Não há dúvida de que a linguagem intermedeia nossa relação com o mundo. Porém, as palavras e as coisas não estão associadas diretamente, sendo as primeiras as expressões linguísticas dos conceitos que construímos acerca das coisas. As palavras desempenham um papel importante para a representação do conhecimento e a organização hierárquica dos conceitos na memória semântica. Por sua vez, o significado de uma palavra pode ser melhor compreendido pela posição dela na rede de significação de nossa memória semântica. Assim, habilidades linguísticas e o desenvolvimento de nossa rede semântica parecem estar relacionados de maneira recíproca.

Em função do desenvolvimento cognitivo, mudanças na habilidade de nomeação e categorização assinalam diferenças importantes no curso das habilidades linguísticas e na organização da rede semântica[26]. O significado atribuído a uma palavra traz, em sua construção, a generalização, já que a palavra se refere a uma categoria de elementos considerados similares. A similaridade entre os elementos vai variar segundo o nível hierárquico da classificação considerado. Por exemplo, passarinho e cachorro são animais em uma classe superordenada, sendo, porém, considerados dessemelhantes em função das subclasses a que pertencem: passarinho, uma ave; cachorro, um mamífero.

No processo inicial de nomeação realizado pelas crianças em seus três primeiros anos de vida podem ocorrer tanto a superextensão como a subextensão dos significados das palavras[22]. No primeiro caso, a criança emprega a palavra para nomear outros referentes além daqueles a que se aplica. Por exemplo, a criança pode chamar de moto tanto as motocicletas como as bicicletas. No segundo caso, emprega a palavra para designar apenas um único ente dentre um conjunto. Assim, Vera é o nome da sua mãe apenas.

Superados esses equívocos iniciais do processo de nomeação, crianças pré-escolares, ainda assim, confundem uma classe com suas subclasses, encontrando dificuldade em hierarquizá-las, o que dificulta a organização do conhecimento. Nessa fase, os conceitos se mostram mais concretos e menos gerais, sendo que as crianças apresentam mais facilidade na realização de classificações com base em atributos perceptuais mais salientes ou em seu uso.

O desenvolvimento da lógica elementar, a partir de 6/7 anos, permite à criança a elaboração de categorias bem mais definidas e realizadas segundo múltiplos critérios[27], gerando melhor integração entre os conceitos em campos conceituais e destes entre si. A criança é capaz de realizar comparações entre parte e todo, como, também, operações de disjunção, junção, inclusão e interseção entre as classes[27]. Isto resulta em mudanças na qualidade com que os conceitos são elaborados e seus conhecimentos são ressignificados. A partir da adolescência, observa-se mudança qualitativa importante quanto ao desenvolvimento das habilidades linguísticas como cognitivas[23]. A linguagem passa a ser empregada para melhor elaborar, representar e discutir abstrações[26, 27]. As diferentes figuras de linguagem passam a ser melhor entendidas, como também construídas e empregadas com desenvoltura na produção discursiva, quer na fala, quer na leitura e na escrita. Adolescentes e adultos interagem, com mais frequência, em contextos sociocomunicativos de maior complexidade em seu quotidiano, o que de um lado requer sobremaneira de suas habilidades linguísticas, e, por outro, contribui para o contínuo desenvolvimento dessas mesmas habilidades ao longo da vida.

Linguagem, ação e tomada de consciência

Se para entender o desenvolvimento das habilidades linguísticas é preciso considerar as mudanças mais amplas de natureza cognitiva, a linguagem, por sua vez, contribui para o desenvolvimento qualitativamente mais complexo do pensamento. Segundo Vygotsky[28], além de sua função comunicativa, crianças pré-escolares em seus monólogos usam a fala como organizadora de sua ação[28]. As crianças falam enquanto fazem algo, de forma que sua fala estrutura a ação, e esta, por sua vez, mantém o falar em voz alta, em um ciclo virtuoso. Essa fala em voz alta se internaliza, ou seja, se transforma em um discurso interno silencioso, podendo ser empregado anteriormente à ocorrência da ação no mundo físico. Dessa maneira, a linguagem antecipa o curso da ação, podendo ter, além da função de organização, àquela de planejar e de regular as atividades diárias[28]. É importante assinalar que a fala em voz alta não desaparece por completo, sendo observada, mesmo em adultos, quando há dificuldades no entendimento e na forma de se lidar com situações consideradas bastantes difíceis para o sujeito.

Por meio da linguagem, podemos provocar transformações no mundo sem que para isso precisemos realizar qualquer ação física sobre ele. Dessa forma, substituímos ações por palavras, o que gera implicações importantes para o papel da linguagem na autorregulação do comportamento e no controle da impulsividade. A mediação exercida pelas palavras estabelece distância temporal entre o acontecimento e a ação, o que pode permitir ao sujeito avaliar a situação em si, como a sua reação nessa mesma situação.

A tomada de consciência de nossas ações, bem como de nossa própria atividade mental, depende da possibilidade de representarmos intencionalmente e de forma explícita tais conteúdos[29]. Existe relação de causalidade recíproca entre o desenvolvimento da metacognição, ou seja, a consciência que temos a respeito de nossa atividade cognitiva, e a linguagem. Por um lado, a habilidade metacognitiva contribui para a linguagem, particularmente, para o desenvolvimento do léxico e das habilidades discursivas. Tais contribuições ocorrem de forma mais plena, em função do desenvolvimento cognitivo, na adolescência e na idade adulta[26]. Por outro lado, a linguagem torna possível tal representação, concorrendo assim para o próprio desenvolvimento da metacognição.

Habilidades metacognitivas estão também associadas à aprendizagem, em diferentes domínios, para aprendizes de diversas idades e nível socioeconômico[30]. É importante ressaltar que o desenvolvimento da metacognição não depende tão somente da linguagem, mas também de outras funções cognitivas, particularmente, do desenvolvimento do raciocínio. No entanto, as habilidades linguísticas são fundamentais para a redescrição representacional e de tematização explícita requeridas durante o processo de tomada de consciência da atividade metacognitiva.

Linguagem oral e escrita

Durante a alfabetização, há uma revolução na maneira como a linguagem deva ser tratada pela criança. Até então, na vida da criança, a linguagem é empregada com diversas funções: comunicação, regulação ou representação do conhecimento. O aprendizado da escrita vai requerer que a linguagem passe a ser tomada pela criança como um objeto de conhecimento. Em outras palavras, de instrumento para pensar, a linguagem tem de ser, a partir de, então, objeto para conhecer. Com a alfabetização e durante toda sua vida escolar, o aprendiz deve ocupar-se do estudo da organização e do funcionamento da linguagem escrita. Assim sendo, o aprendizado da escrita se realiza por meio do desenvolvimento de habilidades metalinguísticas, ou seja, da tematização e de operações intencionais realizadas acerca da linguagem.

O aprendizado da linguagem escrita transforma a linguagem oral, seja pela experiência com frases de estrutura sintática mais complexas, seja pela expansão do vocabulário. Até o aprendizado da linguagem escrita, as situações sociocomunicativas de linguagem oral são fontes, por excelência, para a aquisição de novas palavras pela criança. No decorrer da escolaridade, a leitura passa a contribuir com maior eficiência para o desenvolvimento das habilidades linguísticas, e, particularmente, para a expansão do vocabulário, quer de crianças, adolescentes ou adultos.

O sucesso escolar depende, sobremaneira, das habilidades de linguagem escrita, já que a leitura e a escrita são também requisitadas para o aprendizado das diversas disciplinas do currículo. Por sua vez, o desenvolvimento das habilidades de leitura e escrita dependem das oportunidades sociais de participação do indivíduo em contextos de letramento, quer estes ocorram na escola, quer fora desta. Assim, a avaliação dos transtornos relacionados à linguagem escrita deve levar sempre em conta as oportunidades que as crianças tiveram para aprendê-la.

Ler e escrever implicam uma constelação de habilidades linguístico-cognitivas para sua realização[31]. Na leitura, distinguem-se habilidades básicas, como a fluência de leitura, e habilidades de alta ordem, como a compreensão e a realização de inferências. As habilidades de fluência de leitura compreendem a precisão, a velocidade e a expressividade com que a leitura é realizada, e seu desenvolvimento se estende para anos ulteriores à alfabetização, segundo a qualidade e frequência dos contextos de letramento. Por exemplo, a velocidade de leitura para textos narrativos, ao término do segundo ano escolar, fica em torno de 58 palavras por minuto, chegando a uma média de 158 palavras por minuto ao término do ensino fundamental, no nono ano[32]. Para jovens adultos, a velocidade de leitura pode variar de 172 a 220 palavras por minuto em média[33].

O progresso na fluência de leitura é fundamental para a formação do leitor habilidoso, pois a automaticidade com que esses processos básicos ocorrem permite: (a) a ampliação da extensão e da complexidade linguística do texto a ser lido; (b) o aprimoramento da compreensão de leitura, já que os recursos cognitivos podem estar voltados prioritariamente para a construção de sentidos do texto, e não mais para a decodificação. Leitores pouco fluentes despendem muito de seus recursos cognitivos para alcançarem a precisão e a velocidade de leitura, o que dificulta o processo de interpretação do texto. No entanto, é importante ressaltar que dificuldades de compreensão de texto podem também ocorrer sem que tenham como principal antecedente a leitura disfluente[34]. Nesses casos específicos, as dificuldades com a compreensão de leitura em crianças e adolescentes estariam mais associadas a prejuízos com habilidades de alta ordem, relacionadas ao desenvolvimento das habilidades intelectivas.

No envelhecimento, a compreensão pode sofrer interferência associada à distração ou a pensamentos intrusivos, o que encontra explicação no decréscimo na velocidade de processamento ou no controle inibitório[25]. No caso de prejuízos observados no controle inibitório, podem estar associados a dificuldades de impedir ou mesmo restringir a intrusão de associações idiossincráticas, pensamentos ou informações irrelevantes na memória de trabalho, afetando, assim, o processamento do texto oral ou escrito.

DESENVOLVIMENTO DO CÉREBRO

O desenvolvimento cognitivo não depende apenas de mudanças biológicas no cérebro durante sua maturação, mas essas mudanças estão subjacentes aos avanços cognitivos de formas bastante precisas e específicas. Modificações estruturais e funcionais do cérebro têm sido sistematicamente relacionadas ao incremento de eficiência de funções cognitivas, assim como ao seu declínio, ao longo da vida.

Mecanismos de maturação cerebral

O desenvolvimento do cérebro é um processo prolongado que, iniciado na terceira semana gestacional, se estende por toda a vida. Os cerca de 10 bilhões de neurônios que constituem o cérebro já estão presentes, em sua maioria, no nascimento, mas eles aumentam de 4 a 5 vezes em tamanho entre a infância e a idade adulta. Esse aumento se deve principalmente ao crescimento das conexões sinápticas entre neurônios (substância cinzenta) e à mielinização das fibras nervosas (substância branca), embora ainda haja nascimento de neurônios (em escala muito menor) após o nascimento e mesmo na vida adulta. Por outro lado, o desenvolvimento cerebral inclui também a eliminação de neurônios e sinapses que se tornam não funcionais ao longo do processo. Tal mecanismo de poda neural reflete o efeito do ambiente sobre a maturação do cérebro, refinando os padrões de conexão, por meio da aprendizagem[23].

Períodos sensíveis

Essas mudanças, em parte biologicamente determinadas e em parte moduladas pela estimulação ambiental, não se dão ao mesmo tempo nas diferentes regiões e circuitos cerebrais. Existem períodos da vida em que os mecanismos de plasticidade cerebral estão especialmente ativos e prontos para receber certos tipos específicos de estimulação necessária para a maturação de certas áreas e circuitos cerebrais, e para o desenvolvimento de funções neuropsicológicas a elas relacionadas. Essas janelas de oportunidade são chamadas períodos sensíveis, nos quais o incremento dessas funções se dá de modo mais rápido e fácil[23]. Esses períodos críticos ocorrem na infância e na adolescência.

Mudanças no cérebro ao longo da vida

O crescimento da substância cinzenta do cérebro segue uma trajetória na forma de U invertido, com crescimento rápido na infância e adolescência, e declínio (muito mais lento) dos 20 anos em diante. A mielinização, também iniciada na vida intrauterina, por sua vez, não estará completa antes do início da vida adulta, podendo atingir um platô de estabilidade até a segunda ou terceira década em determinadas áreas do cérebro[23].

O desenvolvimento ao longo da vida não se dá no mesmo ritmo e tempo para as diferentes áreas do cérebro. No que se refere ao córtex cerebral, as áreas sensoriais são as primeiras a atingir nível máximo de maturação, seguidas das áreas de associação, relacionadas a processamentos mais complexos. Os lobos frontais, e especialmente as áreas pré-frontais, dentre as áreas associativas, são os que apresentam processo de desenvolvimento mais estendido e maturação mais tardia[23].

Mudanças no córtex pré-frontal, por exemplo, são correlatas ao desenvolvimento de funções cognitivas complexas, como é o caso das funções executivas. Há aumento monotônico da mielinização durante infância e adolescência, contribuindo para o aumento da eficiência, velocidade de processamento e integração de informações, tanto no próprio lobo frontal quanto com outras regiões do cérebro. Em paralelo, há aumento do volume de substância cinzenta, densidade sináptica e espessura cortical nos anos iniciais, seguido de progressiva redução nos anos finais da infância, na adolescência e na vida adulta. Essa redução é entendida como decorrente da poda neuronal relacionada à moldagem do cérebro pela experiência[4]. A partir da vida adulta, e já observável por volta dos 30 anos, há um gradual declínio do córtex pré-frontal, incluindo redução no fluxo sanguíneo e perda de tecido neural, dramático quando comparado a outras áreas cerebrais[35].

A maturação pré-frontal ao longo da infância e adolescência está relacionada ao incremento dos processos de controle, que viabilizam aspectos estratégicos da cognição e, em particular, da memória. A maturação de regiões mediais do lobo temporal (destacando-se o hipocampo) dá suporte ao incremento do aspecto associativo da memória. Na vida adulta, tanto o córtex pré-frontal quanto as regiões mediais do lobo temporal passam por declínio, que se acentua no envelhecimento[13].

Áreas cerebrais diferentes podem trabalhar integradas em redes neurais que dão suporte a uma mesma função cognitiva. No caso da atenção, o sistema de alerta envolve regiões do lobo frontal direito. O sistema de orientação atencional está relacionado à junção temporoparietal e ao lobo parietal superior, além de áreas corticais frontais, assim como algumas regiões subcorticais, incluindo o colículo superior e o pulvinar. A atenção executiva, por sua vez, tem como correlatos neurais o giro cingulado anterior e regiões pré-frontais. Comparado aos outros dois sistemas atencionais, a maturação das áreas cerebrais que possibilitam a atenção executiva é mais tardia, prolonga-se ao longo da infância e adolescência e mostra declínio funcional com a idade[19].

Mudanças no padrão de ativação cerebral

Na infância, observa-se ativação mais difusa e com maior volume de áreas cerebrais durante atividades cognitivas. Ao longo da infância e na adolescência, e até o início da vida adulta, a ativação se torna mais local, específica e mais econômica.

Estudos de neuroimagem com crianças mais velhas mostram, por exemplo, ativação dos mesmos circuitos cerebrais em tarefas que envolvem cada um dos sistemas de atenção. No entanto, o volume de ativação parece ser consideravelmente maior em crianças do que em adultos. Isto tem sido interpretado como indicativo de que a ativação vai se tornando mais focal e refinada, conforme os processos atencionais ganham em eficiência[19]. Do mesmo modo, em estudos de conectividade, enquanto as áreas cerebrais dos sistemas de orientação e de atenção executiva são mais integradas por volta de 7 a 9 anos, em adultos esses sistemas são mais diferenciados[18].

No envelhecimento, observa-se novamente menor especificidade no recrutamento de áreas cerebrais durante o processamento cognitivo. No entanto, isto não tem sido entendido como uma simples "volta à infância" na idade avançada. Na infância, a especialização funcional do cérebro ainda não estaria estabelecida e a ativação mais difusa decorreria disso. No envelhecimento, diante da queda de eficiência dos processos de controle haveria necessidade de ativar mais unidades de processamento e de utilizar vias alternativas de processamento[36].

CONSIDERAÇÕES FINAIS

Os estudos do desenvolvimento neuropsicológico ao longo da vida evidenciam um padrão de mudanças no qual o conhecimento (inteligência cristalizada) cresce aceleradamente durante a infância, continua a se acumular a um passo mais lento e se mantém relativamente estável no envelhecimento. Em contraste, o controle cognitivo (inteligência fluida) aumenta em termos de potência, velocidade e complexidade, da infância ao início da vida adulta e declina em seguida. Diferentes teóricos tentam determinar exatamente que processos controlados mudam primariamente com a idade, afetando os outros: alguns enfatizam a velocidade de processamento, enquanto outros atribuem papel central ao controle inibitório, e outros aos recursos de processamento disponíveis. Essas interpretações, no entanto, não são necessariamente mutuamente excludentes.

Bialystok e Craik[37] ressaltam que, além das mudanças nos próprios processos de controle e conhecimento, as interações entre eles também se transformam ao longo do desenvolvimento. Por exemplo, processos atencionais relacionados ao controle cognitivo são importantes para o desenvolvimento da base de conhecimentos na infância, refinando as representações. Os processos atencionais controlados permitem, por exemplo, que a criança dirija a atenção para aspectos específicos do campo perceptual e das representações mentais. Em contrapartida, modificações nas representações e na sua organização as tornam mais acessíveis à manipulação e ao acesso intencional.

Ao longo da vida adulta e, especialmente, no envelhecimento os processos de controle caem em eficiência, muitas vezes dificultando o acesso à base de conhecimentos[37]. Entretanto, é preciso notar que os efeitos dessas alterações podem não ser evidentes em determinadas situações, tendo em vista que o adulto dispõe de um elenco de representações que pode dar suporte aos processos de controle. No envelhecimento, conforme sintetizado por Cadar[38], o ritmo de declínio também poderá variar consideravelmente dependendo da influência genética, da educação, assim como da classe social e atividade laborativa na vida adulta.

Por fim, é importante ressaltar que um dos princípios mais fundamentais da ciência do desenvolvimento é que ela não é simplesmente produto do que vem escrito nos genes, ou então construída inteiramente pelo ambiente. Resulta, segundo ressalta Zelazo[1] da interação bidirecional e contínua entre fatores biológicos e ambientais, em diferentes níveis: cultural, social, cognitivo, emocional, neural e molecular.

RESUMO

- O desenvolvimento tem múltiplas fontes que interagem e interatuam ao longo dos ciclos de vida: a hereditariedade, a maturação e o ambiente (físico, social e cultural).
- As funções executivas básicas – controle inibitório, memória de trabalho e flexibilidade – alicerçam o desenvolvimento das funções executivas de alto nível, como o planejamento e a automonitorização.
- As funções executivas apresentam curva de desenvolvimento na forma de U invertido: incremento dessas funções ao longo da infância até a juventude, com maior estabilidade no início da vida adulta, decaindo desde meados da vida adulta e, de forma mais marcante, no envelhecimento.
- Sistemas da memória de longo prazo que requerem menos esforço cognitivo, uso de estratégias e organização (processos de controle) têm trajetória de desenvolvimento mais longa na infância, e decaem mais cedo na vida adulta e no envelhecimento.
- O desenvolvimento da memória semântica, da memória episódica e das habilidades linguísticas está relacionado de forma recíproca.
- Os diferentes sistemas ou redes atencionais, alerta, orientação e atenção executiva, mostram cursos de desenvolvimento diferentes. Mudanças nos processos de autocontrole da atenção são mais tardias na infância e decaem na vida adulta e envelhecimento.

- Os seres humanos trazem as condições biológicas para a aquisição da fala, o que só se realiza por meio da inserção da criança em contextos sociocomunicativos.
- O aprendizado da leitura e escrita depende da escolaridade e das oportunidades sociais de participação em contextos de letramento.
- Períodos sensíveis são intervalos de tempo durante o desenvolvimento nos quais a plasticidade cerebral possibilita maior aproveitamento de certos tipos específicos de estimulação necessária para a maturação de certas áreas e circuitos cerebrais, e para o desenvolvimento de funções neuropsicológicas a elas relacionadas.
- O crescimento da substância cinzenta do cérebro segue trajetória na forma de U invertido; cresce rapidamente na infância e adolescência, e declina (muito mais lento) dos 20 anos em diante. A mielinização, iniciada na vida intrauterina, se completa no início da vida adulta, atingindo um platô de estabilidade.
- Na infância se observa ativação mais difusa e com maior volume de áreas cerebrais durante atividades cognitivas. Ao longo da infância e na adolescência, e até o início da vida adulta, a ativação se torna mais local, específica e mais econômica.
- O desenvolvimento ao longo da vida não se dá no mesmo ritmo e tempo para as diferentes áreas do cérebro. O córtex cerebral, os lobos frontais e especialmente as áreas pré-frontais são as regiões que apresentam processo de desenvolvimento mais estendido e maturação mais tardia.
- O padrão de mudanças do desenvolvimento cognitivo ao longo da vida é caracterizado por: (1) aumento acelerado do conhecimento (inteligência cristalizada) durante a infância, que continua a se acumular a um passo mais lento e se mantém relativamente estável no envelhecimento; e (2) aumento do controle cognitivo (inteligência fluida), em termos de potência, velocidade e complexidade, da infância ao início da vida adulta, seguido de declínio.

QUESTÕES

1. Em relação ao desenvolvimento seria correto afirmar que:
   a) O desenvolvimento só ocorre em períodos sensíveis.
   b) O desenvolvimento decorre de múltiplas fontes: a hereditariedade, a maturação e o ambiente (físico, social e cultural).
   c) O desenvolvimento independe de aspectos socioculturais.
   d) O desenvolvimento é marcado por progresso constante das várias funções cognitivas ao longo da vida.

2. Em relação ao desenvolvimento das funções executivas é correto afirmar que:

a) As funções executivas de alto nível se desenvolvem completamente antes das funções executivas básicas.

b) A memória de trabalho só se desenvolve depois que o controle inibitório acaba de se desenvolver inteiramente.

c) O desenvolvimento da flexibilidade cognitiva depende de algum incremento anterior da memória de trabalho e do controle inibitório.

d) As mudanças na memória de trabalho, controle inibitório e flexibilidade cognitiva são inteiramente independentes entre si.

3. Selecione a afirmativa incorreta.

a) Há incremento das funções executivas ao longo da infância que se estende até a juventude.

b) O desenvolvimento da linguagem compreensiva precede o da linguagem expressiva.

c) O incremento das funções executivas potencializa os processos de memória.

d) Com o envelhecimento, a redução na velocidade de processamento mental não afeta outras funções cognitivas.

4. Qual das sequências a seguir melhor descreve as mudanças na memória episódica ao longo da vida?

a) Incremento do uso espontâneo de estratégias de memória na infância e adolescência e decréscimo no envelhecimento.

b) Uso espontâneo de estratégias de memória ausente na infância, inicia-se na adolescência, aumentando ao longo da vida adulta e decaindo no envelhecimento.

c) Uso de estratégias de memória presente desde o primeiro mês de vida, que aumenta continuamente ao longo da vida sem nunca decair.

d) O uso de estratégias de memória só se inicia na vida adulta e continua aumentando daí em diante.

5. Selecione a função que praticamente não decai no envelhecimento típico:

a) Memória de trabalho.

b) Controle inibitório.

c) Memória semântica.

d) Flexibilidade cognitiva.

6. Qual afirmativas a seguir é incorreta quanto ao desenvolvimento da atenção na infância?
   a) Dos três sistemas atencionais, o de alerta é o que tem início de maturação mais precoce.
   b) No primeiro mês de vida, a seleção de estímulos pelo sistema de orientação se dá inteiramente a partir da intenção do bebê.
   c) A atenção executiva está relacionada à seleção de estímulos a partir da intenção do sujeito.
   d) O desenvolvimento do sistema de orientação é de início mais precoce do que o desenvolvimento da atenção executiva.

7. A linguagem contribui para:
   a) Comunicação e interação social.
   b) Construção de conceitos.
   c) Planejamento e organização das ações.
   d) Todas as afirmativas anteriores.

8. Quanto ao desenvolvimento das habilidades linguísticas, seria correto afirmar que:
   a) As interações sociais são importantes para o desenvolvimento linguístico de crianças e de adultos.
   b) A superextensão e a subextensão dos significados das palavras na fala ocorrem em crianças em idade escolar.
   c) Adolescentes empregam palavras que expressam conceitos mais concretos e menos gerais.
   d) A expansão do vocabulário cessa ao final da adolescência.

9. Marque a alternativa pertinente quanto desenvolvimento do cérebro, relacionado às mudanças nas funções cognitivas ao longo da vida:
   a) Há redução monotônica e gradativa da mielinização, do número de neurônios e de suas conexões a partir do nascimento até o envelhecimento.
   b) Há aumento monotônico e gradativo da mielinização, do número de neurônios e de suas conexões a partir do nascimento até o envelhecimento.
   c) A poda neuronal que reflete os efeitos do ambiente sobre o desenvolvimento do cérebro só ocorre no envelhecimento.
   d) O crescimento da substância cinzenta do cérebro segue uma trajetória na forma de U invertido, com crescimento rápido na infância e adolescência, e declínio (muito mais lento) dos 20 anos em diante.

10. O envelhecimento cognitivo típico é caracterizado por:
a) Incremento dos processos de controle e declínio dos conhecimentos armazenados ao longo da vida.
b) Manutenção dos conhecimentos armazenados ao longo da vida e declínio dos processos de controle.
c) Declínio tanto dos conhecimentos armazenados ao longo da vida quanto dos processos de controle.
d) Acentuado incremento dos processos de controle e dos conhecimentos armazenados ao longo da vida.

REFERÊNCIAS BIBLIOGRÁFICAS

1. Zelazo PD. Developmental psychology: a new synthesis. In: Zelazo PD (ed.). The Oxford handbook of developmental psychology. Vol. 1: Body and mind. New York: Oxford University Press; 2013. p. 3-12.
2. Diamond A. Executive functions. Ann Rev Psychol.2013;64:135-68.
3. Best JR, Miller PH. A developmental perspective on executive function. Child Dev. 2010;81(6):1641-60.
4. Carlson SM, Zelazo PD, Faja S. Executive Function. In: Zelazo PD (ed.). The Oxford handbook of developmental psychology. Vol. 1: Body and mind. New York: Oxford University Press; 2013. p. 706-43.
5. Garon N, Bryson SE, Smith IM. Executive function in preschoolers: a review using an integrative framework. Psychol Bull. 2008;134(1):31-60.
6. De Luca CR, Leventer RJ. Developmental trajectories of executive functions across the lifespan. In: Anderson P, Anderson V, Jacobs R (eds.). Executive functions and the frontal lobes: A lifespan perspective. Washington: Taylor & Francis; 2008. p. 24-47.
7. Zanto TP, Hennigan K, Östberg M, Clapp WC, Gazzaley A. Predictive knowledge of stimulus relevance does not influence top-down suppression of irrelevant information in older adults. Cortex. 2010;46:564-74.
8. Salthouse TA. Selective review of cognitive aging. J Int Neuropsychol. 2010;16(5):754-60.
9. Salthouse TA. Major issues in cognitive aging. New York: Oxford University Press; 2010.
10. Correa J. Funções executivas e aprendizagem. In: Claudia DS (org.). Neurociência e carreira docente. Rio de Janeiro: WAK; 2019. p. 49-60.
11. Wasylyshyn C, Verhaeghen P, Sliwinski MJ. Ageing and task switching: a meta-analysis. Psychol Aging. 2011;26(1):15-20.
12. Groome D. Long-term memory. In: Groome D (ed.). An introduction to cognitive psychology. New York: Psychology Press; 2013. p. 180-227.
13. Shing YL, Werkle-Bergner M, Brehmer Y, Müller V, Li SC, Lindenberger U. Episodic memory across the lifespan: The contributions of associative and strategic components. Neuroscience & Biobehavioral Reviews. 2010;34(7):1080-91.
14. Bauer PJ. Memory. In: Zelazzo PD (ed.). The Oxford handbook of developmental psychology. Volume 1: Body and mind. New York: Oxford University Press; 2013. p. 505-41.
15. Schneider W. Memory development in childhood. In: Goswami U (ed.). Blackwell handbook of childhood cognitive development. London: Blackwell; 2011. p. 236-56.
16. Ornstein PA, Light LL. Memory development across the life span. In: Overton WF, Lerner RM (eds.). The handbook of life-span development. Vol. 1: Cognition, biology, and methods. New Jersey: Wiley; 2010. p. 259-305.
17. Cansino S. Episodic memory decay along the adult lifespan: a review of behavioral and neurophysiological evidence. Int J Psychophysiology. 2009;71(1):64-9.

18. Posner MI, Rothbart MK, Rueda MR. Developing attention and self-regulation in childhood. In: Nobre AC, Kastner S (eds.). Oxford handbook of attention. New York: Oxford University Press; 2015. p. 541-72.
19. Rueda MR, Posner MI. Development of attention networks. In: Zelazo PD (ed.). The Oxford handbook of developmental psychology. Vol. 1: Body and mind. New York: Oxford University Press, 2013. p. 683-705.
20. Zanto TP, Gazzaley A. Attention and ageing. In: Nobre AC, Kastner S (eds.). Oxford handbook of attention. New York: Oxford University Press; 2015. p. 927-71.
21. Macwhinney B. Language Development. In: Overton WF, Lerner RM (eds.). The handbook of life-span development. Vol. 1: Cognition, biology, and methods. New Jersey: Wiley; 2010. p. 467-508.
22. Cole M, Cole SR. O desenvolvimento da criança e do adolescente. Porto Alegre: Artmed; 2004.
23. Oliveira RM, Lent R. O desenvolvimento da mente humana. In: Lent R, Buchweitz A, Mota MB (orgs.). Ciência para educação. Rio de Janeiro: Ateneu; 2018. p. 25-53.
24. Mousinho R, Schmid E, Mesquita F, Santos G. Brincando com a linguagem: da língua oral à língua escrita. Desenvolvimento dos 3 aos 6 anos para pais e professores. 1.ed. São Paulo: Instituto ABCD; 2018.
25. Kemper S. Language in adulthood. In: Bialystok E, Craik FIM (eds.). Lifespan cognition: Mechanisms of change. New York: Oxford University Press; 2006. p. 223–38.
26. Nippold MA. Language development in school-age children, adolescents and adults. In: Brown K (ed.). Encyclopedia of language and linguistics (vol. 6). 2.ed. Oxford: Elsevier; 2006. p.368-72.
27. Inhelder B, Piaget J. Da lógica da criança à lógica do adolescente. São Paulo: Pioneira; 1976.
28. Vygotsky LS. A formação social da mente. São Paulo: Martins Fontes, 1989.
29. Piaget J. A tomada da consciência. São Paulo: Melhoramentos e EDUSP; 1977.
30. Veenman MVJ, Wilhelm P, Beishuizen JJ. The relation between intellectual and metacognitive skills from a developmental perspective. Learning and Instruction. 2004;14:89-109.
31. Oliveira RM. Abordagem cognitiva da compreensão leitora: implicações para a educação e prática clínica. Interação em Psicologia. 2014;18(3):381-90.
32. Mousinho R, Correa J. As habilidades de processamento fonológico e seu desenvolvimento nos dois primeiros ciclos do ensino fundamental. In: Mendonça L, Mousinho R, Capellini S (orgs.). Dislexia: novos temas, novas perspectivas II. Rio de Janeiro: Wak; 2013. p. 195-214.
33. Peres S, Mousinho R. Avaliação de adultos com dificuldades de leitura. Rev Psicopedagogia. 2017;34(103):20-32.
34. Correa J, Fonseca I, Dias PB. Transtornos de aprendizagem da leitura. In: Guimarães SRK, Paula FV (orgs.). Compreensão da leitura: processos cognitivos e estratégias de ensino. São Paulo: Vetor; 2019. p. 197-218.
35. Watson JM, Lambert AE, Miller AE, Strayer DL. The magical letters P, F, C, and sometimes U: The rise and fall of executive attention with the development of prefrontal cortex. In: Fingerman KL, Berg CA, Smith J, Antonucci TC (eds.). Handbook of life-span development, New York: Springer; 2011. p.407-36.
36. Zelazo PD, Lee WSC. Brain development: an overview. In: Overton WF, Lerner RM (eds.). The handbook of life-span development, Vol. 1: Cognition, biology, and methods. New Jersey: Wiley; 2010. p. 89-114.
37. Bialystok E, Craik FIM. Structure and process in life-span cognitive development. In: Overton WF, Lerner RM (eds.). The handbook of life-span development, Vol. 1: Cognition, biology, and methods. New Jersey: Wiley; 2010. p. 195–225.
38. Cadar D. Cognitive ageing. In: Hulya Çakmur (ed.). Geriatrics Health. BoD – Books on Demand. IntechOpen; 2018.

Gabarito

Capítulo 1
1: c; 2: d; 3: a; 4: b; 5: d; 6: c; 7: a; 8: b; 9: d; 10: b.

Capítulo 2
1: d; 2: b; 3: c; 4: d; 5: d.

Capítulo 3
1: c; 2: a; 3: b; 4: c; 5: d; 6: c; 7: e; 8: a; 9: b; 10: a.

Capítulo 4
1: c; 2: e; 3: a; 4: c; 5: a; 6: c; 7: d; 8: c; 9: b; 10: c; 11: b; 12: e; 13: c; 14: a; 15: d.

Capítulo 5
1: c; 2: b; 3: c; 4: c; 5: b; 6: e; 7: c; 8: d; 9: d; 10: d; 11: a; 12: a; 13: c; 14: e; 15: a.

Capítulo 6
1: c; 2: a; 3: d; 4: c; 5: c; 6: d; 7: e; 8: e; 9: e; 10: d; 11: b; 12: d; 13: c; 14: c; 15: c;
16: a; 17: a; 18: a; 19: c; 20: e; 21: b; 22: b; 23: a; 24: b; 25: a; 26: a; 27: d; 28: d;
29: c; 30: c.

Capítulo 7
1: IV, II, I, III, II, V, VI; 2: II, I, I, II, II, I; 3: c; 4: IV, II, I, I, I, I, III, III; 5: F, V, V,
V, F; 6: a, b, e; 7: b; 8: a; 9: d; 10: b.

Capítulo 8
1: F, F, V, F, V, F; 2: b; 3: II, II, I, V, IV, III; 4: b; 5: d; 6: c; 7: a; 8: c; 9: b; 10: I, II,
III, III, II

Capítulo 9
1: b; 2: V, V, F, F; 3: VI, IV, V, II, I, III; 4: d; 5: HD, HE, HE, HD, HE, HE; 6: b;
7: d; 8: c; 9: a; 10: b.

Capítulo 10
1: c; 2: b; 3: d; 4: a; 5: d; 6: c; 7: b; 8: a; 9: b; 10: V, F, V, F.

Capítulo 11
1: b; 2: c; 3: d; 4: a; 5: c; 6: b; 7: d; 8: a; 9: d; 10: b.

Índice remissivo

A

Abordagem de baterias fixas 3
Adinamia 153
Afasia 40, 222
    anômica 226
    de Broca 202, 224
    de condução 225
    de Wernicke 202, 225
    epileptiforme adquirida 226
    global 225
    progressiva primária 226
    subcortical 226
    transcortical
        motora 225
        sensorial 225
Agnosia
    para cores 252
    visual para objetos 250
Agramatismo 223
Alerta 155, 279
    e orientação 277
Alfabetização 284
Alterações
    da fluência 223
    fonéticas e articulatórias 224
    fonológicas 224
    lexicais 224
    morfossintáticas 223
    na compreensão 224
    na repetição 223
Alzheimer 5
Ambiente terapêutico 17
Amnésia
    associada à lesão
        diencefálica 187
        no lobo temporal 186
    global transitória 186
Análise
    de rotas em mapas 239
    de tarefa e teste de limites 11
Anosognosia 75
Antecedente 18
Aposentadoria 5
Apraxia 228
    construtiva 253
Apreensão 135

Aprendizagem
    da linguagem 284
    de um conjunto de figuras familiares 176
    implícita 184
Aquisição da linguagem 203
Áreas
    orbitofrontal 138
    de Broca 74
    de Wernicke 206
    corticais 70
    visuais associativas 236
Aritmética 147, 181
Armar objetos 244
Armazenagem passiva 270
Arranjo de figuras 239, 244
Arrulhamento 204
Aspectos
    a serem investigados na entrevista 7
    evolutivos do sistema nervoso 55
Atenção 132, 133, 277
    executiva 278, 279
    funções 136
Autocontrole 268
Auto-organização 139
Autorregulação 139
Avaliação
    da atenção e funções executivas 140
    da funcionalidade 13
    da linguagem 206
    da memória 172
    das habilidades visuoespaciais e construtivas 239
    de crianças e adolescentes 7
    de leitura de palavras e pseudopalavras isoladas 10
    de leitura textual 10
    dos resultados 21
    funcional de habilidades comunicativas 207
    neuropsicológica 2, 14
    processo 4
    neuropsicológica 3
    socioemocional 9

B

Balbucio 204
Base conceitual da memória 164

Bateria
de avaliação da linguagem
escrita, leitura para crianças 217
no envelhecimento 215
oral 218
de Inteligência de Wechsler para adultos 8
de Percepção Visual de Objetos e de Espaço
246
Fatorial de Personalidade 9
Montreal de Avaliação da Comunicação 211
Psicológica de Atenção 8
Bradicinesia 113

C

Cancelamento 143
Capacidade de operação na memória de trabalho
270
Cardiocentrismo 34
Centros da linguagem no cérebro 39
Cerebelo 113
Cérebro 54
Ciência do desenvolvimento humano 266
Circuito neural 55
da linguagem 75
do medo 90
do prazer 89
Classificação
de Cartas com Mudança Dimensional 271
funcional
do córtex cerebral humano 69
do sistema nervoso 58
Codificação 165, 201
Código 145, 243
linguístico 201
Completar
figuras 244
frases 185
Componentes
cognitivos 138
emocionais 138
Comportamento 18
desinibido 153
Compreensão verbal 201
Comprometimento cognitivo leve 23
Comunicação e linguagem 200
Conceitos figurativos 180, 209
Consciência 106, 108, 133
Construção com cubos 149, 246
Controle inibitório 143, 267
de interferências 132
Cópia da figura de Rey 148, 245
Cópias 240
Coreia 113

Corpo estriado 111
Córtex
associativo terciário 74
cerebral 68, 86
límbico 75
motor primário e secundário 72
pré-frontal 5, 287
sensorial primário e secundário 70
Cubos 8

D

Dados da avaliação 18
Declínio no controle inibitório 269
Decodificação 201
Déficit de memória 174
Demências 5
Desenho
do relógio 148, 240, 245
livre 249
Desenvolvimento
ao longo da vida 266
da atenção 279
da neuropsicologia 32, 41
das funções executivas 267
do cérebro 285
do vocabulário e da rede semântica 281
filogenético de estruturas neurais 57
na aquisição da fala 281
Desorientação espacial 257
Desregulação emocional 153
Dificuldade
atencional 5
de controle inibitório 153
Dígitos
em ordem direta 147, 181
em ordem inversa 147, 181
Disartria 224
Discriminação visual 239
Discurso Narrativo Oral Infantil 9
Disfunção executiva quente 153
Disgrafias 228
periféricas 228
Dislexias 227
periféricas 227
Dissociação
das memórias explícitas e implícitas 173
entre linguagem e consciência 104
Distúrbios
da leitura e escrita 227
de atenção e das funções executivas 151
de memória decorrente de demência
cortical 188
subcortical 188

de orientação espacial 253
da linguagem 221
na doença de Alzheimer 226
da memória 174
em decorrência de lesão cerebral adquirida: amnésias 186
na infância 174
das habilidades visuoespaciais e construtivas 240
de neurodesenvolvimento 151
Doença
de Alzheimer 7, 86, 188
de Huntington 113
de Parkinson 113

E

Ecolalia 153
Efeito de *priming* ou pré-ativação 185
Eixo hipotalâmico-hipofisário-adrenal 92, 93
Emoção 94
Encéfalo 107
Encefalocentrismo 34
Encontrar rota ou caminhos para locais conhecidos 254
Entrevista
devolutiva 13
inicial 6
e exame de documentos 5
Envelhecimento 5, 23, 269, 278, 285
Escala
Beck de depressão 8
de avaliação de demência 8, 182
de depressão geriátrica 8
de transtorno de déficit de atenção e hiperatividade 10
Estabelecimento de metas 18
Estágios do armazenamento da memória 167
Estímulos sensoriais 237
Estratégias
de avaliação da atenção e funções executivas 141
compensatórias 16
para atenção e funções executivas 155
de exame 8
de intervenção 19
de manejo emocional 20
de reabilitação
na heminegligência unilateral 258
nas agnosias visuais 255
nas apraxias construtivas 256
nos distúrbios de orientação espacial 257
de recuperação/treino 16
externas 190

Estruturação de rotinas 155
Estruturas límbicas
corticais 84
do diencéfalo 87
do telencéfalo 87
do tronco encefálico 88
nucleares ou subcorticais 86
Estudos eletrofisiológicos 48
Extensão do córtex cerebral 70

F

Fala telegráfica 204
Falecimento do cônjuge 5
Família do paciente 20
Fases da aquisição da linguagem 204
Figura complexa de Rey 8, 43, 240
Flexibilidade 269
cognitiva 270
Fluência
de leitura 285
verbal 150, 201, 216
semântica 184
semântica e fonológica 9
Fonte de informações memorizadas 275
Formação hipocampal. 86
Funções
cognitivas 9
da linguagem nos hemisférios cerebrais 205
executivas 5, 132, 137, 266, 267
básicas no desenvolvimento 269
de alto nível 271
e o lobo frontal 139
frias 138
quentes 139

G

Gânglios da base 111
Gerenciamento de metas 154
Giro angular 75
Giro para-hipocampal 85

H

Habilidades
cognitivas 42
de linguagem oral 280
perceptuais 239
visuais 238
visuoespaciais 238
construtivas 236, 239
Habituação 135
Hemibalismo 113
Heminegligência 75
unilateral 254

300 Neuropsicologia clínica

Hipercinesia 113
Hipocampo 86, 91
Hipocinesia 113
Hipóteses clínicas frente à queixa 5
Holofrases 204
Humor 5

I

Idosos 274
Imaturidade executiva 5
Imitação imediata ou diferida 275
Impulsividade 153
Índice
  de compreensão verbal 9
  de efetividade comunicativa 207
  de organização perceptual 9
Infância 274
Informação 180
Inibição 269
Iniciativa 138
Institucionalização 2
Integrando as funções executivas frias e quentes
  139
Intrusão 135
Inventário de habilidades sociais 9

J

Jogos para treinamento da atenção e funções
  executivas 155
Julgamento da localização e orientação dos
  estímulos 254

L

Lapso
  atencional 135
  dos processos automáticos da atenção 135
Laudo 13
Lei das Energias Nervosas Específicas 102
Lembretes 155
Lesão
  cerebral adquirida 22
  cerebral e comportamento 31
  em área orbitofrontal 153
Linguagem 9, 199, 279, 282
  ação e tomada de consciência 283
  e estruturas cerebrais 205
  oral e escrita 284

M

Mapa somatossensorial 41
Matéria cinzenta periaquedutal dorsal 88
Mecanismos de maturação cerebral 286
Medidas de planejamento 272

Medula espinhal 115
Memória 5, 94, 163
  de curto prazo 168
  de longo prazo 170, 272
    explícita episódica 170
    explícita semântica 171
    implícita 171
  de trabalho 269, 270
  episódica 276
  estágios 164
  explícita 274, 276
    versus memória implícita 274
  implícita 276
  operacional 42, 168
  para localizações 254
  permanente 277
  semântica 277
Meta 132
Modelo compreensivo 17
Modulação de sistemas sensoriais de baixo para
  cima 104
Motivação 138
Mudanças
  no cérebro ao longo da vida 286
  no nível social 5
  no padrão de ativação cerebral 287

N

Narrativas 281
Neocórtex 71
Nervo óptico 238
Neuroanatomia 34
Neurociências 3
Neurônio 38
  dopaminérgico 90
Neuropsicologia 31
  clínica 2, 3
  desafios 46
Nível de análise
  da sintaxe 202
  do léxico 202
  do semântico 202
  pragmático 203
Nomeação 282
Núcleo accumbens 87

O

Observação comportamental 7
Observações diretas de situações naturais 207
Omissão 135
Organização macroscópica do sistema nervoso
  central 60
Organologia 39

Orientação 279
  e memória topográfica 254
  espacial com base em paradigmas 239

P

Paragramatismo 223
Paralisia 113
Paresia 113
Percepção 9, 236, 239
  visual de objetos 239
Perda de ativação 135
Períodos sensíveis 286
Perseveração 135
Pré-ativação 135, 170
Precisão de resposta 140
Priming 135
  perceptual 274
Processador linguístico 201
Processamento
  da linguagem 201
  da memória 164
Processos
  atencionais e áreas do cérebro 137
  automáticos e controlados 134
  controlados e automáticos 134
  de linguagem 199
  de memória 273, 276
  perceptuais 236
  pré-conscientes da atenção 135
Procurar símbolos 145, 243
Propriedades da linguagem humana 200
Proprioceptores 103
Prosopagnosia 252
Psicologia cognitiva 41

Q

Quadro demencial 5
Queixa de memória acompanhada de humor
  deprimido em idoso 5

R

Raciocínio Matricial das Baterias de Inteligência
  de Wechsler para Crianças e Adultos 8
Reabilitação
  comparação das abordagens 16
  da atenção e das funções executivas 154
  das habilidades visuoespaciais e construtivas
    255
  neuropsicológica 2, 15, 22
    da linguagem 228
    da memória 189
Recordação da figura de Rey 183
Redução das interferências distratoras externas e

  internas 155
Regulação das emoções 132, 138
Relação
  entre atenção e consciência 133
  entre mente e cérebro 31, 45
Repetição 223
Resposta 18

S

Semelhanças 179, 208
Sequência de números e letras 148, 182
Síndrome
  de Landau-Kleffner 226
  frontal 152, 153
Síntese do processamento da linguagem 202
Sistema
  atencionais 108
    supervisor 134
  ativador reticular ascendente 106, 108
  de alerta 277
  de avaliação de suspeita do transtorno do
    espectro autista 10
  de avaliação de testes psicológicos 10
  de memória 168
  extrapiramidal 110
  funcional 44
  límbico 82
    e memória 94
    e seus circuitos neurais 89
  motor 109
  nervoso 37
    associativo 59
    somático 59
    visceral 59
  piramidal 110
  sensorial 102
  vestibular 114
SMART 18
Somestesia 72
Sondagem 142, 239, 241
Subdivisões do lobo pré-frontal 138
Substância branca 86

T

Tálamo 87
Tarefas de torres 272
Tecnologias 19
  assistivas 19
Tempo de reação
  de escolha 142, 241
  simples 142, 241
Teoria
  ascendente 237

da percepção 237
descendente 237
Trina do Cérebro 56
ventricular 35
Terapia cognitivo-comportamental 17
Testes
auditivo-verbal de rey 175
constrastivo de compreensão auditiva e de
leitura 9
de apercepção temática 9
de aprendizagem auditivo-verbal de rey 9, 43
de aprendizagem de listas de palavras dissociadas 175
de atenção concentrada 143
de Boston 209
de cabeceira 42
de cancelamento 143, 242
de desempenho escolar 10, 220
de julgamento de linhas 239
de memória 178
de figuras 176
de nomeação
de Boston 9, 211, 248
por confrontação visual 239
de organização visual de Hooper 239, 248
de Stroop 143
de tempo de reação de escolha 239
de torres 149
de trilhas 144, 242
dos cinco dígitos 8, 146
e tarefas utilizadas para avaliar atenção e
funções executivas 142
Gestalt-Bender 248

infantil de nomeação 9
não verbal de inteligência 8
padronizados 13
vantagens e desvantagens 10
Wisconsin de classificação de cartas 150
Transtorno
da deficiência intelectual 151
do déficit de atenção 151
do espectro autista 151
Treinamento da atenção e funções executivas
154
Treino
cognitivo 16
da atenção seletiva 154
da sondagem e vigilância 154
de funções executivas frias
gerenciamento de metas 154
pare/pense 154
Trepanação 34
Trilhas coloridas 144, 242
Tronco cerebral 88

V

Velocidade de processamento 140
Vias neurais dos distúrbios das habilidades
vísuoespaciais e construtivas 240
Vigilância 109
Vivências emocionais 5
Vocabulário 179, 208

W

Wechsler Adult Intelligence Scale 43